PHILIPP LAHM

GESUND
kann jede*r

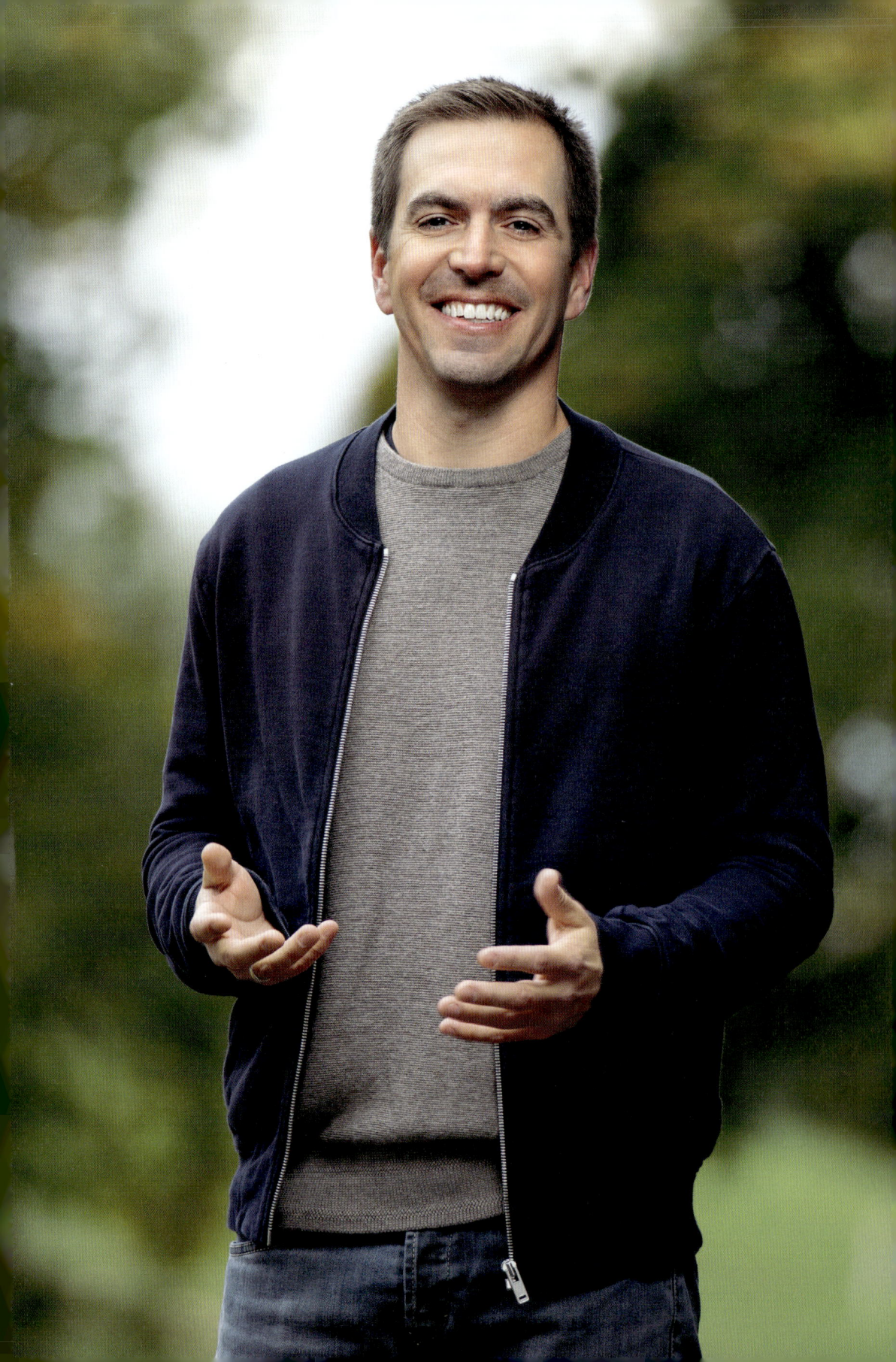

PHILIPP LAHM

GESUND
kann jede*r!

südwest

Inhalt

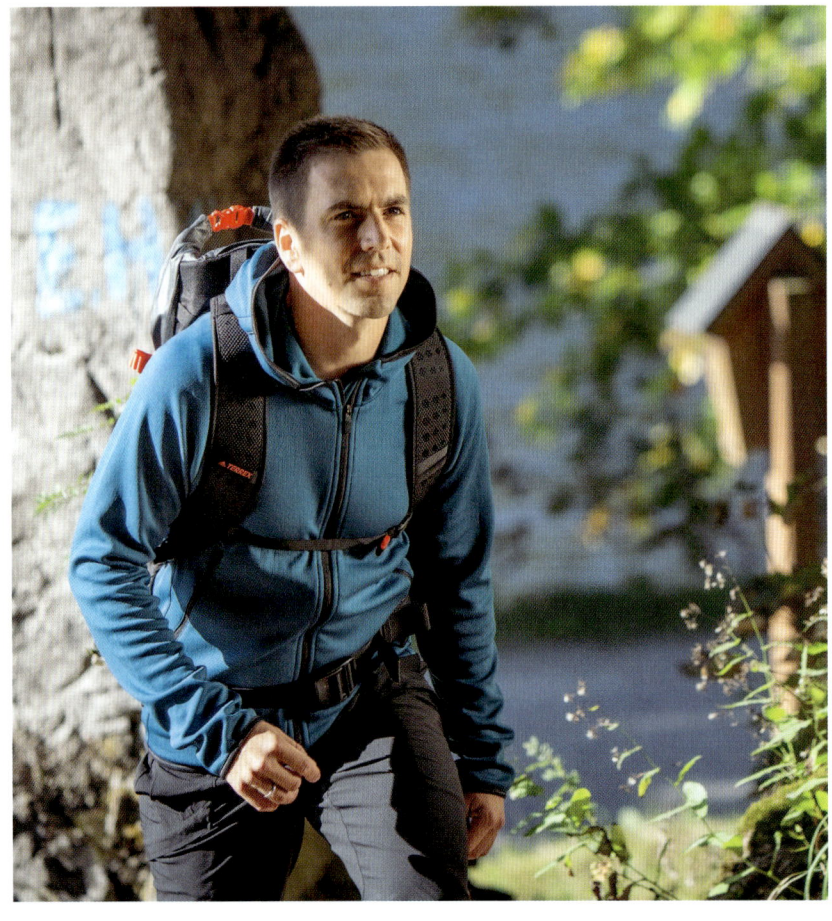

Liebe
LESER*INNEN,

ich hoffe, es geht Ihnen gut! Ich freue mich, dass Sie sich ebenfalls für Gesundheitsthemen interessieren. Für mich ist Gesundheit eines der Topthemen der heutigen Zeit. Spätestens mit der Coronapandemie ist klar geworden, wie wichtig ein guter Gesundheitszustand ist, wie sehr

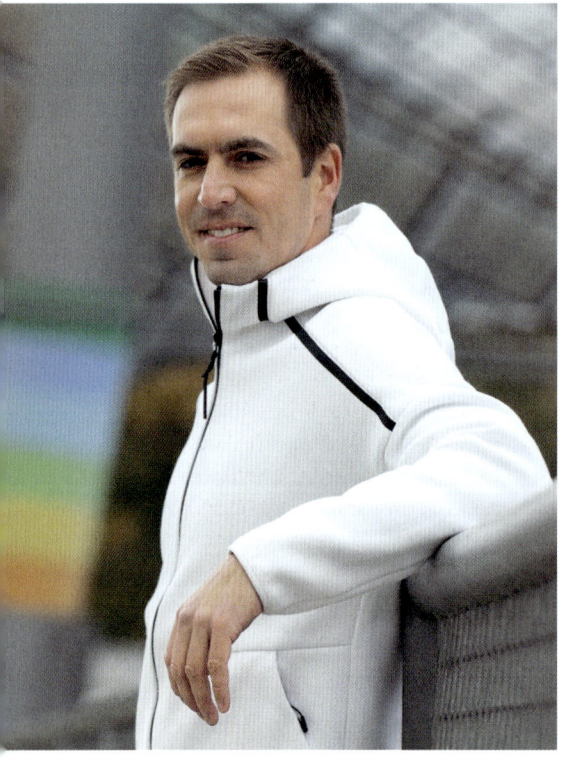

wir uns glücklich schätzen können, wenn wir körperlich, mental und emotional fit sind. Gesund zu sein und mich wohlzufühlen bedeutet für mich mehr als jeder Pokal oder Titel im Sport. Deshalb habe ich dieses Buch geschrieben. Vielleicht haben Sie gedacht: Was will uns denn Philipp Lahm über Gesundheit erzählen? Ein ehemaliger Profisportler, der stets Topärzte und Ernährungsberater um sich herum hatte, um auch wirklich seine optimale Leistung abrufen zu können! Ich darf Sie beruhigen – das stimmte schon damals nicht. Ich habe mich schon immer eigenverantwortlich darum gekümmert, dass es mir gut geht – und ich lebe auch nicht in einer Promiblase. Heute führe ich ein Leben wie viele andere auch. Ich habe eine ganz normale Arbeit, muss mich um Bürokram und Termine kümmern, schauen, dass unsere Kinder ihr Frühstück bekommen oder Unterstützung bei den Hausaufgaben oder ich erledige die Familieneinkäufe oder koche. Ich habe vielfältige große und kleine Aufgaben, die ich möglichst gut erledigen will, und dafür ist meine Gesundheit der maßgebliche Grundpfeiler.

Am Ende klingen die Botschaften für ein gesünderes Leben immer ganz einfach: Rauche nicht, trinke nicht, iss das Richtige, bewege dich genug! Und doch machen wir das nicht konsequent. Vielleicht wäre es auch ganz schön langweilig, wenn wir alle so große Gesundheitsfanatiker wären. Ist ein gesunder Lebensstil vor allem was für Streber, die sich ständig selbst optimieren wollen? Ganz sicher nicht. Aber auf den Ton kommt es an, auf die Motivation. Damit meine ich gar nicht so sehr Ihre Motivation, sondern meine eigene, mein Sendungsbewusstsein. Dass es auf das Wie ankommt, habe ich als Mannschaftskapitän gelernt, als Familienvater und Unternehmer. Und ich lerne es heute noch jeden Tag. Man muss andere mitnehmen, auf sie eingehen. Ich hoffe, dass mir das mit diesem Buch gelingt, und freue mich über jedes Feedback.

Ich möchte niemanden dazu bringen, Dinge zu tun, die sie oder er nicht mag. Ich möchte Sie zu mehr Lebensfreude inspirieren. Wenn man bestimmte gesundheitsschädliche Gewohnheiten ablegen will, wie etwa das Rauchen, darf man auch nicht immer nur sagen, wie schlecht das für die Lunge oder das Herz ist, sondern kann stattdessen sagen: »Freu dich drauf, wenn du endlich wieder richtig Luft bekommst, eine tolle Wanderung machen kannst, ohne gleich aus der Puste zu kommen.« Ich möchte bei Ihnen die Lust auf mehr Gesundheit wecken, gar nicht so sehr, weil das die Risiken minimiert, zu erkranken, sondern ganz einfach, weil Sie viel mehr Spaß am Leben haben werden, viel mehr erleben, besser schlafen, ausgeglichener sind, wenn es Ihnen gut geht.

Ich freue mich jeden Tag auf die Dinge, die auf mich zukommen, und auf jede Herausforderung. Ich hoffe, das geht Ihnen auch so. Damit das klappt, müssen wir uns gut fühlen. Also möchte ich Sie alle ermutigen, Ihre Gesundheit selbst in die Hand zu nehmen, denn sie ist Ihr wichtigstes Kapital. Gemeinsam mit meinen Expert*innen habe ich dieses Buch erarbeitet. Sie werden ein paar Hintergründe und ein bisschen Theorie zu einem gesunden Lebensstil an die Hand bekommen, nützliche Praxis- und Ernährungstipps und Geschichten aus meinem Leben. *Gesund kann jede*r!* heißt auch unser Gesundheitsprogramm, das wir zusammen mit GESUNDES BAYERN für die bayerischen Heilbäder und Kurorte auf die Beine gestellt haben. Wenn wir sagen, dass jede*r mehr für ihre oder seine Gesundheit tun kann, dann ist das nicht einfach lässig dahingesagt, sondern wir meinen, dass alle das im Rahmen ihrer Möglichkeiten tun können. Wenn Sie also gesundheitliche Einschränkungen haben, dann machen Sie natürlich nur das, was im Rahmen Ihrer ganz persönlichen Umstände möglich ist. Wenn Sie sich aufgrund von Einschränkungen unsicher fühlen, dann sprechen Sie mit Ihrer Ärztin oder Ihrem Arzt. Was ich Ihnen ganz persönlich vermitteln will, ist meine Motivation, die Lebensfreude, die mich jeden Tag antreibt, mit der ich Weltmeister geworden bin und mit der ich mich heute um meine Familie und meinen Beruf kümmere. Ich wünsche Ihnen viel Spaß mit dem Buch – werden oder bleiben Sie immer aktiv!

Ihr Philipp Lahm

Die Expertinnen
UND DIE EXPERTEN

ERNÄHRUNGSWISSENSCHAFTLERIN
STEFANIE NANN

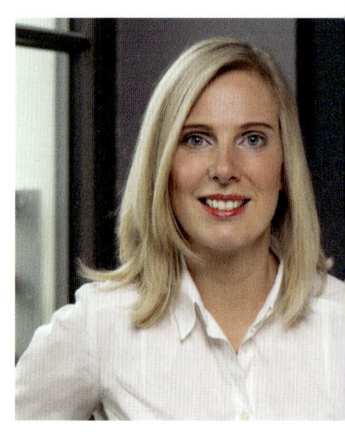

»Ausgewogene Ernährung verbindet Genuss mit Gesundheit und ist die Basis für ein aktives Leben. Das ist mein Credo. Gesunde Ernährung lässt sich nur dann wirklich in den Alltag integrieren, wenn die Gerichte auch gut schmecken und die Energie liefern, die wir brauchen. Ich bin Ökotrophologin, Ernährungsberaterin sowie Expertin für Nachhaltigkeit und gesunde Ernährung. Bereits im Studium der Ökotrophologie legte ich meinen Fokus auf nachhaltige Ernährungswirtschaft sowie gesunde Ernährungsweisen. Ich verstehe meinen Auftrag so, dass ich Menschen motiviere, sich eingehender und positiv mit dem eigenen Essverhalten zu beschäftigen. Neben Wissenswertem über Lebensmittel möchte ich vor allem Spaß am Genuss vermitteln.«

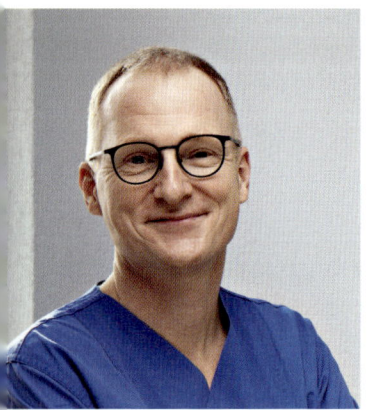

ARZT
DR. MANFRED WAGNER

»Ich plädiere dafür, dass Körper und Geist immer gemeinsam gefordert und gefördert werden, um die eigenen Ziele zu erreichen. Ich bin Facharzt für Innere Medizin, Notarzt und seit 2008 Medizinischer Direktor am Klinikum Fürth. Als Lehrbeauftragter vermittle ich mein Wissen und meine Expertise dem akademischen Nachwuchs. Darüber hinaus bin ich seit 2011 als selbstständiger Lehrtrainer und Gesundheitscoach tätig, nachdem ich verschiedene zertifizierte Ausbildungen durchlaufen habe. Ich weiß, dass die Verbindung von körperlicher Bewegung und mentalen Programmen wie ein Katalysator auf die eigene Gesundheit wirkt. Deswegen greifen Inhalte zur geistigen Gesundheit mit denen der körperlichen Gesundheit und Ernährung stets ineinander.«

MENTALTRAINER
WOLFGANG SOMMERFELD

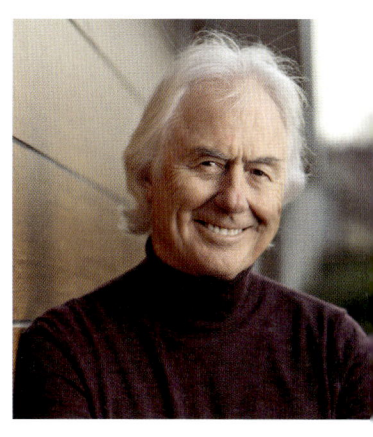

»Bewegung und Gesundheit lassen sich nur zusammen denken. Meine Intention als Realschullehrer und als Führungskraft in der Schul- beziehungsweise Sportadministration war und ist durch den harmonischen Dreiklang von Körper, Geist und Seele geprägt. Auch in den unterschiedlichen Funktionen im Deutschen Handballbund, unter anderem als Sportdirektor und Nachwuchs-Bundestrainer, konnte und kann ich mein Wissen mit dem Gewinn von vielen Medaillen bei Olympischen Spielen, Weltmeister- und Europameisterschaften erfolgreich umsetzen. Im Team an der Seite von Philipp Lahm bin ich verantwortlich für den Baustein der körperlichen Bewegung im Zusammenspiel mit geistiger Bewegung. Zusätzlich zu meiner Laufbahn als Trainer im Leistungssport bringe ich eine langjährige Erfahrung als Mentalcoach im Spitzensport und in Unternehmen mit.«

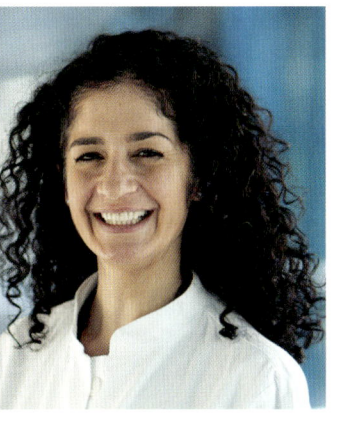

ÄRZTIN UND WISSENSCHAFTLERIN
PROF. DR. YURDAGÜL ZOPF

»Eine gesunde Ernährung und körperliche Aktivität sind die Basis für ein gesundes Leben und beugen zahlreichen Erkrankungen vor. Es ist mir ein großes Anliegen, den Menschen nahezubringen, dass eine gesunde und gleichzeitig nachhaltige Ernährung mit einfachen Mitteln und Grundsätzen umsetzbar ist. Ich bin Fachärztin für Innere Medizin und Gastroenterologie sowie Ernährungsmedizinerin. In der Medizinischen Klinik 1 für Gastroenterologie, Pneumonologie und Endokrinologie am Universitätsklinikum Erlangen bin ich als Oberärztin tätig und habe seit 2013 die Professur für Klinische und Experimentelle Ernährungsmedizin an der Friedrich-Alexander-Universität Erlangen-Nürnberg inne. Ich leite seit 2016 das Hector-Center für Ernährung, Bewegung und Sport am Universitätsklinikum Erlangen, wo ich gemeinsam mit meinem Team neue Diagnose- und Therapieverfahren entwickle. Unsere innovativen ernährungs- und sporttherapeutischen Konzepte kommen direkt den Patient*innen zugute.«

1

Gesundheit
MAL SO
GRUNDSÄTZLICH

Gesundheit ist am angenehmsten, wenn man gar nicht merkt, dass sie da ist. Krankheit und Verletzungen hingegen zeigen uns schmerzhaft, dass ein guter Gesundheitszustand nicht selbstverständlich ist. Er fordert unsere Aktivität, unsere Sensibilität. Ich bin jeden Tag darauf bedacht, dass ich so lebe, dass es mir gut geht.

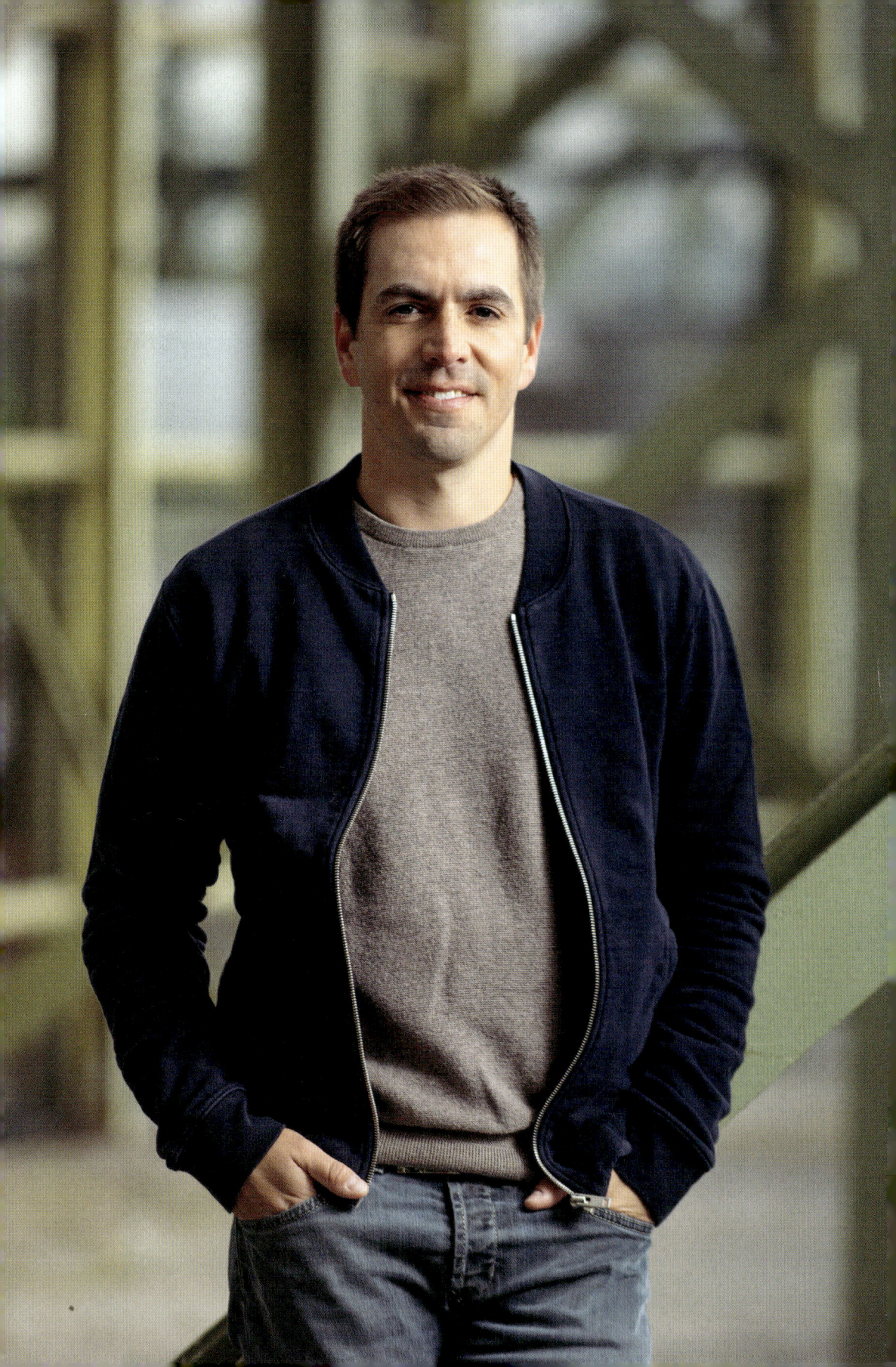

Gesunder Lebensstil –
ZWISCHEN WERBUNG UND REALITÄT

Ein gesunder Lebensstil wird heute offensiv vermarktet. In der Werbung, in der Lebensmittelabteilung im Supermarkt, in der Drogerie, bei Aktivreisen, in Zeitschriften. Überall findet man Angaben und Empfehlungen zu ausgefeilten Ernährungsformen, Tipps zur täglichen Bewegungsdauer, Berichte über Gefahren oder Gesundheitsrisiken durch Alkohol oder Rauchen. Aktivität, Leistungsfähigkeit, Ausdauer sind Schlüsselwörter, die immer wieder auftauchen. Man könnte fast glauben, dass allein die Organisation eines gesunden Lebensstils eine Ganztagsbeschäftigung ist, mit vielen Spielregeln, die Einschränkung und Kontrolle erfordern.

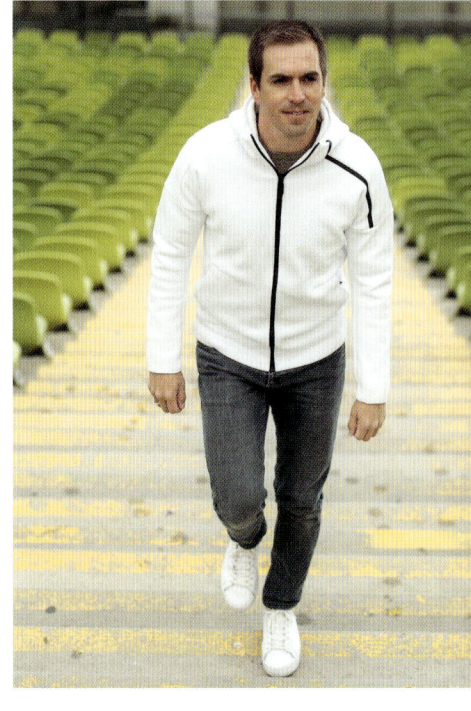

Den Wert von Gesundheit schmälert das alles allerdings nicht. Es gibt ja den Spruch »Gesundheit ist nicht alles, aber ohne Gesundheit ist alles nichts«. Da ist schon was dran. Welchen Stellenwert Gesundheit in unser aller Leben hat, merken wir leider oft erst, wenn es uns nicht gut geht. Es wäre doch schön, wenn wir generell Gesundheit wertschätzen, als das, was sie ist: die Basis für ein gutes Leben. Ich weiß, dass Vorsorge wenig verlockend und immer ein bisschen anstrengend klingt, dass man dazu neigt, erst aktiv zu werden, wenn etwas nicht funktioniert. Dann ist der Aufwand, um wieder in einen guten Gesundheitszustand zurückzukehren, allerdings viel größer, als wenn man stets auf sich schaut und in sich hineinhört. Ich will Ihnen zusammen mit meinem Expertenteam keine Vorschriften machen, keine Masterpläne vermitteln, sondern einfach Ihre Lust auf mehr Gesundheit im Alltag wecken und Ihr Gefühl für die richtige Balance stärken. Ich möchte prinzipiell, dass mir alles, was ich tue, Spaß macht und dass ich einen Sinn darin sehe. Sinnhaftigkeit und Spaß sind für mich die wichtigsten Antriebskräfte. Das gilt für mein Leben und für mein Verständnis von Sport. Immer nur auf Leistung fokussiert zu sein, ist nicht gut. Ich weiß um die große Bedeutung von Regeneration, dass auf Anspannung immer auch Entspannung folgen muss. Das ist nicht nur in Ordnung, das gehört für mich zwingend zu einem ausgeglichenen Leben. Wichtig ist mir dabei, dass ich das richtige Maß immer im Blick habe. Seien Sie achtsam mit sich. Wenn Sie etwa merken, dass Sie sich angestrengt fühlen oder gar überfordert, halten Sie kurz inne, sortieren Sie sich, fragen Sie sich: »Ist das gut für mich und meine Gesundheit?«

Salutogenese statt Pathogenese

Der Arzt in unserem Expertenteam, Dr. Manfred Wagner, erklärt Gesundheit aus fachlicher Perspektive so: »Gesundheit ist ein Zustand des vollständigen körperlichen, geistigen und sozialen Wohlergehens und nicht nur das Fehlen von Krankheit oder Gebrechen. Das ist der Zustand, den jeder anstrebt und sich wünscht.« Das klingt vom Anspruch her ziemlich umfassend, bedeutet aber vor allem eins: auf unser Gesamtkunstwerk aus Körper, Geist und Seele zu achten und mit seinen Signalen positiv umzugehen, ihm etwas Gutes zu tun, seine Bedürfnisse zu akzeptieren und zu interpretieren, aktiv zu werden. Mediziner sprechen hierbei von aktiver Gesundheitsvorsorge beziehungsweise von Salutogenese (vgl. Infobox auf Seite 16). Bei diesem Konzept geht es darum, dass nicht die äußeren Umstände mein Empfinden bestimmen, sondern vor allem darum, was ich aus ihnen mache, worauf ich meinen Fokus und meine Aufmerksamkeit lege und wie ich meine Rahmenbedingungen immer wieder neu justiere, um gesünder zu leben.

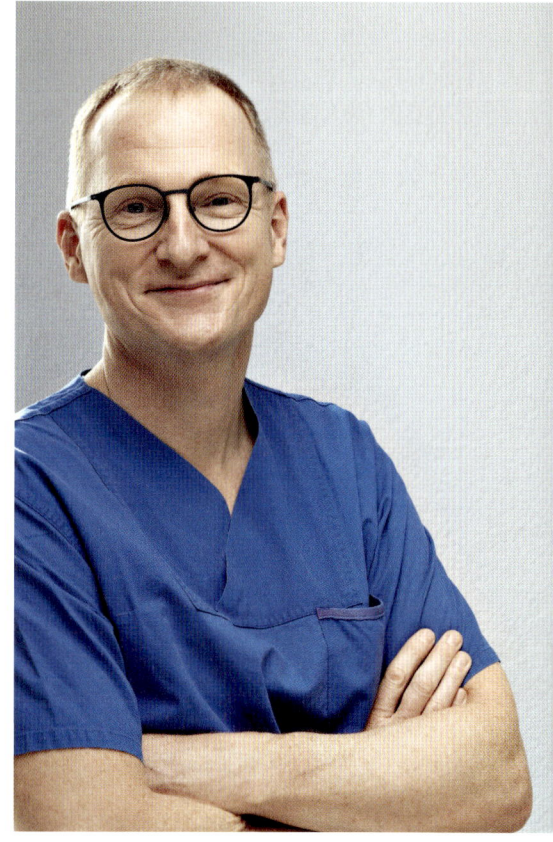

Gesundheit ist eingebettet ins große Ganze, in einen sozialen Rahmen. Die soziale Verankerung von Gesundheit ist durch die Pandemie wie in einem Brennglas kenntlich geworden. Wir stecken immer in sozialen Zusammenhängen, müssen uns arrangieren, unsere Position bestimmen. Idealerweise so, dass wir uns wohlfühlen in unserer Rolle. Auch das prägt unsere Gesundheit. Laut dem Begründer der Salutogenese Aaron Antonovsky ist es grundsätzlich so: Menschen müssen verstehen, was um sie herum geschieht, dass sie ein Teil des Ganzen sind, und in ihrer Arbeit einen Sinn erkennen. Das zeigt, wie umfassend Gesundheit zu verstehen ist, dass sie auch eine starke soziale Komponente hat.

Gesundheit ist kein statischer
Zustand – die Salutogenese

Aaron Antonovsky (1923–1994) war ein israelisch-amerikanischer Soziologe und gilt als der »Vater der Salutogenese«. **Salutogenese** (von lateinisch *salus* für »Gesundheit«, »Wohlbefinden«, und altgriechisch γένεσις [genesis] für »Geburt«, »Entstehung«) bezeichnet ein medizinisches Konzept, das sich auf dynamische Wechselwirkungen und Schutzfaktoren bezieht, die zur Entstehung und Erhaltung von Gesundheit führen. Gesundheit ist somit kein statischer Zustand, sondern aktives Geschehen. Die Salutogenese beschäftigt sich im Gegensatz zur **Pathogenese** nicht mit der Frage »Warum wird der Mensch krank?«, sondern vor allem mit der Fragestellung »Was hält ihn gesund?«.

Für Antonovsky bewegt sich der Mensch ständig zwischen den Extrempolen völliger Gesundheit und Krankheit. Damit man sich im Gleichgewicht befindet oder das Pendel mehr Richtung Gesundheit ausschlägt, nutzen wir verschiedene uns zur Verfügung stehende Ressourcen. Antonovsky spricht von einem »Sense of Coherence« (SOC). Dieser »Kohärenzsinn« beschreibt die Fähigkeit eines Menschen, die ihm gebotenen Ressourcen zu nutzen, um sich gesund zu halten. Diese können je nach sozialem Umfeld und Umwelt sehr unterschiedlich ausfallen. Zwei Menschen, die dem gleichen Stress ausgesetzt sind und denen dieselben Ressourcen zur Verfügung stehen, können grundsätzlich verschieden reagieren: eine Person wird krank, die andere bleibt gesund. Laut Antonovsky geht das auf einen unterschiedlich stark ausgeprägten »SOC« beider Personen zurück.

Mehr als das Verhindern von Krankheit

Gesundheit ist weit mehr als das Verhindern von Krankheit, sie ist der Schlüssel zu fast allem in unserem Alltag. Sie ist die Voraussetzung für Leistungsfähigkeit und die Teilhabe am beruflichen Leben, die Grundlage für eine aktive Freizeit und nicht zuletzt die Bedingung für das Funktionieren von Ökonomie und sozialem Zusammenhalt. Neben all dem Respekt für die Personen, die für unsere Gesundheit professionell zuständig sind – Ärzt*innen oder Pfleger*innen –, habe ich in der Coronazeit noch stärker erkannt, wie hoch der Stellenwert meiner persönlichen Gesundheit ist, wie sehr ich sie schätzen muss, wenn es mir gut geht, und wie sehr dabei mein eigenes Engagement gefordert ist.

Natürlich bin ich dafür schon lange sensibilisiert, denn eine konstant gute Gesundheit war für mich als Profifußballer stets die wichtigste Voraussetzung, um meinen Job gut machen zu können. Mein persönliches Ziel war es dabei immer, gesund zu bleiben und durch angemessene Ernährung, richtig gesetzte Pausen, Regeneration und Entspannung den enormen psychischen und physischen Belastungen mit dem täglichen Training und den 60 bis 70 Spielen pro Jahr gewachsen zu sein. Das ist mir rückblickend ganz gut gelungen. Natürlich ist mir klar, dass ich dieses Verständnis in einer ziemlich privilegierten Stellung als bestens betreuter Profifußballer entwickeln konnte. Als Fußball in meiner Lebensplanung nicht mehr die Nummer eins für mich war, habe ich meinen Fokus verändert. Heute bin ich Familienvater und Unternehmer und liebe das, was ich tue. Meine Gesundheit und die meiner Familie steht dabei immer noch an vorderster Stelle. Ich weiß, dass nichts selbstverständlich ist und dass man da am Ball bleiben muss. Aktive Gesundheitsvorsorge ist ein Investment, das sich jeden Tag auszahlt. Ich sehe das in einer noch weiteren Perspektive: In der folgenden Grafik ist gut zu erkennen, dass sich Gesundheit keineswegs nur auf Faktoren des persönlichen Wohlbefindens bezieht, sondern dass hier auch zahlreiche soziale Faktoren wirksam werden.

GESUNDHEIT ALS EIN BIOPSYCHOSOZIALES SYSTEM

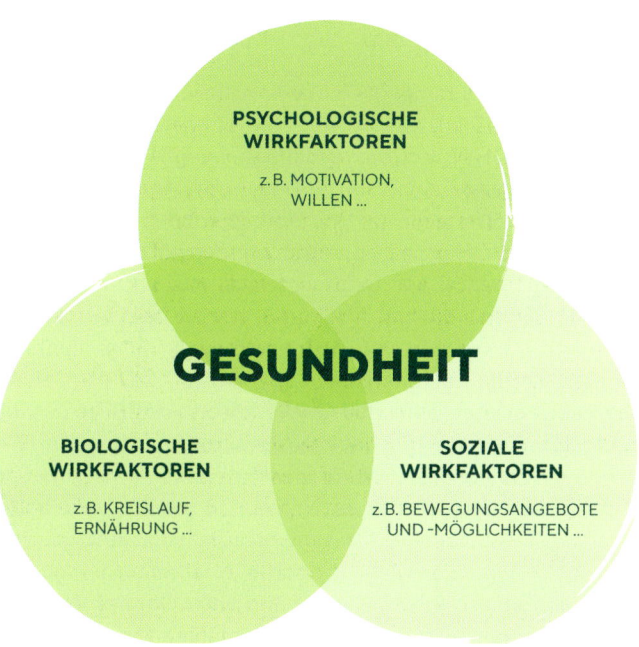

Wie ich alt werden möchte

Natürlich frage auch ich mich: »Wie möchte ich alt werden?« Ich sehe das nicht sorgenvoll und habe den Anspruch, möglichst lange aktiv zu bleiben. Ich möchte möglichst lange in einem guten Gesundheitszustand bleiben. Und da gibt es eben ein paar Spielregeln, die auch wissenschaftlich untersucht sind. Warum erreichen denn Menschen in manchen Regionen der Welt ein so hohes Alter in einem guten Gesundheitszustand? 2005 hat der amerikanische Publizist Dan Buettner erstmals in der Zeitschrift *National Geographic* über Hochbetagte in bestimmten Regionen der Welt geschrieben und seine Theorie von den Blue Zones vorgestellt. Er hatte auf einer Weltkarte diejenigen Regionen blau eingekreist, wo Menschen überdurchschnittlich lange leben, weniger erkranken und mehr Jahre in guter Gesundheit verbringen. Aus den Untersuchungsergebnissen kann man durchaus Rückschlüsse für das eigene Leben ziehen. Man kann sich fragen: »Wo entspricht mein Leben den unten genannten Parametern, wo habe ich vielleicht noch Potenzial?« Auch hier zeigt sich der massive Einfluss sozialer Faktoren.

Blue Zones

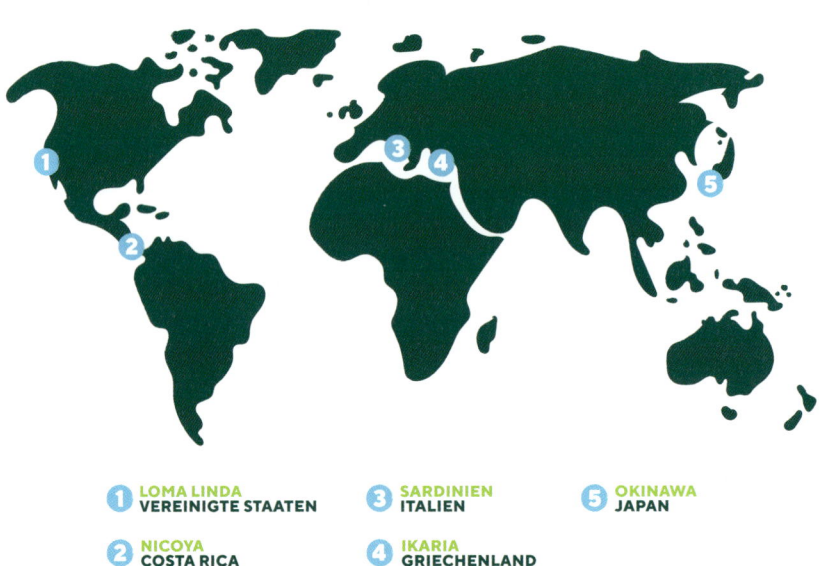

1 LOMA LINDA
VEREINIGTE STAATEN

2 NICOYA
COSTA RICA

3 SARDINIEN
ITALIEN

4 IKARIA
GRIECHENLAND

5 OKINAWA
JAPAN

Bei guter Gesundheit alt werden

Sogenannte *Blue Zones* sind: Okinawa (Japan), Sardinien (Italien), die Nicoya-Halbinsel (Costa Rica), Ikaria (Griechenland), Loma Linda (Kalifornien). Die folgenden neun Lebensgewohnheiten haben Dan Buettner und sein Team als all den genannten Regionen gemeinsame Merkmale erkannt und beschrieben. Sie werden auch die »Blue Zones Power 9« genannt. Wie alt man wird, ist natürlich auch genetisch bestimmt. Es geht bei der Anpassung der Lebensweise an die im Folgenden genannten Leitplanken vor allem darum, bei guter Gesundheit alt zu werden.

1. Natürliche Bewegung: im Alltag, im Garten, bei der Haus- und Hofarbeit, zu Fuß laufen oder Rad fahren, statt das Auto zu benutzen.

2. Zweck/Sinnhaftigkeit/Lebensinhalt: Zu wissen, warum man morgens aufsteht, ermöglicht einen positiven Blick auf das eigene Leben.

3. Stressabbau: Stress bedeutet per se nichts Schlechtes. Jeder erlebt Stress, aber damit Stress uns nicht schwächt, muss er wieder abgebaut werden. Routinen, um kurz innezuhalten und eine bewusste Pause zu machen, sind dafür wesentlich.

4. Nur so viel essen, bis man satt ist. Essen Sie langsam und bewusst. Das fördert nicht nur den Genuss, sondern auch das Sättigungsgefühl. Wenn das erreicht ist, hören Sie auf zu essen. Und wenn es noch so gut schmeckt: Man kann immer auch etwas aufheben (vgl. DGE-Empfehlung auf den Seiten 160 und 161).

5. Pflanzenbasierte Ernährung bietet viele Vorteile, zusätzlich kann der gelegentliche Genuss von Fleisch in guter Qualität die Versorgung mit lebenswichtigen Nährstoffen erleichtern.

6. Alkohol: Ein Glas Wein (Rotwein) mit Freunden und beim Essen ist in Ordnung. Allerdings gibt es diverse wissenschaftliche Studien, die diesen gesundheitlichen Nutzen relativieren.

7. Aktives Aufsuchen von Sinn und Verbundenheit: etwa Besuche von Gottesdiensten, Naturerlebnisse oder positive Begegnungen.

8. Geliebte Menschen zuerst: nahe soziale Kontakte pflegen. Die Familie beziehungsweise geliebte Menschen sollten an erster Stelle stehen, hier wird viel Zeit und Liebe investiert.

9. Richtiges Netzwerk: sich mit Menschen umgeben, die ebenfalls einen gesunden Lebensstil pflegen. Ein solches Netzwerk kann einem selbst eine Stütze sein.

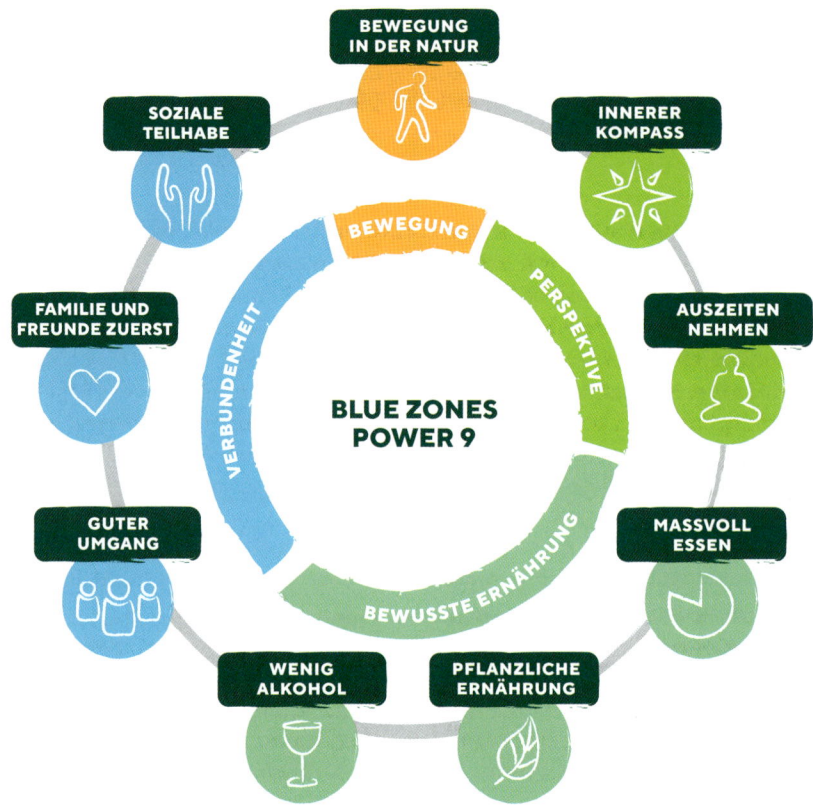

Umfassender Anspruch

Was mir an dem Modell der Blue Zones gefällt, ist der Umstand, dass es keineswegs allein um körperliche Gesundheit oder konkrete Empfehlungen zu
Ernährung und Bewegung geht, sondern dass hier auch soziale, emotionale
und spirituelle Aspekte angesprochen werden, die unsere Gesundheit prägen.
Wer sich mit sinnhaften Dingen beschäftigt, lebt gesünder. Das ist eine tolle Botschaft, sie fordert unsere Aktivität, uns mit unseren Lebensumständen
und den Menschen um uns herum zu beschäftigen, aktiv zu sein und die Umstände nicht einfach hinzunehmen, sondern auf sie einzugehen und unseren
Lebensstil anzupassen. Hierbei stelle ich mir auch die folgenden Fragen: Was
empfange ich aus der Gemeinschaft, was kann ich der Gesellschaft zurückgeben? Welche Rolle spielt das für mein Wertesystem, für mein Selbstver-
ständnis, meine Persönlichkeitsentwicklung? Das ist kein Thema nur für Erwachsene. Vor allem junge Leute sollten schon früh den Wert von gesundem
Lebensstil und Gemeinschaft erkennen. Aus diesem Grund habe ich auch vor

vielen Jahren schon mein Sommercamp (siehe ab Seite 87) gestartet und so ist auch mein Engagement mit der Philipp Lahm-Stiftung (siehe die Seiten 90 und 91) in Südafrika zu verstehen. Ich möchte vor allem etwas für Kinder und Jugendliche tun, die keine optimalen Lebensverhältnisse haben. Sie sollen erfahren, wie wichtig Gemeinschaft ist, und lernen, wie sie selbst ihr Umfeld und ihre Umwelt positiv mitgestalten können.

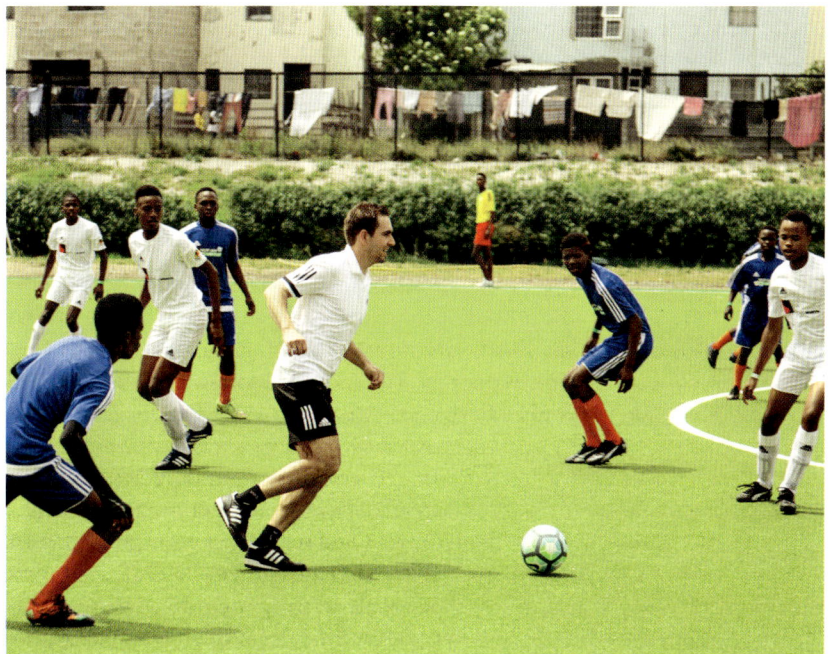

Der Gesundheitsbegriff in meiner Familie

Der Kern dessen, was ich bin, wie ich bin, ist meine Familie. Ich komme aus einer Großfamilie. Ich bin in der Stadt groß geworden, im Münchner Stadtteil Neuhausen. Ich hatte gute Startbedingungen, eine unbeschwerte Kindheit. In meinem direkten Umfeld waren die Wege immer kurz. Der Fußballplatz war gleich um die Ecke, ebenso das Olympiastadion und der Olympiapark, das war alles fußläufig ein paar Hundert Meter entfernt. Ich bin wohlbehütet aufgewachsen und wusste, dass ich als Grundschüler in die Schule gebracht werde, dass mittags, wenn ich nach Hause komme, eine warme Mahlzeit auf dem Tisch steht. Mal hat die Oma gekocht, mal die Mama, je nachdem, wer Zeit hatte. Die Oma wohnte im gleichen Haus, der Onkel ebenso. Das war ein größerer Wohnblock, in dem unterschiedlichste Parteien lebten, also keine Luxussituation, sondern ein ganz normales Leben. Nachmittags bin ich zum Fußballspielen gegangen, entweder mit Freunden in Richtung Olympiapark oder auch sehr oft zum »Gerner«, der nur 500 Meter entfernt war. Dort haben

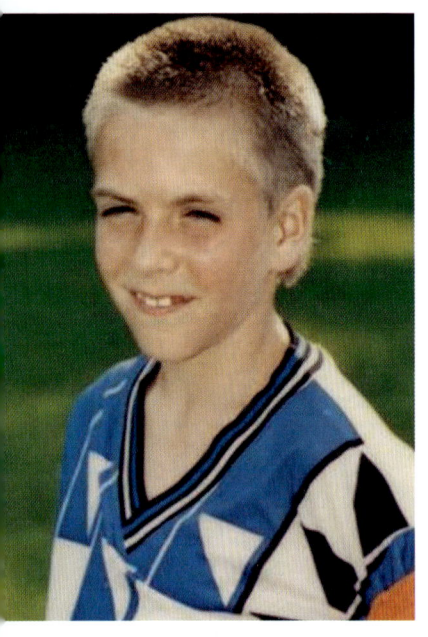

wir Fußball gespielt, geratscht und die ganze Atmosphäre genossen. Meine Mama war Jugendleiterin beim FT Gern, mein Onkel war schon immer im Vorstand; mein Papa hat dort Fußball gespielt und später auch Vereinsfunktionen übernommen. Mein Leben war wunderbar unkompliziert, ich hatte eine schöne Kindheit und Jugend voller Sicherheit.

Gemeinsame Mahlzeiten

Echte Höhepunkte des Familienlebens waren für mich immer die gemeinsamen Mahlzeiten, die Freude über die Gerichte, der Austausch, die Gespräche bei Tisch. Das Essen war schmackhaft, gesund, ausreichend, bürgerlich. Dank meiner Eltern und Großeltern ist mir eine gesunde Ernährung sozusagen in die Wiege gelegt worden. Und klar, so ein Setting passt man dann natürlich über die Zeit an, vor allem, als sich meine Karriere als Profifußballer abzeichnete. Als Fußballer beschäftigt man sich sehr mit dem eigenen Körper und also fragt man sich auch: »Was zeichnet denn gutes und gesundes Essen aus? Wie muss ich eigentlich auswählen, was für Komponenten müssen mit der Ernährung abgedeckt sein?« Im Rahmen der Professionalisierung des Fußballs gibt es heute bei den großen Vereinen ausgeklügelte Ernährungskonzepte, aber ich glaube schon, dass ich durch meine familiäre Prägung bereits ein gutes Grundgefühl dafür hatte, was für mich gut ist und wo ich mich vielleicht lieber etwas zurückhalten sollte.

In der Familie, in der ich aufgewachsen bin, und in meiner eigenen Familie heute ist Essen sehr stark ritualisiert. Wir kochen miteinander, wertschätzen das. Wir kommen einmal am Tag zusammen, bereiten zusammen etwas zu und essen gemeinsam. Und wir sind stark geprägt durch Familienfeste an den Wochenenden, zu denen die unterschiedlichsten Generationen zusammenkommen und miteinander essen. Essen bedeutet für mich immer auch etwas Soziales, etwas Kulturelles. Unter der Woche kochen wir oft schnelle, einfache Gerichte, die aber immer gut schmecken und natürlich gesund sind. Am Wochenende haben wir dann mehr Zeit für die Zubereitung der Mahlzeiten und wir kochen auch mal aufwendigere Speisen.

Ich habe bis zum Alter von 19 Jahren zu Hause gewohnt und bin dann nach Stuttgart gegangen, um beim VfB zu spielen. Da musste ich mich dann selber um mein Essen kümmern. Das war zum Glück nicht so schwierig, denn ich war ja gut konditioniert. Mit Blick auf Ernährung wusste ich, und das ist auch heute noch so: Essen ist gut, wenn es appetitlich ausschaut, wenn es gut schmeckt, wenn es mit Fürsorge hergestellt wurde. Als Sportler habe ich beim Essen natürlich auch ein paar spezielle Kompetenzen entwickelt. Es hat mich immer interessiert, was ich als Fußballer brauche, um leistungsfähig zu sein. Allerdings ist das so speziell auch wieder nicht, wie das vielleicht beim Gewichtheben oder Marathonlaufen ist. Für Fußballer*innen gilt: Wenn man sich vernünftig ernährt, auf gesunde Nahrungsmittel achtet – also frische Nahrungsmittel –, dann deckt man alles ab. Man braucht sich nicht zu spezialisieren, auf nichts zu verzichten, man muss nur in gewisser Weise Maß halten, die richtige Balance finden.

Ein typischer Tag in meinem Leben heute

Ich bin stark ins Familienleben eingebunden, morgens bringe ich Lenia in den Kindergarten oder Julian in die Schule. Vorher frühstücken wir gemeinsam. Wenn die Kinder versorgt sind, habe ich in der Regel Konferenzen, Meetings, zum Beispiel Besprechungen wegen der nächsten Fußballeuropameisterschaft in Deutschland, bei der ich Turnierdirektor bin. Da bin ich aktuell sehr gefordert als derjenige, der Dinge einschätzen und einordnen muss. Ich muss zu vielen Themen Rede und Antwort stehen. Das ist sehr vielschichtig: Ich muss diplomatisch agieren, vermitteln zwischen UEFA, DFB, aber auch zwischen den Verbänden und dem Land Deutschland, dem Land Bayern. Ich frage mich ständig: »Wie kommuniziert man bestimmte Themen am besten? Was ist sinnvoll? Wer spricht mit wem? Wie sind die Entscheidungswege in den jeweiligen Fällen und wie geht man am besten vor, um auch alle Beteiligten richtig mitzunehmen?« Ich repräsentiere diese ganzen Themen persönlich. Für mich ist mein aktuelles Berufsbild eine starke intellektuelle Herausforderung, weil es da oft auch um Themen geht, mit denen ich mich in der Vergangenheit weniger intensiv beschäftigt habe. Das schaffe ich natürlich nicht alleine, sondern mit einem ganzen Team, mit Menschen, die ich in der Regel schon lange kenne und denen ich vertraue. Aufgaben zu teilen, ist für mich ein wichtiger Bestandteil meines persönlichen Gesundheitsmanagements. Würde ich glauben, alles alleine machen zu müssen, würde mich das überfordern, das würde dauerhaft Stress verursachen und wäre damit meiner Gesundheit nicht zuträglich. Im Team mit anderen Menschen zu leben und zu arbeiten, ist für mich bereits ein Teil meiner Gesundheitsfürsorge.

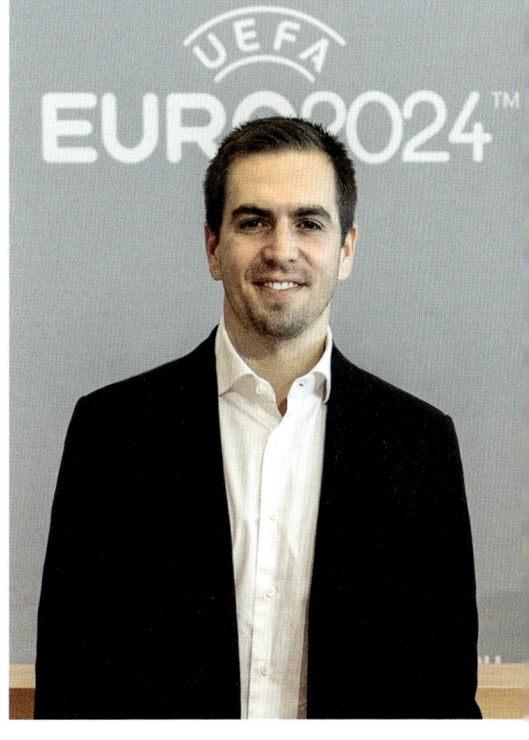

Kooperativ und flexibel

Kooperation ist eine Grundlage von Balance, eine andere ist Flexibilität. Das Tolle an meiner aktuellen Arbeit ist, dass sich diese nicht wie ein klassischer Achtstundentag im Büro anfühlt. Begriffe wie »agiles Arbeiten«, »New Work«, »Work-Life-Balance« sind für unser Team von enormer Bedeutung. Co-Working Spaces, überall arbeiten, Digitalisierung – all diese Themen sind für mich bereits Alltag, wenn es um meine Firmen, die Stiftung, meine Tätigkeit als Turnierdirektor geht. Mir ist das sehr wichtig, damit auch immer genügend Platz und Zeit für die Familie bleibt. Ich bin kein Managertyp, der bis spät in die Nacht über Zahlenkolonnen brütet und wichtige Entscheidungen fällt. Ich denke, dass diese flexiblen Arbeitsmodelle immer mehr Verbreitung finden, denn davon profitiert ja auch der Gesundheitszustand der Mitarbeiter*innen eines Unternehmens.

Sport, Schlaf und Urlaub

Ich treibe immer noch gerne Sport und spiele mit Freunden oder mal mit einem Trainer Tennis oder gehe zum Golfspielen. Ich habe mir zu Hause einen Fitnessraum eingerichtet und gehe auch mal laufen. Sportliche Aktivität ist für mich ein wichtiger Ausgleich zu meinem aktuellen Berufsleben. Und klar, manchmal lese auch ich am Abend noch E-Mails und beantworte sie oder nehme an einer Onlinebesprechung teil. Da ist man ja heutzutage zeitlich nicht mehr gebunden. Allerdings achte ich stets darauf, dass diese Tätigkeiten mit unserem Familienleben in Einklang stehen. Ebenso bin ich

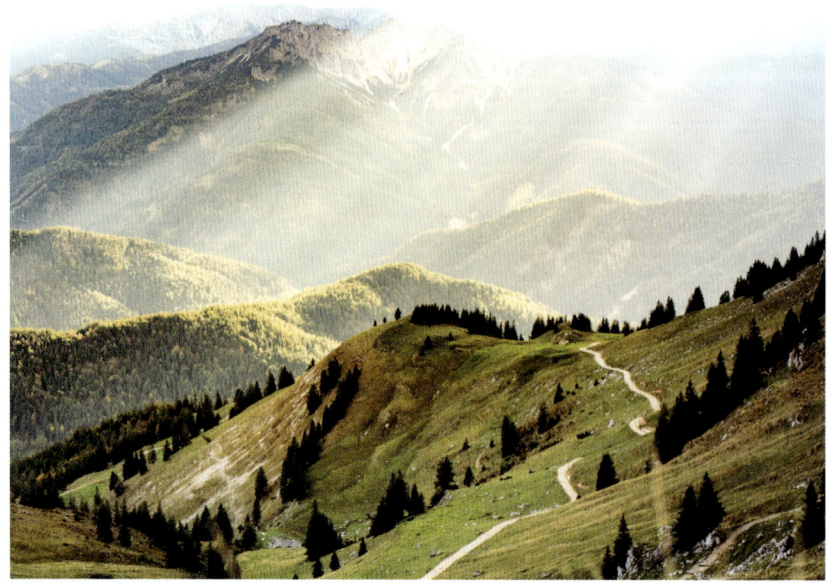

sehr darauf bedacht, dass ich genügend Schlaf bekomme. Das ist mir wichtig, damit ich am nächsten Morgen genug Energie für den neuen Tag habe. Das habe ich schon als Athlet so gehandhabt.

Unsere Familienurlaube sind ein Mix zwischen Entspannung und Aktivität. Das kann auch einfach Urlaub zu Hause bedeuten, nur eben ohne berufliche Unterbrechungen und Verpflichtungen. Im Herbst gehen wir gerne zum Bergwandern und sind irgendwo in den Alpen unterwegs, wo es ein bisschen Spaß für die Kinder gibt und wir das regionale Essen genießen können. Im Winter gehen wir wie viele andere auch gerne zum Skifahren. Und im Sommer machen wir auch mal einen Badeurlaub, in Griechenland oder Italien beispielsweise. Die mediterrane Küche mögen wir alle in der Familie. Die richtigen Fernreisen habe ich in jungen Jahren gemacht, heute bin ich da nicht mehr besonders experimentell unterwegs. Ich schätze die nahe Umgebung, die Alpenregion und den Mittelmeerraum. Da können wir als Familie gut entspannen und ein bisschen aktiv sein.

Die richtigen Rahmenbedingungen schaffen

Bei Gesundheit geht es immer auch um die Rahmenbedingungen, die man zum Teil selbst steuern kann, und vor allem um das eigene aktive Verhalten. Ich sage das deshalb, weil man ja häufig so in den Alltag eingespannt ist, dass alles irgendwie von selbst zu laufen scheint. Mit positiven und negativen Effekten. Gut ist es, wenn Dinge routiniert und einfach von der Hand gehen, nicht gut ist es, wenn man sich von den Abläufen und Ereignissen überfordert fühlt und der Tag eigentlich 36 Stunden haben müsste, um alles zu erledigen, was ansteht. Fertigen Sie doch einfach mal ein Protokoll Ihrer täglichen Aktivitäten an und machen Sie eine Liste der Faktoren und Rahmenbedingungen, von denen Sie annehmen, dass sie Ihr Leben positiv oder negativ beeinflussen. »Negativ« meine ich nicht zwingend im Sinne von »schlecht«, sondern dahingehend, dass man sich kritisch fragt, ob das aktuelle Maß das richtige ist. Schreiben Sie auch das auf, was Sie gerne noch an einem Tag unterbringen würden und vielleicht zeitlich oder aus anderen Gründen nicht schaffen.

Um ein Beispiel für die kritische Frage nach dem richtigen Maß zu nennen: Ein Meeting kann eine tolle Sache sein, man tauscht sich mit anderen über Projekte aus, kommuniziert, wägt ab, verwirft Ideen, findet Kompromisse. Das ist kreativ und anregend. Wenn ich aber an einem Tag fünf große Meetings habe, dann sind das einfach zu viele. Dann kann ich mich nicht auf alle Meetings gleichermaßen vorbereiten und fühle mich gestresst, wenn Informationen fehlen, wenn ich mich unpräzise ausdrücke oder die Zusammenhänge nicht wirklich verstehe. Gehen Sie mal davon aus, dass es anderen Teilnehmern der Meetings vielleicht ähnlich geht, und schon haben Sie das Gegenteil von Effektivität. Dann ist es Zeit, etwas zu ändern und auch

Fragen zu stellen. Brauche ich überhaupt jeden Tag so viele Meetings? Kann man Absprachen auch mal anders treffen, Zeit sparen? Reicht es, wenn eine Kollegin oder ein Kollege an meiner Stelle an dem Termin teilnimmt? Die Rahmenbedingungen, in denen wir uns bewegen, sind nicht gottgegeben, wir können sie zumindest zum Teil mitsteuern und aktiv beeinflussen. Wichtig ist hierbei vor allem eins: Reflexion, das Nachdenken über sich selbst und die eigenen Rahmenbedingungen. Nehmen Sie sich immer mal wieder Zeit, einen Schritt zurückzutreten, und betrachten Sie Ihre Lebens- und Arbeitssituation mit ein bisschen Distanz. Fragen Sie sich: »Passt das für mich? Will ich etwas ändern? Was würde ich gerne ändern?«

Abläufe hinterfragen, Prioritäten setzen

Mit dem Aufstellen einer Liste täglicher Aktivitäten geht es mir gar nicht um eine Auswertung oder Bewertung einzelner Punkte, denn die Rahmenbedingungen sind für jede Person immer sehr individuell. Ich glaube aber, dass bereits eine simple Auflistung zeigt, was wir alles so in einen Tag packen, was uns bewegt oder hemmt, wovon wir uns mehr wünschen würden, wovon weniger. Das Ziel ist es auch hier, ein Gespür für die richtige Balance zu entwickeln. Vielleicht entdeckt man angesichts solcher Kalendereinträge, Protokolle oder Wunschlisten aber auch richtige Defizite. Wenn beispielsweise im Freizeitbereich an einem Tag das Thema »Radfahren heute Abend?« auftaucht, und Sie auch an diesem Tag keine Zeit dafür finden oder gefunden haben, obwohl Sie doch früher immer gerne mal nach Feierabend noch eine Runde gedreht haben, knüpfen sich daran folgende Fragen: Was hindert mich? Habe ich keine Zeit? Wenn ja, warum? Arbeite ich zu viel? Wie könnte ich früher am Abend meine Arbeit beenden? Kann ich einer Kollegin oder einem Kollegen Aufgaben übertragen, freuen die sich vielleicht gerade, wenn sie bei einer Sitzung in Erscheinung treten können? Oder habe ich aktuell kein gutes Fahrrad, auf dem eine Fahrradtour auch wirklich Spaß macht? Oder ist es mir einfach zu anstrengend geworden? Wenn ich schon älter bin: Wäre ein E-Bike eine gute Idee? Ich bin keiner, der bei solchen Fragen Patentlösungen parat hat, aber eine der wichtigsten Sachen, die ich im Sport gelernt habe, ist: Denk darüber nach, was du tust oder nicht tust. Reflexion ist ganz entscheidend. Und unterbreche deine Muster und Gewohnheiten, wenn sie dir nicht guttun. Wenn etwas gut geklappt hat: Warum war das so? UND: Mache mehr davon! Wenn etwas nicht geklappt hat: Woran lag das? UND: Lass es sein, mach etwas anderes. Oder: Was könnte ich besser oder zumindest anders machen? Welche Rahmenbedingungen könnte ich ändern, mit welchen muss ich mich arrangieren?

Ein Aspekt, den wohl alle Menschen als maßgebliche Bedingung aus ihrer persönlichen Liste herauslesen können, ist der Faktor Zeit. Zeit ist absolut, sie richtet sich nicht nach uns. Wie ich mit meiner Zeit umgehe, wie ich sie nutze, ist wiederum sehr flexibel. Ich muss mir die Zeit nehmen, die ich für mich und meine Gesundheit brauche. Stress entsteht zum Beispiel, wenn ich mir zu viel in zu kurzer Zeit vornehme. Punktuell kann man sicher mit Stress gut klarkommen, das kann auch stimulierend sein, längerfristig ist das aber immer gefährlich. Stress kann krank machen. Für Leistung gilt ja die simple Rechnung: Leistung ist Arbeit durch Zeit. Für Gesundheit funktioniert das nicht. Da müsste es eher lauten: Versuche, deine Aufgaben in der angemessenen Zeit zu erledigen, so wie es zu deinen Lebensumständen und deiner individuellen Verfassung passt, finde das richtige Maß für dich. Effektivität bedeutet nicht immer, mehr zu schaffen, sondern vor allem, schonend mit den zur Verfügung stehenden Ressourcen umzugehen.

Sport als Ausgleich ohne Leistungsdruck

Heute sitze ich wie viele Menschen in meinem Job lange am Schreibtisch, habe Meetings und Telefonkonferenzen. Früher war es mein Beruf, mich viel zu bewegen, zu trainieren, heute muss ich mir für körperliche Aktivität meine Zeitfenster schaffen. In der Regel gelingt es mir ganz gut, das in meinen wöchentlichen Ablauf zu integrieren. Ich versuche natürlich, die hohe Bedeutung von täglicher Bewegung auch an unsere Kinder weiterzugeben. Soweit ich das sehe, klappt das. Julian spielt ja schon Fußball und Tennis, da begleite ich ihn gerne, und das macht mir Freude. Lenia geht besonders gerne zum Turnen, und ich selbst versuche, zwei-, dreimal in der Woche Sport zu treiben. Am liebsten spiele ich Tennis oder Golf und manchmal mache ich ein bisschen Krafttraining oder auch mal Yoga oder ich jogge eine Runde im Englischen Garten. Bewegung ist heute für mich keine berufliche Verpflichtung mehr, um fit zu bleiben, ich treibe Sport ganz egoistisch für mein persönliches Wohlbefinden. Dass ich da bewusst dranbleibe, hat bestimmt etwas damit zu tun, dass ich es von Kindesbeinen an nicht anders kenne. Was gab es damals Schöneres, als nach der Schule rauszugehen und mit anderen zu kicken, bis ich zum Abendessen nach Hause musste?

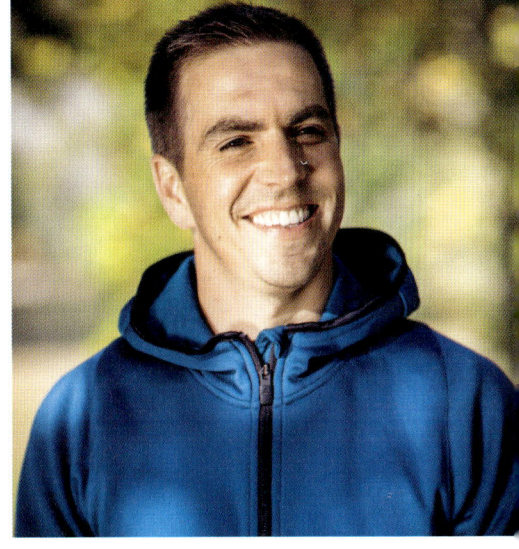

Ein bisschen prägt mich der Wettkampfgedanke auch heute noch beim Golf und im Tennis, denn da will ich mich verbessern, da feile ich an meiner Technik. Ich setze mich gerne mit mir selbst und meinem Körper auseinander, da habe ich immer noch denselben Ehrgeiz wie früher – auf einem anderen persönlichen Level natürlich. Da will ich zum Beispiel gegen Andi Ottl, meinen ehemaligen Mannschaftskameraden, im Tennis gewinnen. Wir haben ganz unterschiedliche Stile, Andi spielt eher defensiv und bringt den Ball zurück, ich greife eher an. Mich selbst da immer wieder zu motivieren und zu verbessern, das ist ein kleines Ziel von mir. Oder mein Handicap beim Golf immer unter zehn zu halten. Das ist gar nicht so leicht, es bedeutet, dass ich mich mit dem Sport auseinandersetzen muss, dass ich die Bewegung verinnerlichen und an ihr feilen muss, dass ich körperlich fit sein muss, aber auch, dass ich mental in einem guten Zustand sein muss, um die nötige Konzentration aufzubringen. An Sport bleibt man langfristig nur dran, wenn er zum Erlebnis wird, bei dem man selbst spürt: Das tut mir gut, damit geht es mir besser. Bewegung ist begleitet von einer Menge positiver Reaktionen, ohne dass man das jetzt wissenschaftlich analysieren müsste, was da mit einem passiert – physisch, mental, emotional.

Was körperliche Aktivität betrifft, kann ich nur sagen: Bleiben Sie entspannt, vergessen Sie den Leistungsgedanken. Es muss nicht gleich der München Marathon sein. Eine Runde durch den Park oder Wald ist bereits ein tolles Erlebnis. Verfallen Sie nicht in Extreme, sondern versuchen Sie, immer wieder neue Balancezustände zu finden. Unser Arzt im Team, Dr. Manfred Wagner, sagt immer: »Alles im Leben ist Balance. Zu viel, egal wovon, bringt einen aus dem Gleichgewicht!« Fragen Sie sich: »Was tut mir gut? Wann ist es zu wenig oder zu viel?« Es gibt ja Leute, denen sagt der Arzt oder sie bemerken es selbst, dass sie sich mehr bewegen sollten, etwa weil sie einen Bauchansatz bekommen. Und dann wollen sie sofort aktiv werden und laden sich die Freeletics-App herunter und steigen voller Enthusiasmus in ein Sportprogramm ein. Das ziehen sie mit Volldampf für ein paar Wochen durch und sehen schnell die ersten positiven Ergebnisse. Wenn sie Pech haben, lernen sie auch bald die Kehrseite solch überambitionierter Aktivität kennen: Drei Wochen später sind sie beim Orthopäden, weil ihnen Knochen und Knorpel wehtun und sie Entzündungen in den Gelenken haben. Und warum? Weil sie es völlig übertrieben haben. Das ist das Gegenteil von Balance. Das richtige Maß zwischen Belastung und Entlastung zu erkennen, ist Gefühlssache. Aber so schwierig ist das nicht: Niemand kennt Sie besser als Sie selbst.

Selbst Regie führen

Übernehmen Sie selbst die Regie für Ihren Gesundheitszustand! Es geht hierbei nicht um fixe Spielregeln, die Ärzte oder Trainer aufstellen und die Sie beachten sollen, sondern darum, die Sinnhaftigkeit eines guten Gesundheitszustands zu erkennen und die Selbstwirksamkeit zu trainieren – unabhängig davon, welche äußeren Faktoren oder auch körperlichen Bedingungen es gerade gibt. Und das ist sogar in gewisser Weise unabhängig davon, ob ein körperliches Leiden vorliegt. Bei Beschwerden, Verletzungen, Krankheiten ist die Therapie nicht allein auf ärztliche Kompetenz oder Medikamente beschränkt. Laut Dr. Manfred Wagner ist es von hoher Bedeutung, dass Patient*innen selbst ihren Heilungsprozess unterstützen und aktiv sind, und auch ihren mentalen Zustand aktiv günstig beeinflussen – durch Fokussierung auf positive Dinge – und nicht einfach eine Besserung ihres Zustands abwarten. Das gilt ebenfalls für chronische Erkrankungen: Eine Diabeteserkrankung ist zum Beispiel noch lange kein Grund, sich beim Sport einzuschränken. Ganz im Gegenteil. Zum einen steigert Sport das Wohlbefinden auch bei Diabetiker*innen, zum anderen kann Sport maßgeblich dazu beitragen, weniger Medikamente nehmen zu müssen. Lesen Sie hierzu mein Interview mit der Sportlerin Stefanie Blockus auf den Seiten 122 und 123. Wenn nicht gerade orthopädische Gründe wie ein Bruch vorliegen oder schwerwiegende Erkrankungen, die körperliche Schonung erfordern, gibt es keine guten Gründe, nicht aktiv zu sein. Natürlich spielt auch hier das richtige Maß eine Rolle, das sich im Zweifelsfall mit ärztlicher Beratung verlässlich abklären lässt.

Kopf und Gefühl

Vielleicht denken Sie jetzt wieder: »Klar, ein Profifußballer weiß genau, was sein Kapital ist, der geht natürlich extrem sorgsam mit seinem Körper um, der weiß genau, wo seine Belastungsgrenzen liegen, der hat reichlich Zeit zur Regeneration.« Das ist alles richtig, aber das ist kein exklusives Thema für Spitzensportler. Diese Selbstfürsorge betreibe ich schon immer und tue es auch heute noch. Ich lasse mich ja heute auch nicht gehen, obwohl ich nicht mehr täglich über den Fußballplatz rennen und Leistung bringen muss. Natürlich kann ich nicht leugnen, dass mich mein Beruf schon sehr dafür sensibilisiert hat, sehr genau auf mich zu achten, in mich reinzuhören. Und schon da ging es ja um viel mehr als um körperliche Faktoren. Für das Fußballspielen gilt: Spiele oder Turniere werden auch im Kopf gewonnen, durch Strategie, durch Planung, Überblick. Und sie werden gewonnen durch Emotion, durch Spaß am Spiel, durch die gemeinsame Unterstützung in der Mannschaft und durch die Fans. Ohne dieses besondere Gefühl, in einem großen Stadion aufzulaufen, die ganze Atmosphäre, würde etwas ganz Entscheidendes fehlen. Ich vermute, dass meine Ex-Kollegen das in der Coronazeit sehr deutlich erfahren haben, wenn sie in leeren Stadien spielen mussten.

Aber all diese Faktoren, die den Gesundheitszustand eines Fußballprofis befördern, gelten in individuellen Abstufungen für alle. Durchaus bedingt durch die Coronapandemie werden Sport und Bewegung auch nicht mehr als reine Möglichkeiten zur Leistungssteigerung verstanden. Immer mehr wollen sich abseits des Optimierungsgedankens einfach im eigenen Körper wohlfühlen und ihren Körper neu entdecken. Aktuell beobachte ich eine Veränderung in der Gesellschaft hin zu einem deutlich achtsameren Umgang mit dem eigenen Körper. Das ist toll, denn Bewegung stärkt Körper und Geist und fördert das emotionale Wohlbefinden. Dabei wird Bewegung als Grundmodus von Aktivität und als menschliches Grundbedürfnis neu wahrgenommen. Die aktive körperliche Beschäftigung mit uns selbst ist ein Grad von Freiheit, der kaum durch äußere Bedingungen eingeschränkt werden kann, selbst von einer Pandemie nicht.

Wünschenswerte
WECHSELWIRKUNGEN

Krankheiten kommen und verschwinden hoffentlich schnell wieder, Verletzungen holt man sich, und wenn man Glück hat, dauert die Genesung nicht allzu lange. Was wir alle wissen: Niemand kann von sich sagen, dass sie oder er dauerhaft beschwerdefrei ist. Niemand kann sagen, dass er oder sie sich ohne Unterbrechung wohlfühlt. Gesundheit ist kein statischer Zustand. Die internen und externen Faktoren, die unseren Gesundheitszustand beeinflussen können, sind vielfältig. Es gibt in unserem Leben stets eine Fülle von Wechselwirkungen. Um darauf flexibel zu reagieren, ist die eigene Aktivität gefragt. Dass körperliche und geistige Bewegung erstrebenswert sind, ist den meisten klar. Über die Bedeutung der Wechselwirkungen hingegen wissen noch nicht alle Bescheid. Das ist ein wichtiges Thema in der Trainingswissenschaft. Wenn ich eine Bewegung erlerne und mich gleichzeitig im Kopf mit diesen Techniken und Abläufen befasse, wird die Qualität dieser Bewegung besser. Aus dem Sport weiß ich, dass ein guter körperlicher Zustand mich auch in gute Laune versetzt, weil ich mir dann sicher sein kann, viel erreichen zu können. Die guten Emotionen treiben mich im Spiel voran, lassen mich fokussiert sein. Wenn ich schlecht drauf bin, dann hilft mir auch der beste körperliche Zustand wenig. Negative Gedanken und Emotionen wirken sich unmittelbar auf unsere körperliche Leistungsfähigkeit aus. Umgekehrt führt körperliche Bewegung und Aktivität zur Ausschüttung bestimmter Botenstoffe im Gehirn, die bei uns gute und positive Gefühle beziehungsweise Gedanken erzeugen.

DER DREIKLANG IM EINKLANG

Energie durch den Dreiklang

- Körper (Fitness)
- Seele (Wohlbefinden)
- Geist (Gehirnaktivität, Mentalität)

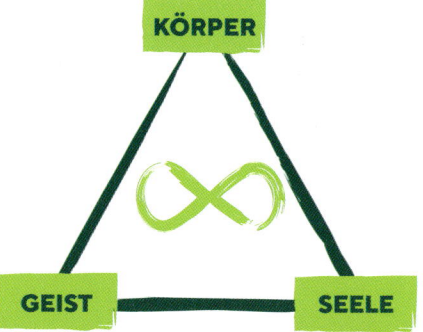

Sind Körper, Geist und Seele im Einklang, erlebt der Mensch Wohlbefinden auf allen Ebenen.

Wenn Sie körperliche Aktivität im richtigen Maß betreiben, dann werden Sie spätestens nach Abschluss einer Sporteinheit besserer Laune sein als vorher, sich besser fühlen und haben sicher auch die positive Botschaft erfahren: Jetzt habe ich etwas nur für mich, für mein Wohlbefinden getan. Und dabei geht es mir ausdrücklich nicht um den Leistungsgedanken, dass ich mich jetzt etwa zu einem Zehnkilometerlauf durchringen musste und ich mit eisernem Willen eine persönliche Bestzeit geschafft habe. Das kann mal gut sein,

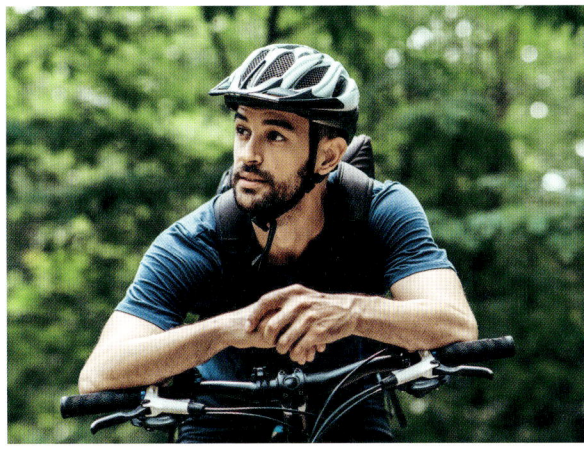

sollte aber nicht die Regel sein. Suchen Sie sich eine Bewegungsform, die zu Ihnen passt, die variabel ist in Zeitbedarf und Anstrengung, die man allein oder in der Gruppe machen kann. Es sollte Ihnen leichtfallen und Freude machen. Zu körperlicher Aktivität gehören für mich genauso Spaziergänge im Park oder im Wald oder eine leichte Wanderung. Wichtig ist, dass man in Bewegung kommt und man dabei auch den Kopf freikriegt.

Ein bisschen Planung muss schon sein

Klar, ich bin manchmal auch gerne faul und habe nicht immer Lust, nach einem langen Bürotag noch aufs Fahrrad zu steigen oder laufen zu gehen. Sport hat für mich aber schon immer Spaß und Lebensfreude bedeutet. Dadurch entsteht auch ein gewisses Pflichtgefühl, mit mir selbst gut umzugehen. Diese Eigenverantwortung ist antrainiert, das habe ich als Athlet und Sportler gelernt – dazu gehören auch eine gewisse Disziplin und Wiederholung. Und ein gewisses Maß an Planung natürlich: Alles, was ich nicht in einen Tag oder in eine Woche packen kann, macht für mich keinen Sinn. Das heißt also: Ich versuche, meinen Tag und meine Woche so zu strukturieren, dass ich die für mich wichtigen Dinge, inklusive Sport unterbringe. Ich setze mich nicht unter Leistungsdruck, so von wegen »Ich will jetzt einen Marathon laufen, aber wenn ich einen Marathon laufen will, dann muss ich schon jede Woche rund 50 Kilometer laufen, um irgendwann mal den Marathon unter drei Stunden zu laufen«. Das würde einen täglichen Trainingsaufwand bedeuten, der mich massiv unter Stress setzt, weil ich einfach nicht die Zeit dafür habe beziehungsweise auf andere wichtige Dinge verzichten müsste. Und ganz sicher würde ich dafür auch nicht eine Stunde länger am Abend aufbleiben und versuchen, mit weniger Schlaf auszukommen. Zum Glück bin ich für überambitionierte Projekte nicht gefährdet. Ich bin niemand, der Dinge übertreibt.

#GESUNDKANNJEDE*R

Unser Programm folgt dem Grundgedanken von Motivation, Aktion und Reflexion. Wir wollen Menschen mit den Vorteilen einer gesunden, aktiven Lebensführung vertraut machen und sie zu einer gesunden Lebensweise motivieren. Dazu werden körperliche und geistige Bewegung, gesunde Ernährung, mentale Strategien und Entspannung verknüpft. Ich persönlich sehe es als meine Aufgabe, andere und vor allem auch Sie, liebe Leser*innen, zu einem aktiven Lebensstil zu motivieren. Aktiv werden müssen Sie selbst, aber bitte immer in einem Rahmen, der zu Ihren Lebensumständen passt. Wenn Sie einen Push von außen brauchen, dann gehen Sie in einen Verein oder buchen Sie einen Sportkurs. Nicht nur Trainer*innen motivieren, sondern vor allem auch andere Kursteilnehmer*innen oder Mitspieler*innen. Soziale Kontakte erleichtern vieles und erhöhen den Spaßfaktor. Zusammen unternimmt man auch gerne mal etwas bei schlechtem Wetter.

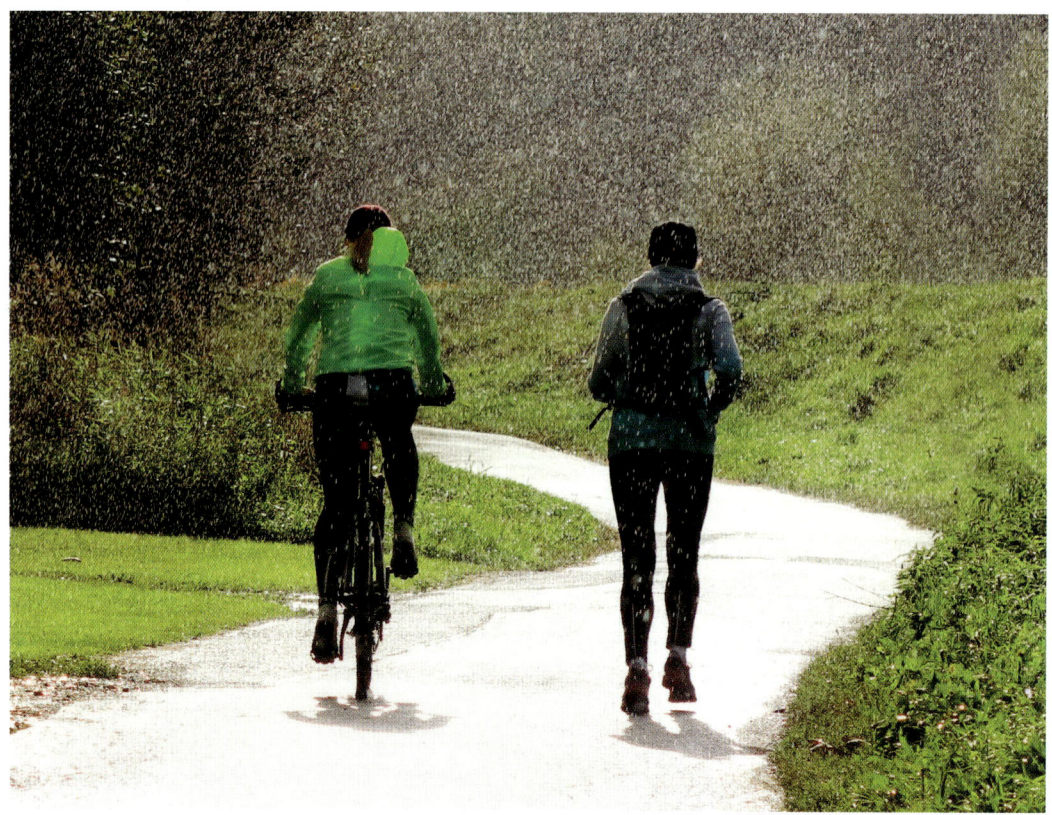

Wenn eine aktive Freizeitgestaltung für Sie kaum möglich ist, sollten Sie Ihre Lebensumstände unter die Lupe nehmen und sich fragen, warum Sie so wenig Zeit für das Wichtigste haben – für sich selbst. Reflexion ist für mich ebenfalls ein entscheidender Faktor bei einer gesunden Lebensführung. Probieren Sie sich aus. Drehen Sie an ein paar Stellschrauben in Ihrem Leben, stellen Sie ruhig mal vermeintlich Fixes infrage, machen Sie etwas Neues oder etwas Altes anders und bewerten Sie im Anschluss: Hat sich das gut angefühlt? Habe ich mich überfordert? In welche Richtung könnte ich weitergehen, möchte ich mich weiterentwickeln? Unser Ansatz soll Sie vor allem an einen Punkt führen: zu einem achtsameren Umgang mit sich selbst für ein ganzheitliches Wohlbefinden, um sich körperlich, geistig und emotional wohlzufühlen.

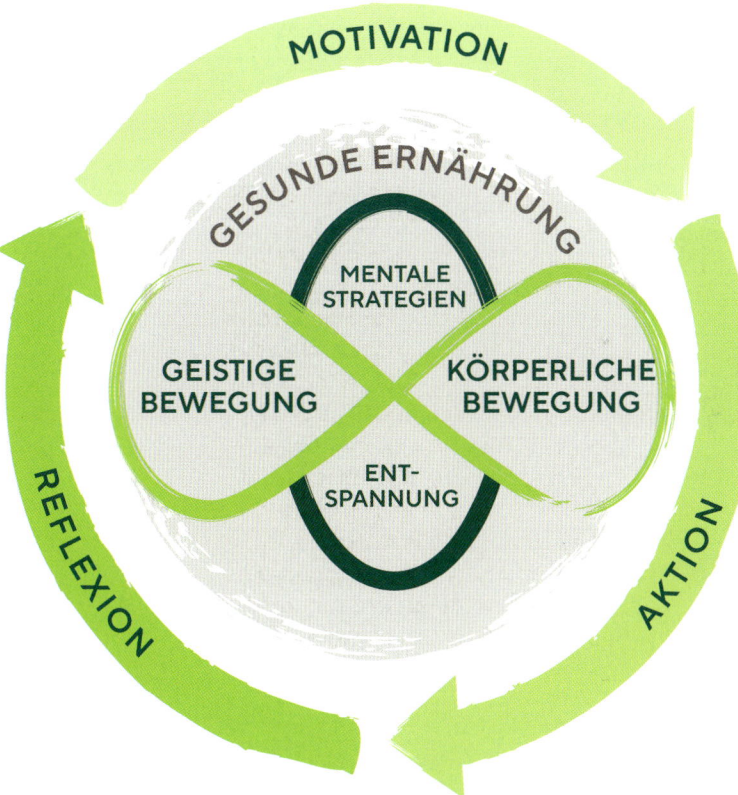

*Das Modell gesunder Ausgewogenheit – und was dazugehört – zeigt anschaulich die Komponenten, die das Programm #gesundkannjede*r umfasst.*

2

Was ich als Fußballer

ÜBER (MEINE) GESUNDHEIT GELERNT HABE

Auch wenn ich heute kein aktiver Profifußballer mehr bin, so habe ich doch viele Erkenntnisse aus dieser Zeit mitgenommen, die mein Leben bis heute prägen – der achtsame Umgang mit meinem Körper und seinen Bedürfnissen, die Bereitschaft, Verantwortung zu übernehmen und ans Team zu denken, die Balance zwischen Anspannung und Regeneration zu pflegen. Die Widerstandskraft, die ich als Fußballer entwickelt habe, hilft mir auch heute.

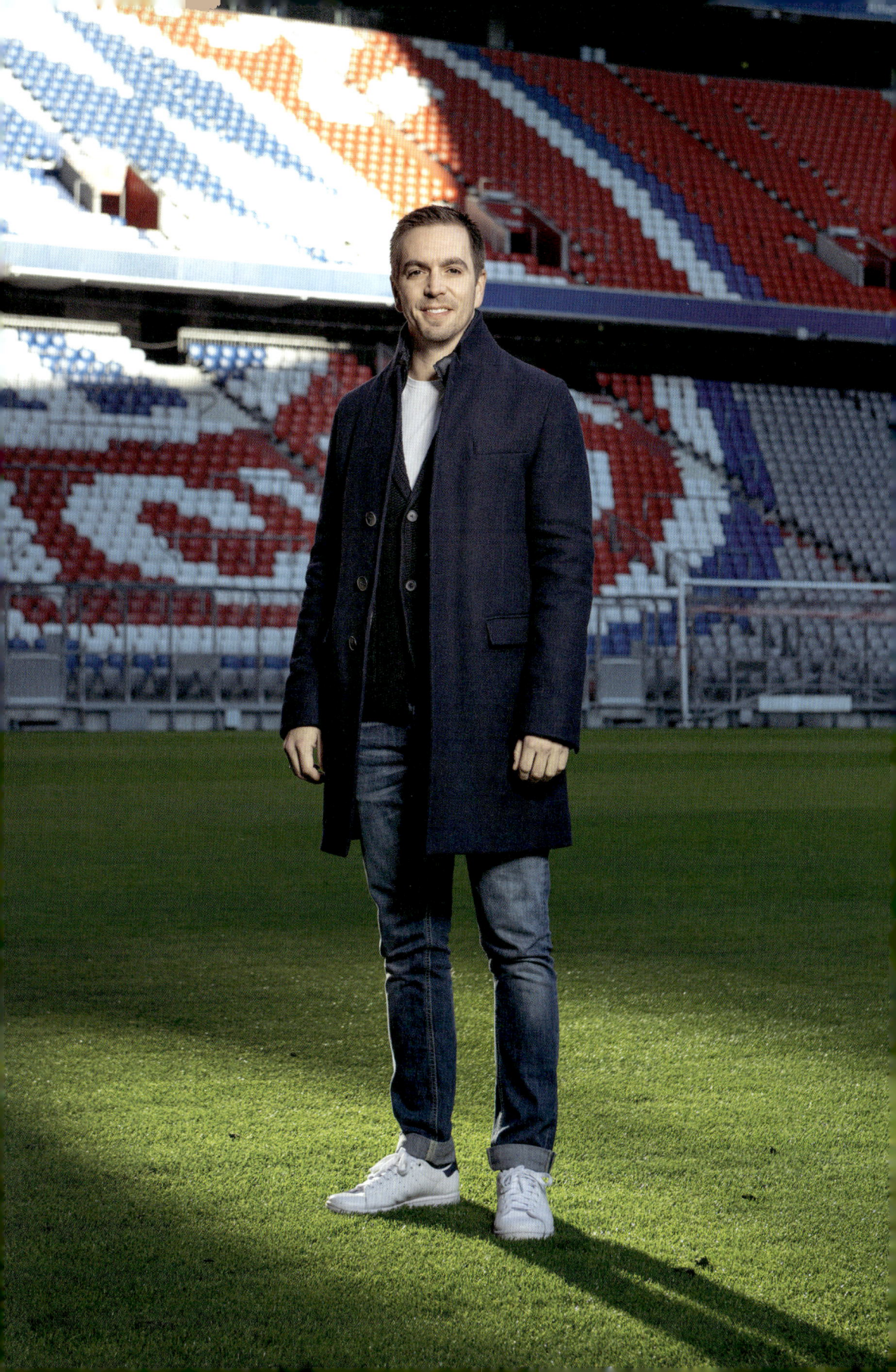

Wenn man
PROFI WIRD

Mein Talent als Fußballspieler habe ich sehr früh und ganz spielerisch entdeckt beim FT Gern. Ich habe gemerkt, dass ich in der Mannschaft, der Gruppe sehr gut zurechtkomme und mit der Gruppe Spaß und Freude habe. Ich wusste schon sehr früh: Das ist mein Ding. Das hat natürlich sehr viel damit zu tun, ob man jemand ist, der in so einer Gemeinschaft ein Fan von Teamwork ist. Auch später in der Profizeit habe ich dieses Gemeinschaftsgefühl über alles geliebt. Natürlich war es wichtig, dass ich da meinen Platz gefunden habe, an dem ich meinen Beitrag zum Spiel liefern konnte. Auf professioneller Ebene habe ich in der U17 und in der U19 festgestellt, dass ich wirklich erfolgreich sein kann. Das hat mich auch motiviert, Entscheidungen zu treffen und zu sagen: Ich lege mich jetzt fest, ich will im Fußball erfolgreich sein, also im Sinne eines Berufs als Profifußballer. Geholfen hat mir sicher, dass man beim FC Bayern München auch in Kontakt mit Menschen kommt, die bereits sehr erfolgreich sind und die auch meine Vorbilder waren. Denen habe ich nachgeeifert und wollte mich auch mit ihnen messen. Da bin ich ganz der Wettkämpfer, der sich ausprobieren und weiterentwickeln will.

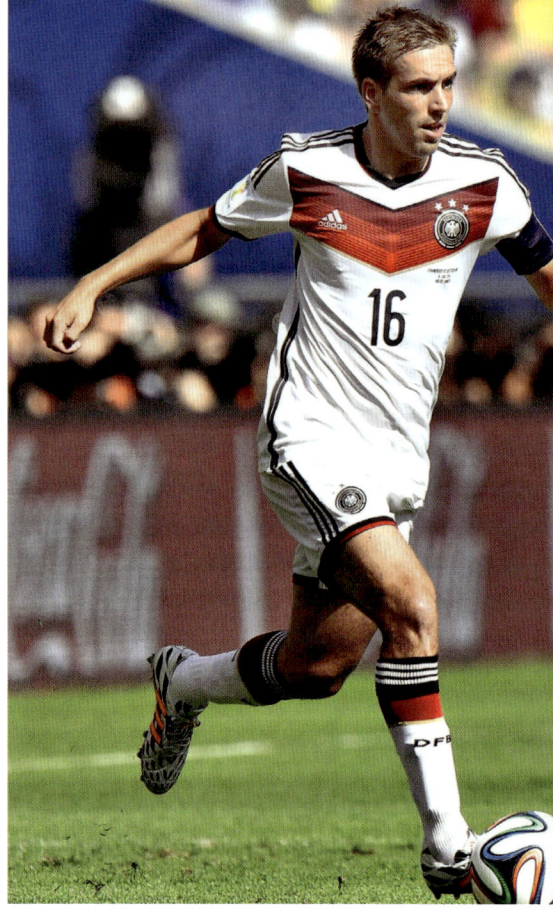

Ich war als Jugendlicher viel unterwegs. Wenn man in der U19 von Bayern München spielt, dann ist man im Leistungszentrum. Mit 15 und 16 Jahren wurde dann sechsmal die Woche trainiert, Mahlzeiten gab es auf dem Klubgelände. Im Vereinslokal habe ich gegessen, was alle essen. Später ist das Vereinslokal umgebaut worden und man hat sehr auf sportgerechte Ernährung geachtet. Dadurch ist eine Professionalisierung eingezogen, was die Athletenernährung betrifft. Was aber auch wiederum keine spezialisierte

Ernährung bedeutet, sondern vor allem eine ausgewogene Ernährung mit frischen Zutaten. In dieser Professionalisierung bei der Ernährung sieht man schon, wie sehr auf einen guten Gesundheitszustand der Spieler Wert gelegt wird. Die guten Angewohnheiten sollten dann natürlich auch im privaten Bereich weitergelebt werden.

Fußballspielen ist eine physische Belastung, die auszuhalten ist. Allerdings ist besonders der zeitliche Aufwand zu meistern, wenn man noch zur Schule geht. Ein Training dauert etwa anderthalb Stunden, und das passiert dann sechsmal die Woche. Was eher Stress erzeugt, ist das permanente Selektionsprinzip. Man hat überall einen Kader von 18 bis 23 Leuten, von denen aber nur elf spielen können. In diesem Konkurrenzumfeld muss man sich behaupten. Wenn man jetzt nicht begnadet und wahnsinnig talentiert ist und sich absolut sicher ist, zu denen zu gehören, die auch tatsächlich weiterkommen, dann bedeutet diese Konkurrenzsituation Stress. Und natürlich wissen die jungen Fußballer, die Nachwuchsspieler, dass nur die, die auch spielen und nicht dauerhaft auf der Bank sitzen, sich Hoffnung machen können, dass sie in den nächsten Jahrgang vorrücken.

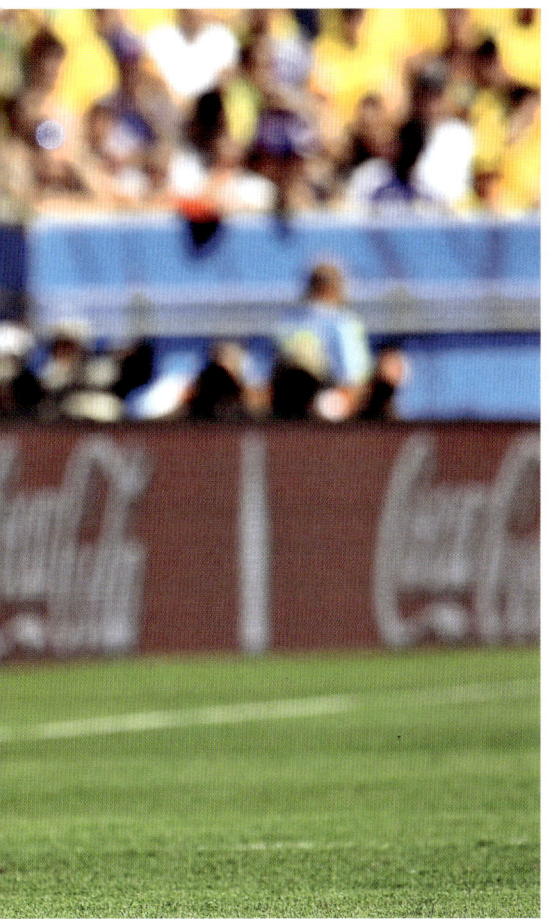

Diese Selektion ist nicht so tragisch, wenn vor allem der Spaß am Spiel im Vordergrund steht. Problematisch kann diese Situation aber werden – und das ist in den letzten Jahrzehnten ja auch passiert –, wenn Spieler den Fußball immer stärker als Karrieremöglichkeit betrachten. Wenn man es zu den Bayern oder einem der anderen großen Vereine geschafft hat, dann ist das Ziel auch mal schnell, dass man Profifußballer wird und damit seinen Lebensunterhalt verdient. Allerdings werden auf dem Weg dorthin bestimmt 95 Prozent aussortiert. Das kennen viele bestimmt aus eigener Erfahrung, entweder wenn man selbst im Verein war oder die Kinder im Verein sind. Immer wieder gehen junge Spieler*innen zu einem der großen Vereine und sind wenig später dann wieder in ihrem ehemaligen Verein zurück, weil es beim

FC Bayern oder dem TSV 1860 eben noch bessere Spieler*innen gab. Manche gehen damit gut um und spielen weiter in ihrem Verein, andere sind aber enttäuscht und hören auf. Das ist natürlich sehr schade. Doch diese Auswahl gehört dazu, wenn man mehr will, als nur Spaß beim Kicken zu haben. Dann muss man sich der Konkurrenzsituation stellen und wissen: Ich muss diesem Anspruch genügen. Die erste Mannschaft von Bayern München hat wie andere nur 23 Spieler im Kader, das heißt also: An der Spitze geht es sehr eng zu. Und das wird schnell jedem bewusst, der nach oben will, und damit ist diese Situation natürlich mit Leistungsdruck und Stress verbunden.

Kraft schöpfen

Um den Stress der ständigen Selektion bei den Jungspielern auszuhalten, muss man eine gewisse Ruhe mitbringen, eine Achtung für den eigenen Körper und seine Bedürfnisse. Ich habe viel Kraft aus dem Familienleben geschöpft. Wenn wir bei Tisch saßen und zusammen aßen, dann wurde das richtiggehend zelebriert, es war ein Ritual. Das war viel mehr als Nahrungsaufnahme, da haben wir uns ausgetauscht, da haben wir über die großen und kleinen Dinge des Alltags gesprochen. Das ist in meiner eigenen Familie heute immer noch so. Und dadurch war Essen für mich immer auch Erholung. Wenn man so einen sicheren Rahmen hat, dann stärkt das die eigene Resilienz (siehe auch ab Seite 46), die Fähigkeit, gut mit Krisen umgehen zu können oder Geduld zu haben, wenn es mal nicht so super läuft.

Ich bin im Fußball vor allem so weit gekommen, weil ich die Möglichkeit hatte, mehr aus meinem Talent zu machen. Ich habe irgendwann bewusst die Entscheidung treffen müssen, womit ich meine Zeit verbringe. Und da gab es eben diese Angebote. Und dann kommt das erste Geld. Und Geld ist nun mal ein wichtiger Faktor im Leben. Da wurde mir klar: Das kann ein Beruf werden. Und wenn es dann ein Beruf ist, dann muss ich mich anstrengen, um immer weiterzukommen. Da war oder bin ich nicht anders als alle Leute, die ihren Beruf lieben. Ich habe meine Karriere mit Spaß und Ehrgeiz vorangetrieben.

Verletzungen
GEHÖREN ZUM ALLTAG
EINES FUSSBALLERS

Wenn man etwas lange und mit Begeisterung macht wie das Fußballspielen, entwickelt man ein gutes Körpergefühl. Das ist extrem wichtig, denn der Körper ist das Werkzeug, das man für diesen Beruf braucht. Nur wenn der absolut top gepflegt ist und man sich wohlfühlt, kann man Leistung bringen. Das ist besonders in so einer physischen Sportart wie Fußball, einer Kontaktsportart, elementar. Man muss zum Beispiel eine Vorgehensweise entwickeln, wie man an einem Gegenspieler vorbeigeht oder wie man einen Mann verteidigt. Das ist eine ziemlich robuste, physische Sache, die jeder mit seinen Mitteln so gut wie möglich hinkriegen muss. Neben diesen technischen Aspekten muss man parallel ein Gefühl dafür entwickeln, wie man sich pflegt und gesund bleibt. Weil im Kontaktsport Unfälle einfach passieren, habe ich aus all meinen Verletzungen immer wichtige Erkenntnisse mitgenommen. Nur wer sich da anpasst, kommt längerfristig damit zurecht. Zumindest im Profisport ist das kein Soloprogramm, man muss den richtigen Menschen und Institutionen, die dabei Unterstützung bieten, vertrauen.

Ich sage das nicht zuletzt deswegen, weil ich tatsächlich einige Verletzungen hatte. Manche haben vielleicht im Kopf: »Der Philipp Lahm hat doch immer gespielt, der war doch so gut wie nie verletzt.« Tatsächlich war ich in meiner Hochphase auch fast nie verletzt. Acht Jahre, von 2006 bis 2014, um genau zu sein. Da lief es perfekt. Aber Fußball auf hohem Niveau ist immer eine Auseinandersetzung mit dem Körper, Verletzungen und Unfälle gehören dazu, auch bei mir. Es ist eine Anpassung an das tägliche Training und jeder hat seine Schwachstellen. Als Kind hatte ich bereits einen Leistenbruch, der behandelt werden musste. Dann war es noch einmal die Leiste im Alter von 17 Jahren. Chronologisch folgten danach ein Ermüdungsbruch im Mittelfuß, dann ein Kreuzbandriss und schließlich ein Abriss der Strecksehne im Ellbogen. Danach hatte ich acht Jahre lang keine Verletzungen. Im Training habe ich mir dann auf einmal den Knöchel gebrochen – ohne Fremdeinwirkung. Wenn ich etwas sehr intensiv mache – und wie bereits angedeutet sind besonders Kontaktsportarten dazu prädestiniert –, dann kommt es fast zwangsläufig zu Verletzungen. Ich würde es so beschreiben: In der ersten Phase ist es eine Anpassung an diese ständige Belastung. Da hat jeder seine Schwachstellen, das sind bei mir die Leisten, rechts und links. Fußball ist ein dynamischer Sport, geprägt von ständigen Richtungswechseln, Fußballer haben kräftige Oberschenkel, da ist eine große Dynamik im Spiel, in den Bewegungen. Bei mir hat jeweils die

Leiste nachgegeben, die man korrigieren musste. Und dann kam es wieder zu einer Anpassung: Meine nächste Verletzung war der Ermüdungsbruch im Mittelfuß, und zwar im Januar 2005. Ich hatte zuvor die Europameisterschaft 2004 gespielt, war Nationalspieler und habe in der Champions League gespielt mit dem VfB Stuttgart. Es bestand eine hohe, intensive Belastung, und die führte zum Ermüdungsbruch im Fuß. Das kann einfach vorkommen. Ich habe gemerkt: »Oh, jetzt ist irgendwas kaputtgegangen.« Und zwar bei einer normalen Laufbewegung. Den Bruch hat man operativ behoben, ich habe die Zeit der Rekonvaleszenz eingehalten und bin danach langsam wieder ins Training eingestiegen. Im Mai 2005 habe ich mir dann im Training das Kreuzband gerissen, nachdem ich wieder ein- oder zweimal in der Bundesliga gespielt hatte. Am gleichen Fuß, an dem ich mir den Mittelfußbruch zugezogen hatte, ist das Kreuzband bei einer Drehbewegung gerissen. Da war scheinbar die Sensorik, die Sensibilität noch nicht so gegeben, wie es einmal vor dem Bruch war.

Bei solchen Verletzungen und Unfällen musste ich lernen, welche Voraussetzungen herrschen müssen, damit ich den Sport auf so hohem Niveau betreiben kann. Ich habe mich 2005 zurückgekämpft, bin zum FC Bayern zurück und habe im Herbst, nach sechs Monaten, wieder die ersten Spiele gemacht, obwohl ich im gleichen Jahr von Januar bis Mai mehr oder weniger die komplette Zeit verletzt war. 2006 habe ich mir eine weitere Verletzung zugezogen, während der Vorbereitung auf die Weltmeisterschaft. Bei einem Benefizspiel der Nationalmannschaft bin ich im Sechzehner gefoult worden und gestürzt. Beim Landen wollte ich mich mit dem Arm abstützen und die harte Landung abfangen. Durch den heftigen Aufprall ist die Trizepssehne vom Knochen abgerissen.

Deshalb musste ich bei der Weltmeisterschaft mit einer Schiene spielen. In einer Kontaktsportart auf höchstem Niveau mit einem geschienten Arm, den man fast nicht bewegen kann, zu spielen – das war schon sehr herausfordernd. Ich hatte schließlich die Position des Verteidigers! Man könnte fast sagen, da hat ein Einarmiger mitgespielt. Aber in meiner Verletzungshistorie zeigte es mir einmal mehr: Ich kriege diese Anpassung hin, von der man lernen und durch die man Erfahrung sammeln muss, um dann weiterhin erfolgreich sein zu können. Danach war ich zehn Jahre lang überhaupt nicht verletzt. Als mir ein Spieler 2014 in die Sehne hinten gestiegen ist, hätte mich das beinahe die Weltmeisterschaft gekostet.

Also waren es in der Summe gar nicht wenige Verletzungen. Aber ich war auch acht Jahre lang überhaupt nicht verletzt. Ich hatte nie eine Muskelverletzung, und dann gab es diese großartige Serie, als ich fast alle Spiele für den FC Bayern bestritten habe. Was den Leuten in Erinnerung bleibt, ist: Lahm war nie verletzt. 2014 habe ich mir im Training den Knöchel gebrochen, was bei der Häufigkeit, mit der ich diese schnellen abrupten Bewegungen trainiert habe, einfach vorkommen kann. Von dieser Verletzung 2014 habe ich mich relativ schnell wieder erholt, nach sechs bis acht Wochen habe ich wieder gespielt. Die Heilung eines Bruchs dauert sechs Wochen, dann braucht man noch mal sechs Wochen, in denen man wieder trainiert. Erst dann habe ich wieder gespielt, also nach ungefähr 12 bis 13 Wochen. Diese Erfahrung, dass wieder etwas mit mir passiert ist, dass ich mich noch mal verletzt habe, hat mich nachdenklich gemacht: »Jetzt bin ich nicht mehr Jüngste, ich werde älter. Ich muss mich ein bisschen mehr schonen.« Das hat sicher dann auch unterbewusst mit dazu beigetragen, dass ich gesagt habe: »Na ja, allzu lang kann ich das nicht mehr machen.«

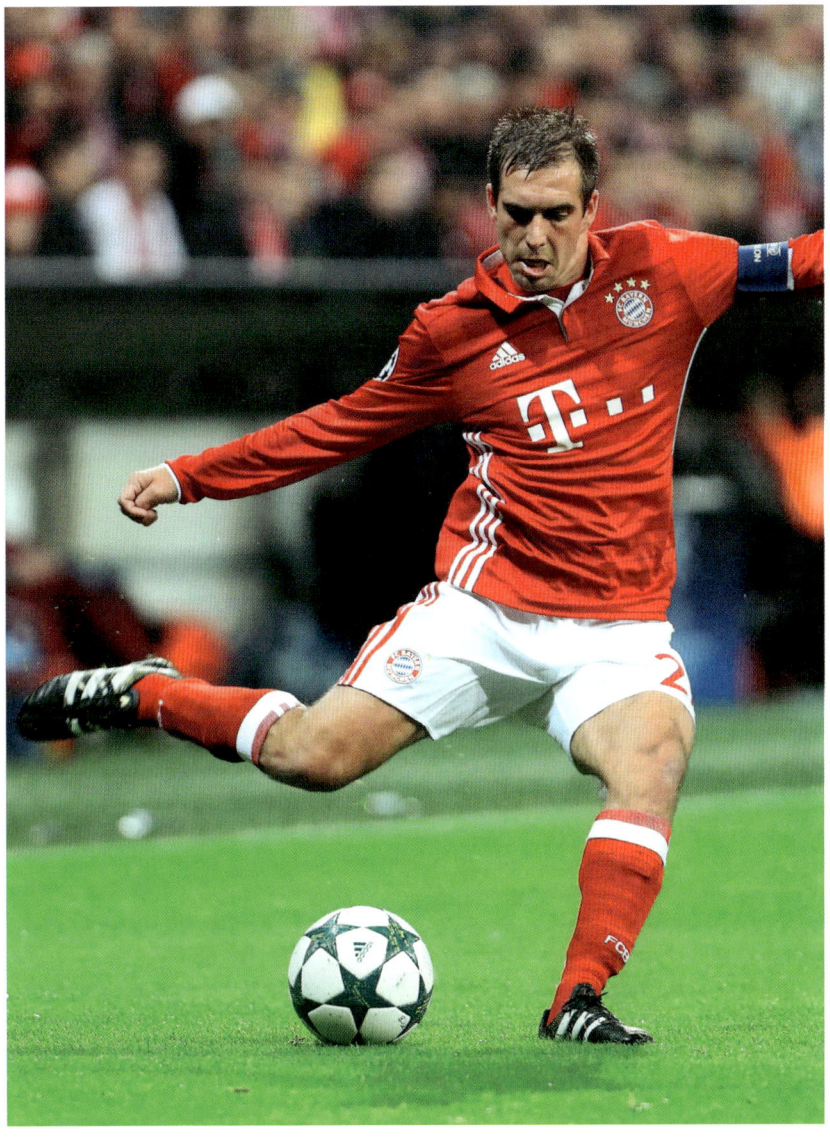

Sich angemessen verhalten

Ich habe dieses berufliche Verletzungsrisiko akzeptiert und immer darauf geachtet, dass mein Verhalten adäquat war, passend für das, was ich gerade tat. Und das behielt ich dann nach der Verletzung genauso bei. Ich fing an, mir die Bewegungen, die Technik wieder präzise zu erarbeiten. Ich hörte intensiv in mich rein. Das war durchaus auch eine positive Erfahrung. Es ist ein gutes Gefühl, wenn man sich so genau um sich kümmert, sich stets fragt: »Wie dosiere ich jetzt, wie kann ich jetzt wieder gesund werden? Was für Ruhephasen brauche ich jetzt? Was bedeutet das für mich, wenn ich dann wieder zurückkomme? Was für Etappen setze ich mir als Zwischenziele, um wieder auf das Leistungsniveau zu kommen wie vor der Verletzung?« Ich blieb da recht gelassen, ging diesen Weg mit viel Konzentration an, immer mit dem starken Willen, Schritt für Schritt zurückzukommen. Das hat mich gestärkt. Auch dahingehend, dass ich sah, dass ich mich in die Hände von Spezialisten, von erfahrenen Leuten begeben konnte, die die Dinge mit großer medizinischer Kompetenz beurteilten. Dabei war ich nicht der passive Patient, der alles über sich ergehen lässt. Ich hörte in meinem Verlet-

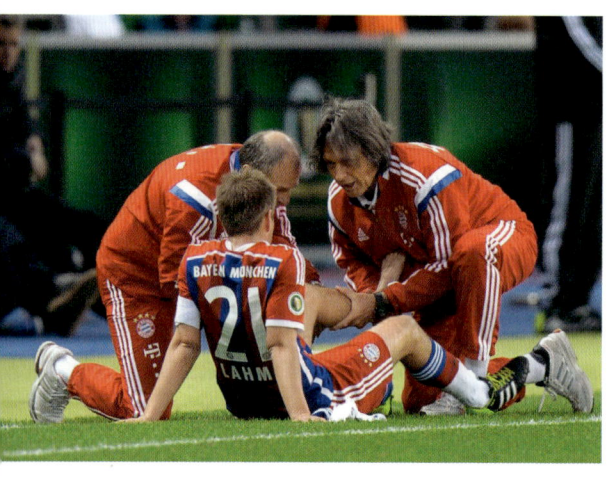

zungsfall sehr genau zu, ließ mir eine Prognose geben, ließ mir die Diagnose erklären. Nicht weil ich ein Zweifler war, sondern weil ich die Zusammenhänge verstehen wollte. Ich wollte wissen: Was ist zu tun? Wie viel Zeit brauche ich? Ich probierte die Reha-Vorschläge aus, dachte darüber nach, diskutierte mit den Spezialisten den richtigen Weg. Dabei brachte ich natürlich auch meine persönliche Erfahrung ein und machte mich konsequent an die Umsetzung der gemeinsam erarbeiteten Therapie.

Für mich war immer klar: Wenn ich nicht fit bin, dann spiele ich nicht. Ich erinnere mich noch deutlich daran, wie es war, als mir vor der Weltmeisterschaft 2014 im DFB-Pokalspiel gegen Borussia Dortmund ein Gegenspieler auf die Ferse gestiegen ist. Das war sehr schmerzhaft. In der Folge konnte ich nicht an der WM-Vorbereitung teilnehmen. Ich machte noch mal einen Test in der Säbener Straße und war mir sicher: Wenn es so bleibt, geht's halt nicht. Unser Doc Müller-Wohlfahrt hat auf dem MRT-Bild nichts erkannt und gesagt: »Philipp, das wird, das wird.« Aber ich meinte: »Wenn es so ist, kann ich nicht spielen. Das muss besser werden, so kann ich nicht spielen. Doc, du kannst es mir ruhig sagen, wenn irgendetwas ist. Das halte ich aus. Dann muss ich halt für die Weltmeisterschaft absagen.« Aber der Doc meinte: »Nein, das wird schon, gib dir noch ein bisschen Zeit.«

Vertrauen in die
GESUNDHEITSKOMPETENZ ANDERER

Als Fußballprofi ist man immer auch umgeben von Physiotherapeuten und Ärzten, die genau wissen, dass ein guter Gesundheitszustand die wesentliche Grundlage für den Profisportler ist. Wer sich verletzt, muss pausieren und kann, wenn er Pech hat, sogar die Perspektive in einer Mannschaft verlieren, wenn sich zum Beispiel der Ersatzmann als genauso gut oder sogar als besser erweist. Verletzungen können also für Profisportler eine geradezu existenzielle Bedrohung sein und man braucht dann beinahe zwingend ein enges Vertrauensverhältnis zum Arzt. Ich hatte in meiner Profikarriere oft mit Hans-Wilhelm Müller-Wohlfahrt zu tun, der mit seinem Team wirklich Erstaunliches leistet. Heute ist mein Blick natürlich eher auf die alltägliche Gesundheit gerichtet. Ein gutes Verhältnis zum behandelnden Arzt ist für alle wichtig, die auf ärztliche Unterstützung angewiesen sind. Für mich ist es daher spannend zu hören, wie Ärzte das sehen. Deswegen habe ich Dr. Manfred Wagner gefragt, für wie wichtig er ein gutes Verhältnis zwischen Ärztin oder Arzt und Patient*in einschätzt.

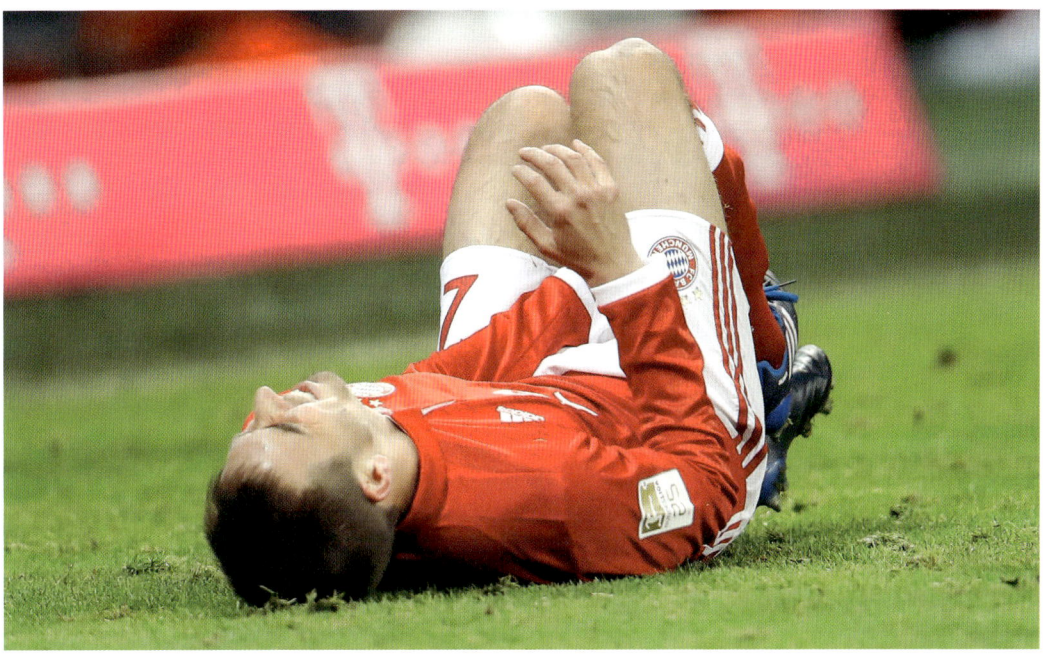

VERTRAUEN KANN BERGE VERSETZEN

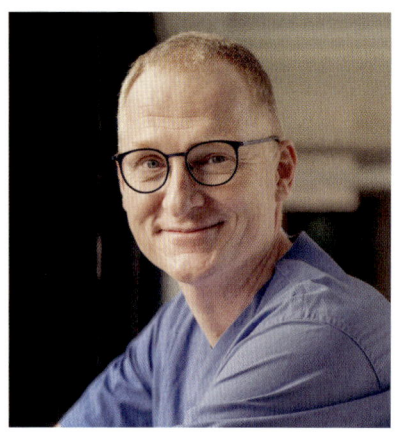

Wie wichtig ist denn ist aus der Sicht eines Arztes ein gutes Verhältnis zwischen Ärzt*innen und Patient*innen?

Dr. Manfred Wagner: Der Arzt kann als Gesundheitscoach dem Patienten dabei helfen, die Salutogenese zu befördern. Die Therapieforschung zeigt, dass in vielen Krankheitsverläufen die Qualität dieses Vertrauensverhältnisses einen wichtigen und auch messbaren Effekt auf den Verlauf der Erkrankung hat – wie die eigentliche medizinische Behandlung. Ein weiterer Begriff ist hierbei sehr wichtig: Sicherheit. Entscheidend ist, dass der Patient oder die Patientin, gerade wenn er oder sie ein Leiden hat, ein hohes Maß an Sicherheit empfindet. Sicherheit entsteht, wenn Patient*innen wissen, dass da jemand ist, der oder die sie auch in ihren Erkrankungen sicher begleitet, damit sie sich immer wieder orientieren können. Das hat sofort eine positive Rückwirkung.

Man hört ja oft, dass Ärzt*innen selbst so unter Zeitdruck stehen, dass sie sich nicht genug Zeit für ihre Patient*innen nehmen können.

Dr. Manfred Wagner: Da ist bestimmt was dran. Das ganze Gesundheitssystem unterliegt selbst in einer reichen Industrienation vielen wirtschaftlichen Zwängen. Trotzdem – Mediziner*innen schwören einen Eid zum Wohle ihrer Patient*innen. Manchmal rührt die Zeitknappheit einfach auch daher, dass viele Leute zu bestimmten Ärzt*innen oder gleich zu den Spezialist*innen wollen, wo doch erst mal die Hausärztin oder der Hausarzt gefragt wäre. In der Regel geben Ärzt*innen schon ihr Bestes, selbst unter suboptimalen Bedingungen. Wichtig ist vor allem, dass man sich in der gegebenen Zeit wirklich auf sein Gegenüber einstellt, von beiden Seiten aus. Dann – das durfte ich in meiner beruflichen Tätigkeit oft erfahren – kann auch bei einem knappen Zeitrahmen ein gutes Vertrauensverhältnis entstehen. Und das ist von enormer Bedeutung.

In der Tumortherapie hat man zum Beispiel Berufsfelder wie onkologische Coaches eingeführt. Diese versuchen, den Menschen Sicherheit durch Begleitung zu vermitteln. Wenn Patient*innen Hintergründe verstehen, dann nehmen sie selbst schlimme Krankheiten nicht nur als Schicksalsschläge wahr, sondern können selbst aktiv werden, eine Perspektive entwickeln und somit Selbstwirksamkeit entfalten. Ich stand in einem sehr engen Austausch mit einer jungen Mutter. Sie hatte in ihrer Schwangerschaft die Diagnose Brustkrebs bekommen. Sie fokussierte sich auf das Positive in ihrem Leben, freute sich auf die Geburt und das Leben mit ihrem Kind. Und damit ging es ihr ziemlich gut. Die junge Frau war für mich ein tolles Beispiel dafür, wie selbstwirksam man mit so einer Erkrankung umgehen kann. Wenn jemand erkrankt ist und ich schaffe es, ihr oder ihm ein paar Sorgen zu nehmen, dann wird das zu einem besseren Erleben des eigenen Zustands führen.

Es geht aber nicht darum, selbst schlimme Zustände durch eine rosa Brille zu sehen, richtig?

Dr. Manfred Wagner: Nein, gerade das soll es nicht sein. Ich habe einen Lieblingssatz, der stammt vom Gunther Schmidt, einem Arzt und Psychotherapeuten: »All unser Erleben ist das Fokussieren von Aufmerksamkeit.« Er bedeutet: Das, worauf wir unsere Aufmerksamkeit fokussieren, wird für uns Wirklichkeit. Durch die Fokussierung meiner Aufmerksamkeit auf Gelungenes oder Positives wird eine Wirklichkeit geschaffen, die von einem positiven, gesunden Erleben geprägt ist. Es gibt einen Text in einem Rettungshandbuch (*Taschenatlas Notfall & Rettungsmedizin,* Springer-Verlag 2010), der in der Notfallsituation dem Patienten vorgelesen wird: »Das Schlimmste ist vorbei. Wir bringen Sie jetzt ins Krankenhaus. Ihr Körper kann sich ganz auf seine Selbstheilungskräfte konzentrieren, während Sie sich jetzt ganz geborgen fühlen können. Und lassen Sie alle Organe, Ihr Herz, Ihre Blutgefäße sich selbst in einen Zustand versetzen, der Ihr Überleben und eine rasche Heilung sicherstellt. Ihre Körperfunktionen, Ihre Körpertemperatur – alles – wird optimal aufrechterhalten, während im Krankenhaus schon alles für Ihre optimale Versorgung hergerichtet wird. Wir bringen Sie so schnell und sicher wie nur möglich dorthin. Sie sind jetzt in Sicherheit. Das Schlimmste ist vorbei.« Und interessanterweise hatten die Patient*innen, denen man diesen Text im Rettungswagen vorgelesen hatte, im Durchschnitt einen besseren Heilungsverlauf als eine Kontrollgruppe.

Im Fokus steht also vor allem das richtige Mindset für solche Situationen?

Dr. Manfred Wagner: Man weiß heute, dass es bei Verletzungen und Krankheiten einen sehr großen Bereich jenseits der messbaren physischen Konditionen gibt, der sehr viel mit der emotionalen und geistigen Verfassung zu tun hat. Hier kommt es darauf an, für Sicherheit zu sorgen, den Blick auf das Positive, auf die Heilung zu lenken und nicht nur auf die Einschränkungen. Das unterstreicht, wie wichtig die eigene Haltung zu sich selbst ist, die auch vom Vertrauensverhältnis zu Ärztin oder Arzt maßgeblich mitgeprägt wird.

Balance, Resilienz
UND INNERE HALTUNG

Der verbissene Spitzenathlet war ich im Fußball nie. Die ganzen Verlockungen des Profigeschäfts, die Gefahren der ständigen Konkurrenz, das war für mich nie ein großes Thema, denn ich hatte von Anfang an eine sehr gute Balance. Eine solche Ausgeglichenheit ist ein Zeichen für Resilienz. Denn sobald man irgendwo extrem wird, muss man andere Dinge vernachlässigen – und das hinterlässt Spuren, entweder körperlicher, geistiger oder seelischer Natur. Das heißt also: Ich war und bin immer für mich persönlich auf Ausgleich bedacht. Und den gibt es nicht umsonst, es erfordert eine gewisse Disziplin, die eigene Umwelt richtig einzuordnen und sich auch immer selbst zu (hinter)fragen: Warum mache ich das, was ich gerade mache? Wie ist meine Haltung – zu mir, zu meinen Mitmenschen, zu meiner Umwelt? Innere Haltung hat viel mit Zuversicht und Selbstvertrauen zu tun. Haltung zu beweisen, wenn es einem gut geht, ist eine relativ einfache Sache, echte Haltung beweist man, wenn es eben nicht rundläuft, wenn man Probleme bewältigen muss oder gar eine Krise. Innere Haltung stärkt die Resilienz. Damit bestimmen wir maßgeblich unsere Zukunft, unseren Erfolg und unsere persönlichen Lebensumstände. Resilienz hilft uns, in Krisensituationen gelassener zu bleiben und flexibler auf Stress zu reagieren. Vieles wird dann auch nicht zwingend als belastend, sondern eher als Herausforderung wahrgenommen. Ich sehe in Resilienz eine Schlüsselqualifikation für ein gelungenes, zufriedenes Leben. Dazu sollte man ein hohes Maß an Reflexion mitbringen und ausreichend Sensibilität dafür, was einem selbst guttut.

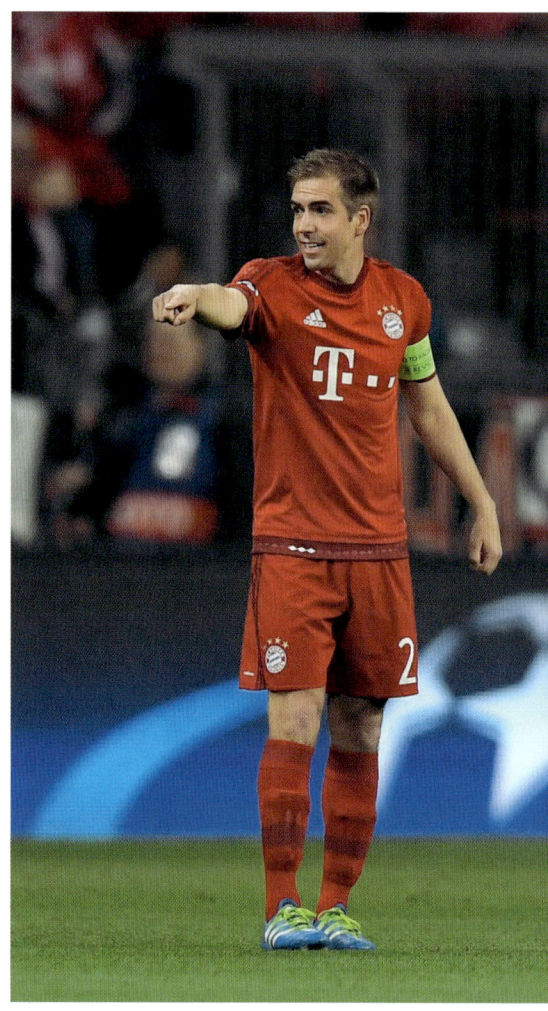

Resilienz – die innere Einstellung schulen

Unter Resilienz verstand man ursprünglich die Fähigkeit, mit schweren Schicksalsschlägen, zum Beispiel mit dem Aufwachsen in Armut oder mit einem Unfall, so umzugehen, dass die eigene Psyche keinen größeren Schaden nimmt. Inzwischen ist die Bedeutung des Begriffes allerdings etwas weniger drastisch. Heute gelten auch diejenigen als resilient, die sich vom Alltag nicht unterkriegen lassen und auch in Stresssituationen noch Leistung erbringen können. Resilienz ist die Widerstandskraft und die Fähigkeit, aus Rückschlägen nicht nur unbeschadet hervorzugehen, sondern aus ihnen zu lernen und das Wissen in zukünftigen Problemsituationen anzuwenden. Lange Zeit ging man davon aus, dass Resilienz angeboren sei, doch heute ist sich die Forschung darin einig, dass sie im Laufe des Lebens durch äußerliche Einflüsse, wie Familie oder Schule, entsteht. Der Umgang mit Stress und Misserfolgen kann tatsächlich trainiert werden, da es sich hier vor allem um das Ändern von Beurteilungsweisen handelt. Es gibt einige innere Einstellungen, die für die Resilienz essenziell sind und die ausgebaut werden können:

1. Optimistisch und produktiv denken. Durch einen realistischen, aber dennoch positiven Blick auf die Welt sind Rückschläge nur noch halb so schlimm.

2. Sich selbst und seine Umwelt auch mit Fehlern akzeptieren. Dadurch lernt man, sich selbst weniger Stress zu machen, falls etwas nicht so läuft wie erhofft.

3. Das Bewusstsein entwickeln, dass das eigene Handeln etwas ändern kann. Der Weg aus einer problematischen Situation führt meist nur über das eigene aktive Zutun, und dies setzt ein Wissen über das eigene Können voraus.

4. Lösungswege schaffen. Durch ein Analysieren der Umgebung wird eine Lösung gesucht. Man sollte sich aber nicht davor scheuen, eigene Herangehensweisen gegebenenfalls zu überdenken und anzupassen.

5. Beziehungen zu Mitmenschen stärken. Die Fähigkeit, sich in andere hineinzuversetzen und Empathie zu empfinden, ist essenziell, um zwischenmenschliche Kontakte zu pflegen. Diese stellen wiederum einen Schutzfaktor für die Psyche dar und durch sie lernt man auch, mit Konfrontationen umzugehen.

Und man sollte persönliche Einsichten auch umsetzen. Es hilft zum Beispiel wenig, wenn man ein inspirierendes Seminar zum Thema Resilienz besucht, ganz begeistert rausgeht und sich viel vornimmt, was anders laufen könnte, und hinterher nicht genügend Zeit aufbringt, um auch wirklich an ein paar Stellschrauben zu drehen, wenn einen weiterhin die Arbeit auffrisst und man erschöpft nach Hause kommt und tatsächlich das Sofa die Endstation aller Aktivitäten ist. Wenn man Glück hat, so wie ich, dann wächst man schon so auf, dass einem Selbstfürsorge, ein gutes Haushalten mit den eigenen Kräften, das Reflektieren über den eigenen Lebensstil vertraut sind, dass man sich auf diese Weise ganz natürlich Resilienz aufbaut. Man kann sich Resilienz aber auch durch einen achtsameren Umgang mit sich selbst antrainieren (siehe den Text zur Resilienz im Kasten auf der vorigen Seite). Wichtig ist vor allem, dass man immer flexibel bleibt und sich an die Herausforderungen des Alltags ganz natürlich anpasst.

In Balance leben

Ich bin nicht naiv und sage, dass man alles schaffen kann, was man sich vornimmt. Ich sehe nicht alles immer nur positiv und rosig. Wie alle Menschen mache ich mir Sorgen um verschiedenste Dinge und habe nicht gleich eine Lösung parat, wenn es ein Problem gibt. Jeder macht die Erfahrung: Es gibt Phasen, da ist man nicht glücklich. Das kommt zum Teil von Rahmenbedingungen, die wir nicht beeinflussen können, oder auch von anderen Personen, die wir nicht selber steuern können. Wichtig ist, dass man bei Stress oder Sorgen die Ruhe bewahrt und negative Faktoren nicht zusätzlich befördert. Resilienz ist keine Fähigkeit, die nur Manager brauchen, sondern jeder von uns, um kleine und auch große Krisen zu bestehen. Auf mich selbst bezogen, möchte ich einen guten Nährboden für meine Resilienz bereitstellen. Es ist mein Ziel, dass es mir rundum gut geht, dass Körper, Geist und Seele im Einklang sind, dass meine Eigenschaften gleichermaßen ausbalanciert sind und ich eine Balance von Spannung und Entspannung habe. Ich möchte in einem guten sozialen Umfeld von Familie, Freund*innen und Kolleg*innen aufgehoben sein und respektiert werden. Natürlich indem ich die anderen auch alle respektiere. Diese Rahmenbedingungen bilden sozusagen meine Basis, meinen Grundstock für ein selbstbestimmtes, gesundes Leben. Dadurch befördere ich meine Resilienz. Wichtig ist dabei auch, dass es beim Thema »Resilienz und gesunder Lebensstil« immer auch eine soziale, gesellschaftliche Perspektive gibt. Dazu forscht zum Beispiel Prof. Kohls, der uns auch für ein kleines Interview zur Verfügung stand.

RESILIENZ HAT AUCH EINE SOZIALE KOMPONENTE

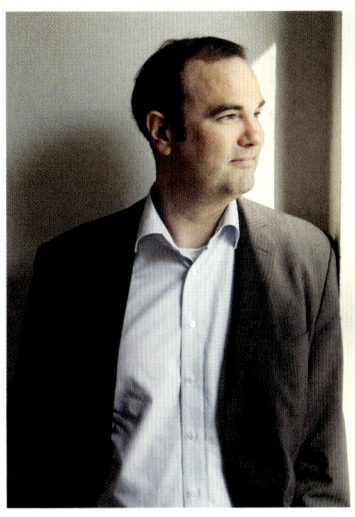

Prof. Dr. Niko Kohls, Medizinpsychologe an der Hochschule Coburg und Mitglied der Europäischen Akademie der Wissenschaften und Künste zu Salzburg sowie wissenschaftlicher Beirat der Gesellschaft für Prävention e. V., spricht sich für einen achtsamen, balancierten und reflektierten Umgang mit Herausforderungen aus. Deswegen fordert er vor dem Hintergrund der Coronakrise nicht nur präventive, sondern auch verstärkte gesundheitsförderliche Anstrengungen im Sinne der Entwicklung von Resilienz zu unternehmen. Wir haben nachgefragt.

Lieber Herr Kohls, Sie fordern mehr gesundheitsförderliche Interventionen für Krisenzeiten. Was meinen Sie mit Gesundheitsförderung genau?

Prof. Kohls: Das Feld der Gesundheitsförderung hat eine lange Tradition, aber eine kurze Geschichte. Denn im Jahr 1986 wurde die Etablierung von »Health Promotion« von der Weltgesundheitsorganisation (WHO) mit der sogenannten Ottawa-Charta eingefordert und in der Folge stetig weiterentwickelt. In Coburg kann man Gesundheitsförderung an unserer Hochschule seit 2005 studieren. Gesundheitsförderung wurde von der WHO als ein Entwicklungsprozess definiert, durch den allen Menschen ein höheres Maß an Selbstbestimmung über ihre Gesundheit ermöglicht und sie damit auch zur Stärkung ihrer Gesundheit befähigt werden sollen. Das soll sowohl den individuellen Menschen als auch die Gesellschaft befähigen, Gesundheit zu ermöglichen, herzustellen, zu schützen und vor allem auch zu fördern. Gesundheit wird dabei als ein Streben nach einem umfassenden körperlichen, seelischen und sozialen Wohlbefinden verstanden. Das schließt die Gesundheit in den jeweiligen Lebenswelten wie Familien, Schulen, Kitas, Arbeitsplatz oder Kommunen mit ein. Insofern ist Gesundheitsförderung nicht nur eine Wissenschaft, sondern auch eine handlungsorientierte, ethisch reflektierte Disziplin, die gesellschaftlich verankert werden sollte und mit deren Hilfe die Gesundheit sowie die diese bedingenden Lebensrealitäten der Menschen mitgestaltet werden sollten.

Das klingt recht umfassend. Was bedeutet das denn jetzt genau und wie kann das umgesetzt werden?

Prof. Kohls: Die Ansätze der Gesundheitsförderung sind im Grunde zweigeteilt. Man kann sich auf das Individuum und sein Erleben und Verhalten fokussieren oder aber an den strukturellen und gesellschaftlichen Verhältnissen ansetzen. Deswegen sprechen wir auch von Verhaltens- und Verhältnisprävention. Eine verhaltenspräventive Maßnahme ist beispielsweise ein individuelles Stressbewältigungs- oder Resilienzprogramm für Menschen, die hohen Belastungen ausgesetzt sind und wirksame Strategien für den Umgang mit ihren subjektiven Beanspruchungen erlernen wollen. Eine andere Möglichkeit besteht darin, erst mal die Rahmenbedingungen zu hinterfragen. Hier geht es zum Beispiel um Arbeits- und Erholungszeiten oder die Aufgabenfülle und Arbeitsverdichtung. Die WHO hat klargemacht, dass der Verhältnisprävention vor der Verhaltensprävention immer der Vorrang zu geben ist. Denn andernfalls besteht die Gefahr, dass ein gesellschaftliches Problem auf die Schultern des Individuums abgeladen wird, so nach dem Motto: »Jetzt stell dich nicht so an, lerne einfach, mit Stress und Belastung umzugehen, dann geht es dir besser und du sicherst auch Arbeitsplätze!« Aber natürlich ist es schwieriger, die Verhältnisse zu verändern. Also setzen viele Organisationen beispielsweise im Rahmen des betrieblichen Gesundheitsmanagements zuerst auf Verhaltensprävention, wodurch sie nicht selten durch strukturelle Rahmenbedingungen begründete Belastungen auf den Schultern ihrer Mitarbeitenden abladen. Das ist dann manchmal schon eine Gratwanderung!

Und was macht man dann in so einem Fall?

Prof. Kohls: Zunächst versucht man, mit den Verantwortlichen zu sprechen und sie davon zu überzeugen, erst mal eine Bedarfsanalyse zu machen. Wenn sich die Organisationen darauf einlassen und ihre Mitarbeitenden – im besten Fall anonym – befragen, erfahren sie schnell die eigentlichen Gründe für Belastung, Unzufriedenheit und schlechte Arbeitsatmosphäre. Gesundheitsförderung besteht ja im besten Fall in Programmen und Maßnahmen, die in einem partizipativen, kollegialen Diskurs auf Augenhöhe unter Einbeziehung von Expertenmeinungen entwickelt werden. Man fragt die Menschen, was sie brauchen, weil sie ja Experten ihrer selbst sind, und reflektiert dies dann professionell, um gezielt geeignete Maßnahmen zu entwickeln oder bereits entwickelte Maßnahmen zu implementieren. Insofern ist sowohl die Unterstützung gesundheitsbezogener Gemeinschaftsaktionen als auch die Entwicklung persönlicher Kompetenzen im Sinne von Partizipation und Empowerment wichtig. Das ist Gesundheitsförderung im Sinne der Salutogenese. Salutogenese ist ein Kunstwort, das sich aus den lateinischen Begriffen für Gesundheit, *salus,* und Entstehung, *genesis,* zusammensetzt. Es geht hier um die Frage, wie Gesundheit gerade auch unter schwierigen Bedingungen entstehen kann. Geprägt wurde es von dem israelischen

Medizinpsychologen Aaron Antonovsky, der in den 1960er-Jahren in Israel anfing, Lebensqualität und Wohlbefinden zu erforschen. Dabei befragte Antonovsky auch Frauen, die den Holocaust überlebt hatten. Der Forscher fand, dass einige dieser Frauen bemerkenswert konstruktiv mit ihrem Schicksal umgingen und auch in dem Ringen um den Umgang damit eine neue Form der Bedeutsamkeit und Sinnhaftigkeit in ihrem Leben erfahren konnten. Deswegen sahen sich viele der Überlebenden moralisch verpflichtet, den jüngeren Generationen von ihren Erlebnissen zu berichten, um künftig derartige Menschheitsverbrechen zu verhindern. Man kann darin die Anfänge der Resilienzforschung sehen, die dann über die Humanistische Psychologie auch zur Entwicklung der Positiven Psychologie führte. Unter Positiver Psychologie versteht man im Gegensatz zur klinischen Psychologie vor allem die Auseinandersetzung mit den positiven Aspekten des Menschseins und den damit verbundenen Wachstums- und Entwicklungsprozessen. Positive Psychologie hat das Ziel, »Flourishing« zu erreichen, also positive menschliche Qualitäten, Eigenschaften und Kompetenzen zum Erblühen zu bringen im Sinne von positiver Potenzialentfaltung. Das hat nicht nur viel mit Resilienz, sondern auch mit Achtsamkeit und Spiritualität zu tun.

Inwiefern sind denn Achtsamkeit und Spiritualität wichtig für die Ausbildung von Resilienz?

Prof. Kohls: Der Begriff »Resilienz« leitet sich von dem lateinischen Verb *resiliere* ab, was in der direkten Übersetzung für »abprallen« oder auch »nicht anhaften« steht. Insofern verwundert es kaum, dass unter Resilienz die Fähigkeit von Menschen verstanden wird, widrige Lebensbedingungen und Schwierigkeiten ohne anhaltende psychische oder körperliche Beeinträchtigungen zu meistern. Dabei muss man bereit sein, sich auf die Herausforderungen und Probleme zu fokussieren, die man selbst verändern kann oder an deren Aufhebung man gemeinsam mit anderen Menschen arbeiten kann. Im Gegensatz dazu muss man lernen, Dinge zu akzeptieren, die man nicht verändern kann. Bekanntlich fällt gerade das vielen Menschen schwer. Genau das kann man aber durch Achtsamkeit und Spiritualität erreichen. Denn Achtsamkeit kann man als die Fähigkeit auffassen, den gegenwärtigen Moment so wahrzunehmen, wie er eben ist, ohne ihn dabei sofort zu bewerten. Spiritualität ist eine Haltung dem Leben gegenüber, die sichtbar über die individuellen Bedürfnisse, Wünsche und Nöte hinauszeigt und so auf eine größere Dimension von Einheit und Verbundenheit ausgerichtet ist. Sowohl Achtsamkeit und Spiritualität sind somit nicht nur für Gesundheit und Wohlbefinden relevant, sondern auch für den Umgang mit sich selbst, anderen Menschen, dem Planeten und, wenn man so will, auch mit der Existenz als solcher.

Mehr Informationen zum Thema: Prof. Dr. Niko Kohls: Mehr Lebensfreude durch Achtsamkeit und Resilienz. Südwest Verlag 2022.

Ein gesundes MINDSET ENTWICKELN

Spiele werden im Kopf gewonnen. Das hört man ja immer mal wieder, wenn von einem wichtigen Turnierspiel die Rede ist. Am Ende sind es natürlich viel mehr Faktoren, die zu Sieg oder Niederlage führen – die Tagesform, das Wetter, das Ambiente bei Heimspielen oder Auswärtsspielen oder manchmal hat man einfach Pech oder Glück. Aber es stimmt schon – Fußballprofis, die nicht zielgerichtet denken, nicht fokussiert sind, werden zumindest langfristig keinen Erfolg haben. Sich zu fokussieren, ist eine Schlüsselqualifikation für jegliche Aufgabe, die sich einem im Alltag stellt.

Positives Denken und Motivieren

Positive Psychologie, die in vielen Ratgebern und Zeitschriften immer wieder aufgegriffen wird, hat sich als Trendthema ein bisschen abgenutzt. Zum Teil durchaus zu Recht, zumindest wenn sie auf ein bloßes Glücksversprechen verkürzt wird. Skeptiker haben schon immer gesagt: »Das ist doch unrealistisch! Wie soll ich positiv denken, wenn die Umstände schlecht sind?« Das kann ich nachvollziehen. Aber Positive Psychologie tritt ja auch nicht mit der simplen Botschaft an: Setzen Sie eine rosa Brille auf, sagen Sie laut »Tschakka!«, und schon sieht die Welt ganz anders aus. Das wäre tatsächlich unrealistisch. Es geht in der Positiven Psychologie nicht darum, irgendwelche schlechten Entwicklungen oder Zeiterscheinungen zu leugnen. Es geht aber schon darum, wie wir mit ihnen umgehen.

Tatsächlich ist es heute so, wenn wir zum Beispiel die Nachrichten im Fernsehen sehen, dass unser Kopf und unsere Sinne mit schlechten Meldungen geflutet werden. Wir interessieren uns für diese Nachrichten, weil wir genau die gezeigten Gefahren oder schlimmen Lebenssituationen nicht erleben wollen. Mit dieser Vermeidungsstrategie ist leider verbunden, dass wir uns vor allem mit schlechten Botschaften auseinandersetzen, um zu versuchen, unseren Sicherheitsbereich klar zu definieren. Dabei geraten gute Nachrichten und angenehme Emotionen schnell ins Hintertreffen. Die positiven Aspekte des Lebens sind aber extrem wichtig, weil sie uns motivieren und antreiben. Es hilft auch nicht wirklich, unser Potenzial aus einer negativen Haltung heraus verbessern zu wollen. Wenn wir ständig mit uns, unseren Leistungen, unserem Körper kritisch ins Gericht gehen, demotiviert uns das. Wir sollten auch sagen können: »Was schätze ich an mir, was mache ich gut, wo habe ich noch Potenzial, woran habe ich Freude und was möchte ich Neues kennenlernen?« Aus der modernen Hirnforschung ist bekannt, dass durch die Fokussierung unserer Aufmerksamkeit und unseres Geistes auf die positiven Aspekte unseres Lebens im Gehirn die Netzwerke aktiviert werden, die uns selbst ein positives Erleben ermöglichen.

Noch eine Bemerkung zu der sogenannten Voraktivierung des Gehirns: Diese geht darauf zurück, dass das Gehirn durch einen »voraktivierten« Zustand eine Fokussierung auf etwas Bestimmtes herstellt, und somit ist alles, was man dann sieht, erlebt, wahrnimmt, automatisch so, dass man an diesem voraktivierten Zustand andockt. Das Resultat ist, dass man dann nicht das sieht, was ist, sondern im Grunde nur das, was man sehen möchte. Dies ist eine Ursache, warum wir unser Gehirn nicht optimal nutzen können. Wir machen uns selber so viel Druck oder rennen mit Vorstellungen und Glaubensmustern herum, die einfach nicht optimal sind und die wir dennoch oft beharrlich verfolgen.

Der eigene Antrieb

Ich brauche Personen, Dinge, Umstände, Ziele, die mich motivieren, und ich persönlich möchte auch andere dazu motivieren, ihre Ziele mit Begeisterung zu verfolgen. Ich weiß, dass Bestleistungen nur dann erbracht werden, wenn Freude und Zufriedenheit im Vordergrund stehen. Angst und Stress sind kontraproduktiv. Wenn ich dann in Zeitungsartikeln lese, dass laut aktuellen Studien nur etwa ein Drittel der Menschen engagiert bei der Arbeit ist, dann erschreckt mich das. Klar, jeder Job ist anders, aber häufig spreche ich in Führungskräfteseminaren über Mitarbeitermotivation und muss feststellen, dass diese oft unterschätzt wird. Geld ist definitiv nicht das einzige Antriebsmittel im Job. Zur Zufriedenheit am Arbeitsplatz gehören verschiedenste Elemente. Motivation von außen, die sogenannte extrinsische Motivation – Belohnung, Geld, Druck –, alleine reicht nicht. Langfristig geht es vor allem um den eigenen Antrieb, die intrinsische Motivation, es geht darum, Begeisterung in sich zu wecken, damit man Aufgaben gerne erledigt, weil man sie für sinnvoll erachtet.

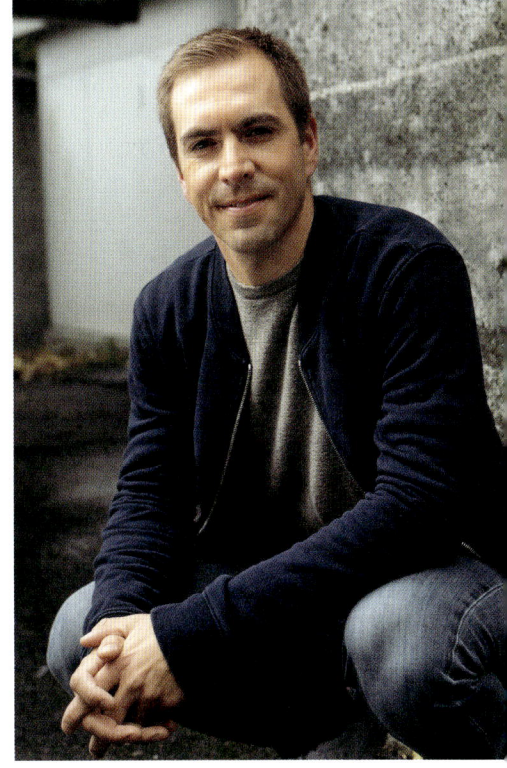

Ziele setzen –
STEP BY STEP

Als Fußballer war mir klar: Wenn ich mir ein Ziel setze und mich auf dem Weg dahin permanent quälen muss, dann werde ich das Ziel nicht erreichen. Auch der Weg zum Ziel soll Spaß machen. Mit dieser (Spiel-)Freude wurde ich erfolgreich und konnte meine Ziele erreichen. Der Weg dorthin musste auch nicht zwingend nur über knallhartes Training führen – ich habe immer wieder auch nur zum Spaß mit Freunden Fußball gespielt. Das kann gelegentlich mehr bringen als zähes Ausdauertraining. Hier muss jeder seinen eigenen Weg finden, aber der Spaß sollte immer im Vordergrund stehen, sonst verbindet man den Weg zu den jeweiligen Zielen mit negativen Gefühlen. Ebenfalls wichtig ist es, Teilziele, die man erreicht hat, erst einmal zu genießen und nicht sofort weiterzuhecheln. Es ist ganz entscheidend, in diesem Flow zu bleiben. Man muss in der Lage sein, sagen zu können: Das habe ich jetzt erreicht, das genieße ich jetzt erst mal, und anschließend gehe ich den nächsten Schritt.

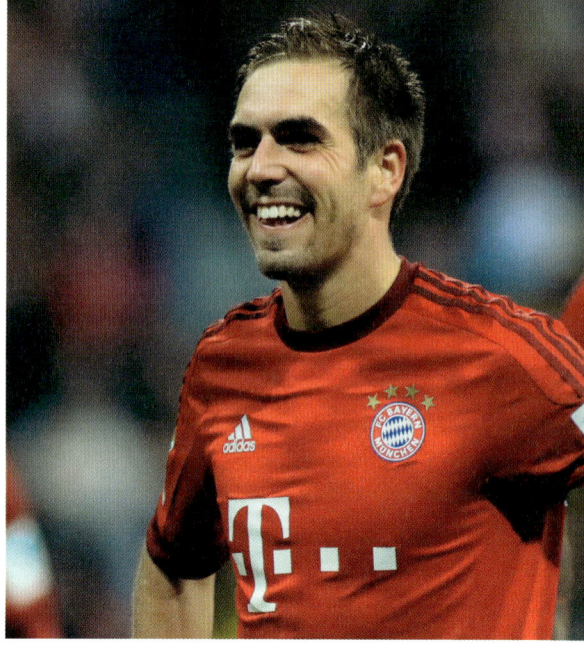

Ich wollte schon immer wissen, wohin meine Reise geht und wie ich mein Reiseziel erreichen kann. Als Fußballer ist das ja zumindest mit Blick auf einzelne Spiele einfach: Ich will nach 90 Minuten als Sieger vom Platz gehen. Bei einem Turnier möchte ich am Ende den Pokal in Händen halten. Wichtig ist vor allem, wie man den Weg zu einem selbst gesetzten Ziel gestaltet. Nichts ist frustrierender, als an (zu) hohen Ansprüchen zu scheitern. Erfahrungsgemäß sind viele Spitzensportler oft nicht in der Lage, langfristige Ziele zu fokussieren, sondern sie gehen nach der Methode Step by Step vor. Empfehlenswert ist es immer, ein Ziel, das man langfristig erreichen will, in Teilziele zu untergliedern. Ist ein Level geschafft, dann geht es weiter zum nächsten. Und so weiter. Auf diese Weise überfordert man sich nicht und kann die Teilerfolge feiern, sich belohnen und sich für die weitere Reise wieder neu motivieren.

Heutzutage fällt auf, dass schon 14-, 15-Jährige davon sprechen, dass sie Profifußballer werden wollen. Ich habe dieses Ziel nie so ausgesprochen. Ich habe gewusst, dass es die Möglichkeit gibt, aber ich habe von Jahr zu Jahr ein Zwischenziel für mich abgehakt und mir gesagt: »Wenn ich in der A-Jugend bin, habe ich das im Blick, und dann kommt man langsam da oben an.« Und auch als ich die ersten Spiele bei den Profis gemacht habe, bei Bayern und bei Stuttgart, galt für mich erst einmal: Jetzt muss ich mich etablieren, und vom etablierten Spieler kann ich dann zum Führungsspieler aufsteigen. Ich habe immer erst den einen Punkt abgehakt, bevor ich überhaupt an den nächsten gedacht habe. Ich war so realistisch in meiner Einschätzung, zu sagen: »So muss ich erst einmal performen, damit ich dann überhaupt in die Situation komme, um zum Beispiel Mannschaftskapitän zu werden.«

Keine Motivationsprobleme

Das Fokussieren auf Ziele ist eine der wichtigsten mentalen Strategien. Wenn du für ein Ziel brennst, hast du keine Motivationsprobleme. Genau das kannst du feststellen, wenn du dein Ziel beziehungsweise deine Ziele gefunden hast. Wer sich fokussiert, widmet sich seinem Ziel mit aller Kraft, Energie und Leidenschaft, um es am Ende zu erreichen. Es genügt nicht, mit ein paar Konzentrationsübungen die kognitiven Fähigkeiten zu trainieren und zu stärken. Fokussierung ist vielmehr die zielgerichtete und willentliche Ausrichtung auf ein bestimmtes Ziel. Fokussierte Menschen sind nicht nur enorm ausdauernd und hartnäckig, sie lassen sich auch kaum ablenken oder von anderen entmutigen. Fokussiert zu sein bedeutet natürlich nicht, nur noch mit Scheuklappen durchs Leben zu rennen und alles zu ignorieren oder beiseitezuschieben, was sich einem in den Weg stellt. Das wäre nicht klug, schließlich verläuft das Leben selten nach Plan. Improvisation und Anpassungsfähigkeit sind ebenso wichtige Schlüssel zum Erfolg. Manche Menschen, die ihr Ziel nicht erreichen, reagieren darauf, indem sie das Ziel minimieren. Andere hingegen beharren auf ihrem Ziel, verändern aber ihre Strategie, um das Ziel doch noch zu erreichen. Gewinnertypen variieren ihre Strategie so lange, bis sie ihr gewünschtes Ziel erreicht haben.

Positive Bilder und das Unterbewusste

Wichtig ist auch zu beachten, dass eine Hin-zu-Motivation immer erfolgreicher ist als eine Weg-von-Motivation. Wenn man sagt: »Ich will, dass mir etwas nicht mehr wehtut«, oder: »Ich will, dass ich nicht mehr so unfit bin«, dann ist es immer besser, positive Bilder aufzubauen: »Was will ich eigentlich? Wo will ich hin? Wie definiere ich meinen Zielzustand?« Im Profifußball sind es natürlich die sportlichen Erfolge, die Turniersiege oder Pokalgewinne, die man gut als Ziele formulieren kann. Aber vom Prinzip her gilt für jegliches Ziel, dass es besser ist, mit positiven Bildern zu arbeiten. Es lohnt sich immer, Energie in positive Aspekte zu investieren und positive Zielsetzungen zu formulieren, anstatt vor negativen Bildern zu fliehen. Das gilt auch bei Rückschlägen, etwa bei Verletzungen, um beim Fußball zu bleiben. Die Rolle des Unbewussten und der dort gespeicherten inneren Bilder, die ich von mir selbst habe und die ich bewusst beeinflussen und »machen« oder neu gestalten und umgestalten kann, sind wichtige und wirksame Mittel, um das Erreichen (m)eines Ziels voranzutreiben. Die Bedeutung und Einflussnahme von Bewusstsein und Unterbewusstsein wird deutlich, wenn man sich einen Eisberg vorstellt – ein Bild, das sich gut auf das Bewusstsein übertragen lässt: Der Großteil bleibt unterhalb der Meeresoberfläche verborgen, während der sichtbare Bereich deutlich weniger Platz einnimmt.

Wolfgang Sommerfeld: »Im Unterbewussten steckt ein unheimlich großes Potenzial, das sich nicht nur auf die eigene Person bezieht, sondern auch überpersönliche und kollektive Bereiche betrifft. Je öfter Sie bestimmte Gedanken bewusst denken, desto mehr werden daraus Überzeugungen und Glaubensmuster, die wiederum Ihre Entscheidungen maßgeblich beeinflussen. Denken Sie daher bewusst und kontrollieren Sie Ihre Gedankeninhalte. Betreiben Sie Gedankenhygiene! Die Ursachen für Ihr Verhalten liegen nicht in anderen äußeren Umständen, sondern in Ihrem Unterbewusstsein. Hier gilt es den Hebel anzusetzen, wenn Sie Veränderungen anstreben. Passen Sie deshalb auf, was Sie in Zukunft denken!«

Das richtige Narrativ

Natürlich war es mein großes Ziel, einmal Weltmeister zu werden. Das ist ein Traum. Egal, wie diszipliniert ich gearbeitet habe, ich wusste, wie schwierig es letzten Endes ist, Weltmeister zu werden. Das hängt von Zufällen ab, von Glück. Aber auch der Glaube spielt da eine Rolle. Man muss sich als Gruppe diesen Glauben erarbeiten, sodass alle denken, es könnte klappen. Diese gemeinsame Überzeugung gibt einer Mannschaft diese Aura, aufgrund der auch andere es ihnen wiederum zutrauen. Wenn ich zurückblicke, lag es damals genau daran, dass unser Ziel, Weltmeister zu werden, Realität werden konnte: das Auftreten der Mannschaft vom ersten Spiel an gegen Portugal, dieses 4 : 0. Da hat jeder gesehen: »Wow, die Deutschen!« Und viele unserer Spieler hatten schon internationales Renommee: Neuer, Boateng, Schweinsteiger, Müller, Klose. Und wenn dann die Mannschaft so auftritt, dann entsteht da etwas Zusätzliches. Das spürt so eine Mannschaft. Um dieses Ziel zu erreichen, habe ich kontinuierlich mit dieser Mannschaft gearbeitet. Und dann wird dieser Traum greifbar und man glaubt daran. Das hat etwas mit dem Auftreten zu tun. Dann schreckt einen so ein 2 : 1 gegen Algerien nicht, auch wenn wir sonst gezittert hätten. Und man sieht es einer solch starken Mannschaft an. Genau das hat den Erfolg gebracht, neben der individuellen Qualität, dieses Narrativ und dieses Auftreten und diese Persönlichkeiten, die diese Mannschaft repräsentieren. Ich weiß noch, wie ich bei der Weltmeisterschaft vor dem Halbfinale gesagt habe: »Wir werden Weltmeister.« Und es klang in dem Moment realistisch in meinen Ohren.

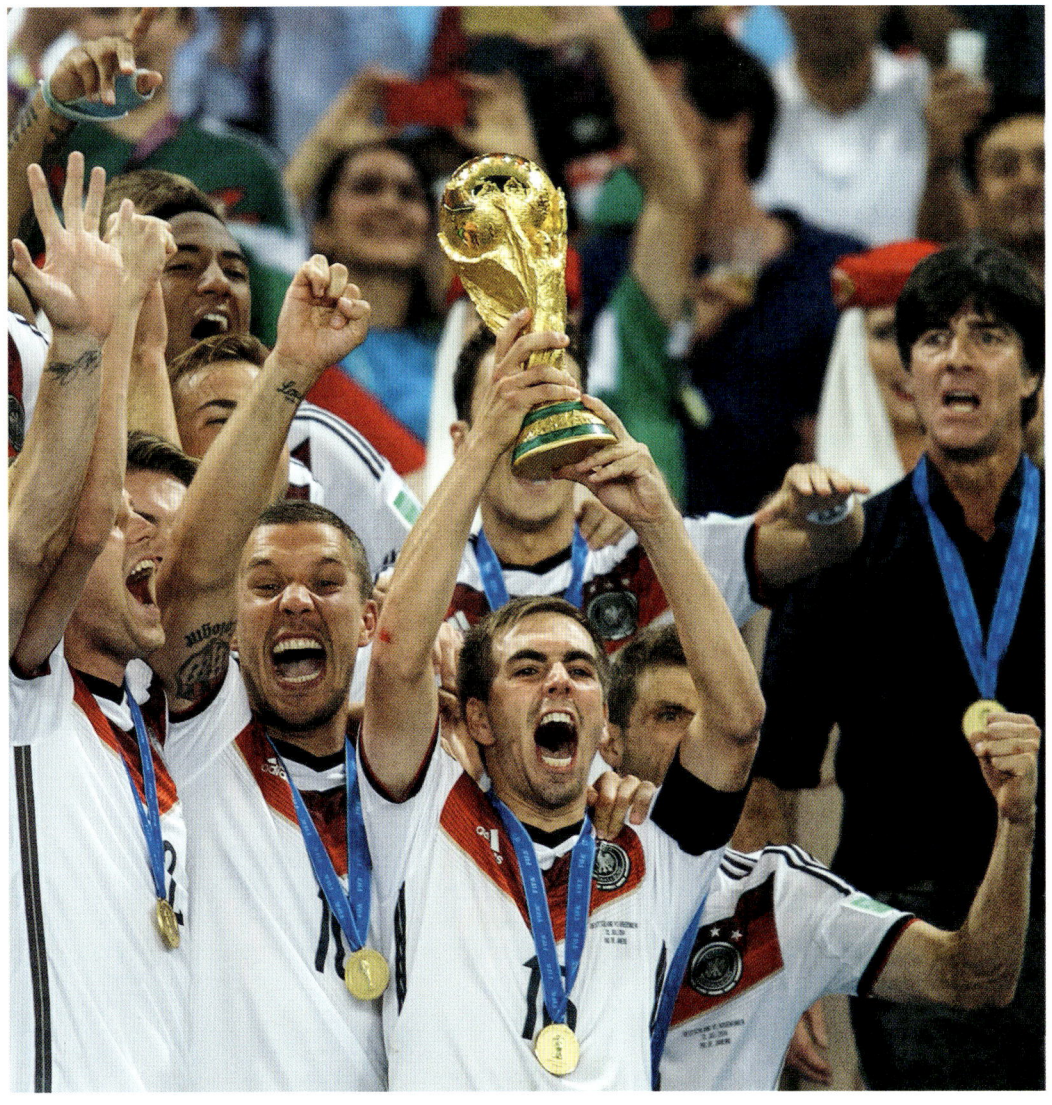

Alles im Fluss
IN EINEN FLOW-ZUSTAND KOMMEN

Im Sport habe ich einen Begriff kennengelernt, der den Zustand beschreibt, wenn Dinge wie von selbst geschehen: Dann ist man im Flow. Natürlich geschieht nichts von selbst, aber die ganzen Rahmenbedingungen, mein Mindset, meine körperliche Verfassung, meine Emotionen harmonieren dann gemeinsam so, dass es wie von selbst fließt. Das ist ein Zustand, der zum Beispiel im Spitzensport als Grundlage für außergewöhnliche Leistungen anvisiert wird. Hier geht es darum, aktiv in einen angenehmen Zustand zu geraten, der ein positives Erleben der Umwelt und von sich selbst schafft, der weder von Unterforderung geprägt ist noch von Überforderung. In diesem Flow-Kanal wird es möglich, mit einem hohen Konzentrationslevel auch große Ziele zu erreichen.

Flow-Zustand

Das Flow-Konzept nach Prof. Mihály Csíkszentmihályi beschreibt die Herausforderung zwischen Anforderungen und Fähigkeiten und zeigt, dass nicht nur eine Überforderung eines Menschen einen schlechten Zustand generieren und zum Burn-out führen kann, sondern dass auch die Unterforderung eines Menschen zum sogenannten Bore-out führen kann. Csíkszentmihályi gilt neben Martin Seligman und Christopher Peterson als einer der Gründerväter der Positiven Psychologie. Beim Flow-Erleben handelt es sich um einen Zustand und ein Gefühl des Menschen, bei dem er völlig in einer Tätigkeit aufgeht, die herausfordernd ist und trotzdem optimal gelingt. Csíkszentmihályi wollte erforschen, was Menschen bewegt, warum sie Zeit und Energie für Tätigkeiten aufwenden, die sie als befriedigend empfinden, aber für die sie weder Geld noch Anerkennung erhalten. Statt erst eine Theorie zu entwickeln und diese anschließend zu überprüfen, ging er von schon erfolgten Flow-Erfahrungen aus. Aus strukturierten Interviews entwickelte er dann Fragebögen, die eine weitere Forschung ermöglichten. Also ist das keine bloße Theorie, sondern ein erfahrungsbasiertes Verfahren.

DAS FLOW-KONZEPT

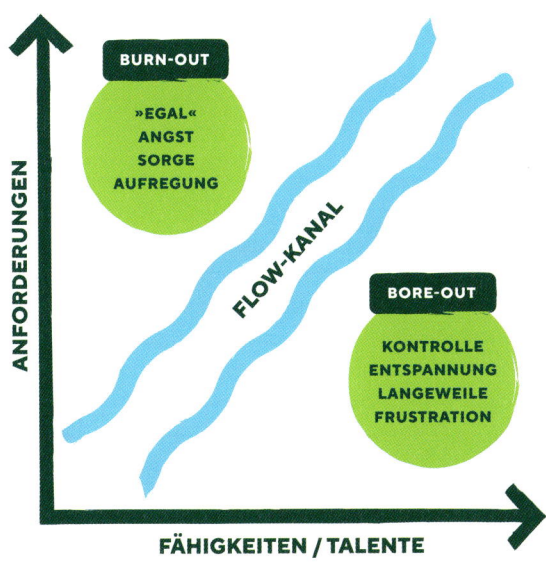

Flow-Erlebnis:
- Enthemmtheit
- fehlendes Zeitgefühl
- hohe Konzentration
- Spannungsgefühl

Voraussetzungen:
- klare Zielsetzung
- kontinuierliche Rückmeldung
- Anforderung mit eigenen Fähigkeiten bewältigbar
- Gefühl, selbst über Erfolg zu entscheiden
- hoch konzentriert sein

Das Flow-Konzept nach Mihály Czíkszentmihályi

Den Spielraum nutzen

Natürlich ist man vor allem in besonderen Situationen im Flow, wenn es wirklich darauf ankommt, wenn man etwa eine wichtige Präsentation über Ergebnisse halten muss, die man in sehr detailreicher Arbeit über Monate hin erstellt hat, bei einem Projekt, in das man sich so richtig reingekniet hat und für das man nun die Begeisterung bei den Zuhörer*innen wecken will. Das Flow-Prinzip ist also keineswegs nur für die kleine Blase der Spitzensportler interessant, sondern für wirklich jede und jeden. Auch im ganz normalen Alltag spielt dieser Wohlfühlkorridor eine wichtige Rolle. Man will sich in einem Rahmen bewegen, in dem man sich wohlfühlt. Langeweile darf mal vorkommen, aber nicht überhandnehmen, ein bisschen Stress kurbelt den Kreislauf an, aber zu viel Stress führt zu Frust und kann krank machen. Innerhalb eines geeigneten Korridors agil bleiben, das wäre meine Empfehlung. Wie es mir dabei geht, wie ich mich selbst erlebe, hat auch sehr viel mit meiner inneren Grundeinstellung zu tun. Ich muss persönlichen Einsatz zeigen, um an den Rahmenbedingungen für diesen Flow-Zustand mitwirken zu können.

Grundeinstellung:
DIE LEISTUNG FOLGT IMMER
DER INNEREN EINSTELLUNG

Ich war in meiner Karriere lange Mannschaftskapitän, da übernimmt man eine Vorbildrolle, was die innere Einstellung – die Haltung – betrifft. Haltung zu zeigen ist ein entscheidender Faktor im Leben. Mit Blick auf andere, aber vor allem auch für uns selbst. Die innere Haltung bestimmt darüber, was wir denken, wie wir uns fühlen und wie wir handeln. Wenn ich jetzt nach einem verlorenen Finale, wie damals beim »Finale dahoam« (2012) in München, den Kopf in den Sand stecke und mir denke: »Oh Gott, wie konnte das nur passieren? Wie soll das jetzt weitergehen?«, dann werde ich bei den nächsten Spielen gehemmt sein und Fehler machen. Klar, man kann lange analysieren, woran es denn lag. Vielleicht lag es sogar daran, dass wir zu viel wollten, nicht fokussiert genug waren oder was auch immer. Viel wichtiger

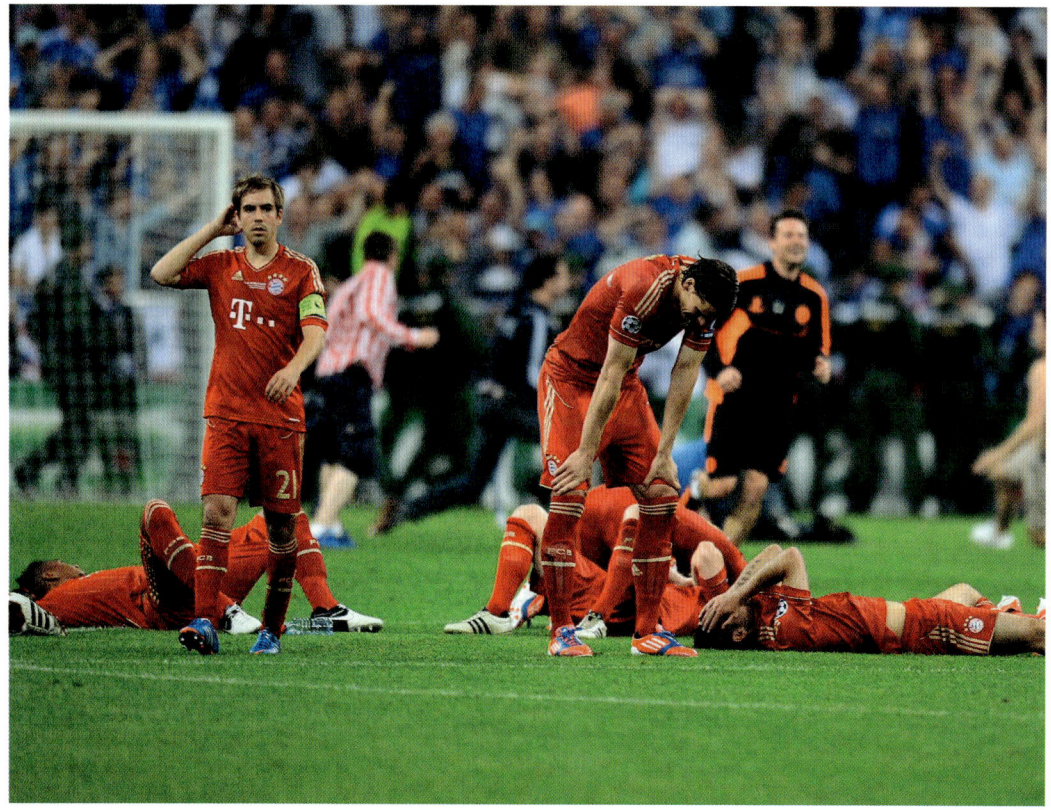

ist jedoch, wie man damit umgeht, wenn es passiert ist. Dass man zum Beispiel auch akzeptiert, dass man eben nicht immer 100 Prozent Leistung geben und einfach auch mal einen schlechten Tag haben kann. Wichtig ist vor allem, wieder aufzustehen und sich zu sagen: »Das nächste Mal klappt es wieder besser.« Das Prinzip lautet: immer versuchen, aus den Umständen das Beste zu machen.

Jetzt erst recht!

Als wir als Bayern das »Finale dahoam« verloren haben und die Mannschaft am Boden war und es in allen Zeitungen geheißen hat: »Eine gute Generation von Fußballern, aber bisher hat sie nie was erreicht«, standen wir an einem kritischen Punkt, was unsere Karriere anging. Für viele in dieser Mannschaft war diese Niederlage der Ansporn, zu sagen: »Jetzt erst recht!«, und dementsprechend aktiv zu werden. Und dann haben wir das Triple gewonnen und einige von uns sogar die Weltmeisterschaft. Ich war in beiden Mannschaften der Kapitän. Manche Bayern-Spieler waren lange frustriert über das Elfmeterschießen im Champions-League-Finale. Ich habe das schnell abgehakt. Ich bin jemand, der relativ zügig einfach weitermacht. Ja, das war schon tragisch, aber es war geschehen, vorbei und ich hatte damit abgeschlossen. Und danach haben wir das Triple gewonnen, was ich vor allem unserem guten Teamgeist zuschreibe. Über den hat Thomas Müller einmal gesagt: »Wir streiten uns darüber, wer den Fehler des andern ausbügeln darf.« Diese Haltung ist mit Blick auf ein Team eine tolle Sache. Wenn alle so denken, dann hat man gute Karten (mehr zum Thema Teamgeist siehe auch ab Seite 80).

Natürlich habe ich mir positive Bilder gemacht, wenn ich etwas Besonderes erreichen wollte, einen Titel zu holen oder sogar die Weltmeisterschaft 2014 zu gewinnen. Aber ich habe mir auch positive Bilder gemacht, als ich wegen einem Kreuzbandriss pausieren musste. Ich habe mir für kleine und große Ziele Bilder gesucht, die mich auf dem Weg dorthin mit einer positiven Grundstimmung begleitet haben. Auch heute noch, wenn ich mich um die Familie kümmere oder geschäftliche Dinge erledigen muss, habe ich bestimmte Bilder im Kopf, oder ich stelle mir das Gefühl der Zufriedenheit vor, wenn ich erreicht habe, was ich mir vorgenommen habe. Dabei hilft mir auch mein innerer Kompass – meine Haltung –, wenn es darum geht zu erkennen, was richtig und was falsch ist. Schon als Fußballer habe ich immer versucht, das Wesentliche zu durchdringen, dass ich das Spiel und das Außenherum komplett verstehe. Mit »Verstehen« meine ich gar nicht so sehr etwas Intellektuelles oder dass ich jetzt besonders klug wäre, sondern dass ich weiß, wie ich mein ganzes Verhalten der jeweiligen Situation anpasse. Ich nehme möglichst viel Informationen auf, orientiere mich daran und wähle dann beziehungsweise kann wählen und entscheiden.

Die innere Haltung
KOMMUNIZIEREN

Die innere Haltung ist wichtig, um selbstständig entscheiden zu können. Sie ist aber auch wichtig, um andere vom eigenen Standpunkt, von der eigenen Begeisterung zu überzeugen. Dafür reichen Worte allein bei Weitem nicht aus. Nicht die nackten Fakten zählen, sondern es geht vornehmlich darum, wie sie präsentiert werden. Es geht um Körpersprache, Mimik, Gestik und vor allem um die richtige Art der Kommunikation. Vor allem die Körperhaltung hat entscheidende Wirkung in der Kommunikation mit anderen Menschen. Das Wie ist wichtiger als das Was. Das bedeutet übrigens nicht, dass Extrovertierte automatisch im Vorteil sind, denn der ganze Auftritt muss aus meiner Sicht authentisch sein. Da darf man sich nicht verstellen. Die Lautesten sind auch nicht immer diejenigen, die am besten überzeugen.

ZUSTAND

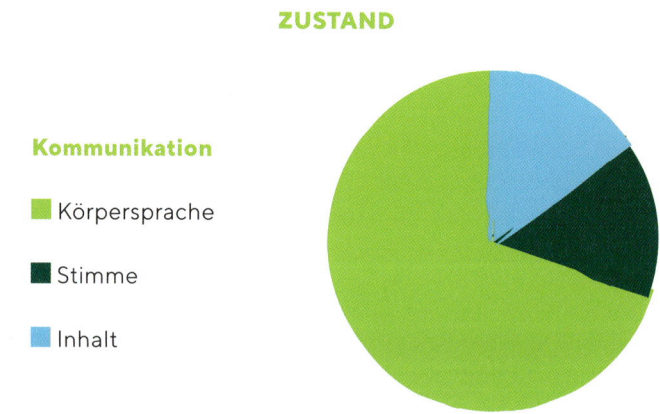

Kommunikation

- ■ Körpersprache
- ■ Stimme
- ■ Inhalt

Die Körpersprache macht den weitaus größten Anteil unserer Kommunikation aus, deutlich mehr als der Klang unserer Stimme und Inhalt des Gesprochenen zusammen.

Auswirkungen auf das Umfeld

Wie wir auftreten, hat Auswirkungen auf andere. Wir können andere motivieren, und andere motivieren uns. Wir können positive Kreisläufe anregen. Hier gibt es kein Musterrezept, denn wir funktionieren nicht linear-kausal, sondern stehen immer im Austausch mit anderen, sodass sich Aktion und

Reaktion in Wechselwirkung gegenseitig beeinflussen. Manchmal wissen wir gar nicht, warum bestimmte Dinge passieren. Ein einfaches Beispiel für einen Kausalzusammenhang: Wenn ich auf einen Lichtschalter drücke, setze ich ein linear-kausales System in Gang. Ich drücke auf den Lichtschalter, und das Licht geht an. Wenn ich auf den Lichtschalter drücke und das Licht geht nicht an, liegt ein Fehler in diesem linear-kausalen System vor, den ich suchen muss und beheben kann. In einem komplexen System und auf Menschen bezogen sind Vorhersagen eigentlich gar nicht möglich. Wie jemand reagiert, kann ich nicht planen. Jede und jeder reagiert anders. Was aber immer gilt: Wenn ich mich verändere, hat das eine Auswirkung auf mein Umfeld, was wiederum eine Rückwirkung auf mich hat. Und im Idealfall kann ich durch mein eigenes Verhalten positive Kreisläufe anregen, Energie erzeugen, ohne dass ich permanent Energie reinstecken muss. Wenn ich Glück habe, kommt von anderen sogar mehr positive Energie zurück, als ich hineinstecke.

Persönliche Anker

Die Bedeutung der Unterstützung eines guten Zustands, der eigenen Haltung durch einen persönlichen Anker, lässt sich gar nicht überschätzen. Im Sport fällt mir da die sogenannte Becker-Faust ein. Für den Tennisspieler Boris Becker symbolisierte das seinen inneren Zustand: »Mir geht's gut, ich bin super drauf!« Das war seine Botschaft. Man kann sich selbst so einen Anker suchen, der kann auch ganz subtil ausfallen, etwa wenn man sich durch Klopfen auf den Oberschenkel das Gefühl vergegenwärtigt, dass man gut drauf ist, dass man in Topform ist. Diesen körperlichen Anker muss man sich aber erarbeiten, damit er langfristig wirkt. Immer wenn man sich gut fühlt oder ein sehr schönes, erfolgreiches Erlebnis hat, muss man diesen körperlichen Anker aktivieren. Dies führt mittel- und langfristig dazu, dass man ihn ganz bewusst in einem Moment einsetzen kann, nämlich immer dann, wenn man sich bewusst in eine positive Stimmung versetzen will.

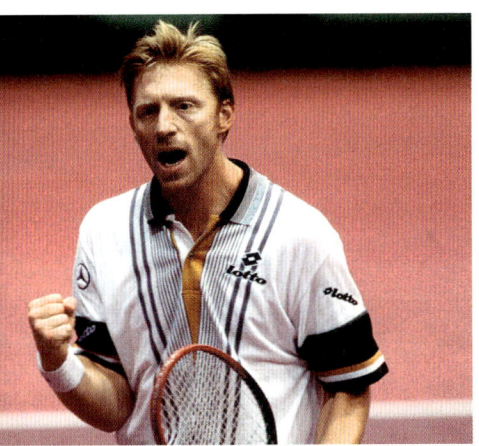

Ich selbst hatte so einen Tick mit meinen Fußballschuhen. Trainingseinheiten führte ich mit Noppen-Fußballschuhen durch. Beim Spiel kam dann die Stollenvariante zum Einsatz. Immer wenn ich diese Schuhe anzog, wusste ich: »Wow, jetzt geht's los! Jetzt geht's um dieses Spiel, und darauf freue ich mich!« Diese Schuhe waren für mich der persönliche Anker, um in den Flow, in diesen guten Zustand zu kommen (mehr zum Flow-Zustand auf den Seiten 58 und 59). Ein guter Zustand bringt in der Regel auch gute Entscheidungen mit sich, und darauf folgt automatisch eine entsprechende positive Handlung, die wiederum ein gutes Ergebnis nach sich zieht. Und dieses Ergebnis hat natürlich Einfluss auf mein Umfeld. Über die Reaktion der Menschen in meinem Umfeld fällt dann die positive Erfahrung wieder auf mich zurück. Das ist im besten Sinne ein Erfolgskreislauf. Entscheidend für das positive oder negative Ergebnis ist mein anfänglicher Zustand. Leider endet der Kreislauf bei vielen Menschen negativ beziehungsweise kann gar nicht entstehen, da sie sich vor allem mit Fehlerbildern befassen. Wenn sie sich auf das Negative konzentrieren, kann das bedeuten: Es werden Areale im Gehirn aktiv, die diese Fehler verstärken. Belasten Sie sich nicht mit Fehlern, sondern befassen Sie sich mit Lösungen, mit positiven und produktiven Gedanken! Und bleiben Sie flexibel für neue Lösungen und betrachten Sie eine Situation aus mehr als einer Perspektive (siehe die Grafiken auf Seite 33 und 70).

Andere Blickwinkel einnehmen

Wir sehen die Welt von einem bestimmten Standpunkt aus, der auf unseren Erfahrungen und Glaubensmustern beruht. Wir gewinnen viele Informationen und Reize aus der Umwelt und verarbeiten sie. Um uns nicht zu überfordern, filtert, reduziert und fasst das Gehirn die vielen Teilinformationen zu einem subjektiven und für uns sinnvollen Gesamteindruck zusammen. Klar, wir sind stets bemüht, objektiv zu denken, zu entscheiden und zu handeln. Doch das tun wir in Wahrheit nicht. Mal ehrlich: Objektivität ist nicht gerade eine menschliche Stärke. So ein eigener, subjektiv-persönlicher Blickwinkel ist zwar wichtig, schränkt aber auch enorm ein. Gerade wenn man selbst nicht mehr weiterweiß und keine Lösung findet, ist es immer gut, einmal den Blickwinkel zu ändern.

So können sich manchmal ganz neue Wege auftun und Möglichkeiten ergeben, an die man vorher gar nicht gedacht hat. Menschen haben die Tendenz, einen einmal eingeschlagenen Weg stur weiterzuverfolgen: Wenn sie über eine Mauer wollen, dann nehmen sie Anlauf, rennen einmal gegen die Mauer – und kommen vielleicht nicht hindurch oder drüber. Und was machen sie dann im Regelfall? Sie nehmen mehr Anlauf, das heißt, sie machen »mehr vom Gleichen«, weil sie immer denken, sie hätten sich noch nicht genug angestrengt. Die intelligente Lösung wäre eigentlich zu sagen: »Stopp! Das, was ich gerade gemacht habe, hat nicht funktioniert. Warum? Ich sollte meine Strategie ändern. Ich muss mal nach links und rechts schauen. Hey, da ist eine Tür in der Mauer! Hey, da steht eine Leiter, da kann ich drüberklettern!« Oder: »Ich baue mir eine Rampe und springe drüber!« Das ist der Mehrwert der Reflexion: selbstkritisch und ergebnisoffen die eigenen Handlungen zu betrachten. Bin ich mit dem, was ich tue und wie ich es tue, erfolgreich? Wenn ja, mache ich mehr davon. Wenn nein, lasse ich es. Und dieses Bleibenlassen fällt vielen schwer. Gerade bei Sportlern ist diese Haltung ausgeprägt: Ich habe mich noch nicht genug angestrengt und ich muss einfach noch mehr machen. Mein Tipp: lieber innehalten und es dann anders probieren.

Eine große Entscheidung —
MEIN KARRIEREENDE ALS FUSSBALLER

Reflexion führt zu Entscheidungen. Wenn man Entscheidungen trifft, dann betrifft das einen nicht alleine, sie haben auch Auswirkungen auf andere. Man sollte deswegen anderen klar die Gründe für eine Entscheidung kommunizieren und gut überlegen, welche Worte man wählt. Manchmal braucht man auch eine gewisse Härte sich selbst und dem Team gegenüber. Diese Erfahrung aus dem Fußballgeschäft und dieses Rollenverständnis bringe ich konsequent in meine Unternehmungen ein. Ich arbeite ständig an mir, wenn es darum geht, gute Entscheidungen zu treffen. Ich frage mich: »Welche Konsequenzen hat dieses oder jenes Verhalten? Wie will ich bei diesem Projekt weitermachen? Und wann muss ich mir eine Niederlage eingestehen und sagen: ›Okay, dieses Projekt müssen wir jetzt zu Ende führen, abschließen oder wir müssen den Fokus in dem Projekt auf andere Aspekte legen, um dann letzten Endes doch erfolgreich zu sein‹?«

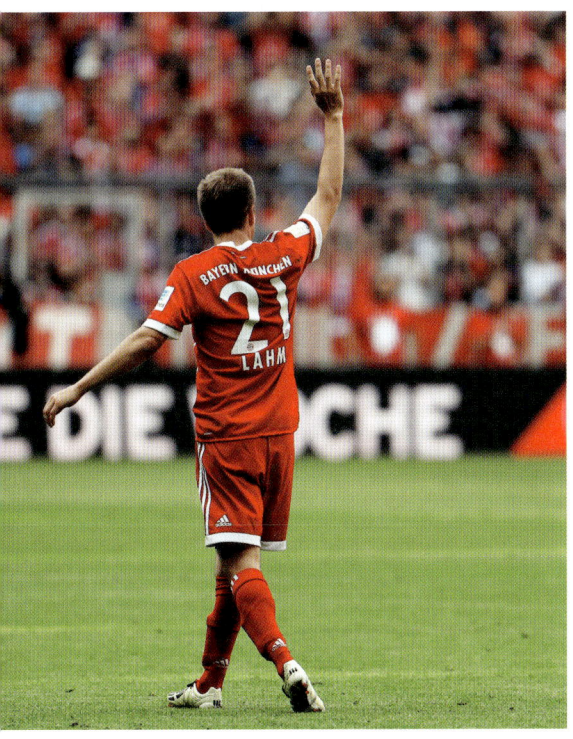

Eine meiner wichtigsten Entscheidungen als Fußballer war der Moment, als ich beschlossen habe aufzuhören. Andere Spieler hätten da vielleicht noch ein paar Jahre drangehängt. Für mich war es Zeit, mich umzuorientieren, als ich merkte, dass der Profibetrieb immer stärkere gesundheitliche Spuren bei mir hinterlassen würde. Weiterzuspielen hätte für mich ein Hinauszögern einer Realität bedeutet, die man nicht unendlich nach hinten schieben kann. Ich habe das Fußballspielen auf sehr hohem Niveau sehr lange genossen, habe es nahezu perfektioniert, ohne dass für mich dadurch eine innerliche Abhängigkeit entstanden wäre. Deswegen konnte ich loslassen und mich auf etwas Neues einlassen. Auch das bedeutet ja, resilient zu sein, denn es erzeugt natürlich eine wahnsinnige Abhängigkeit, wenn man erfolgreich ist. Mein Ausgangspunkt war ja ursprünglich ganz simpel. Fußballspielen hat mich begeistert, deswegen wollte ich so viel spielen, wie es nur ging. Alles, was einem leichtfällt, das macht man auch gerne, da hängt man sich rein. Aber man sollte immer in der Lage sein, das Ganze auch mit dem Kopf zu beurteilen. So war es dann auch bei mir. Eines Tages sagte ich mir: »Stopp jetzt! Dein Körper macht das nicht mehr lange mit, denn du willst dein Niveau ja nicht runterschrauben.« Wenn einem so eine Einsicht nicht gelingt, kann das auf eine Art Sucht hinweisen. Das widerspricht meinem Verständnis von einem gesunden Leben.

Bewusster Abschied von der Profikarriere

Ich habe ganz bewusst als aktiver Spieler vom Profifußball Abstand genommen und widme mich jetzt anderen Dingen. Vielleicht wäre es mit dem Profisport noch ein oder zwei oder drei Jahre gut weitergegangen, aber wenn ich dann aufgehört hätte, dann wäre es ja keine selbstbestimmte, freiwillige Entscheidung mehr gewesen, sondern dann hätte vielleicht jemand zu mir gesagt: »Übrigens, Philipp, dein Vertrag wird nicht verlängert.« Nach meiner Ankündigung, dass ich aufhöre, gab es durchaus Angebote, die so gar nicht nach Operettenliga klangen. Klar freut man sich, wenn der Präsident eines der erfolgreichsten Klubs überhaupt anruft und sagt: »Philipp, spiel doch bei uns noch ein bisschen.« Aber ich habe trotzdem Nein gesagt. Auch das gehört für mich zur Resilienz. Sie bedeutet, dass ich Dinge einordnen kann, weil ich nicht Gefahr laufen will, von irgendetwas abhängig zu werden. Wichtig war mir schon immer, Herr meiner Entscheidungen zu sein und zu bleiben.

Mein Entschluss für das Karriereende als Fußballer ging auf ein Gefühl zurück, das sich allmählich entwickelt hatte und in mir gereift war. Das habe ich schon einige Zeit mit mir rumgetragen. Durchaus so, wie manche Leute sagen: »Ich gehe jetzt bald in Rente, für mich ist jetzt mit diesem Job Schluss.« Weil sie einfach reflektieren: Bedeutet mir das noch etwas? Es gibt doch noch was anderes. Das sagt sich bei einem klassischen Beruf bestimmt einfacher als bei einem Fußballer, der in riesigen Stadien spielt und auf den viele Augen gerichtet sind. Ich will das gar nicht mit einem klassischen Beruf vergleichen. Aber ich hatte damals einfach große Lust, etwas anderes zu machen. Bestimmt hat meine Entscheidung auch viele Fußballfans enttäuscht, weil für viele der Zeitpunkt meiner Entscheidung etwas überraschend kam. Die Außenwirkung meiner Entscheidung interessierte mich nur insofern, dass ich das korrekt machen wollte. Ich wollte den Trainer, den Verband, die Leute, mit denen ich jahrelang zu tun hatte, nicht vor den Kopf stoßen, sondern sie richtig abholen. Mir war es wichtig, dass die Meldung nicht einfach in die Öffentlichkeit kommt und die Leute davon überrascht werden. Ich wusste, dass diese Entscheidung auch für andere Konsequenzen hat, und deswegen musste man sie ja auch gut nach außen vertreten und erklären können.

Bei der Verkündung meines Karriereendes ging es nicht nur um gesundheitliche Aspekte, also im körperlichen Sinne. Ich sagte mir damals: »Ich habe meinen Beitrag geleistet, der Höhepunkt ist erreicht. Jetzt ist es gut.« Ich habe mir das gut überlegt. Meine aktive Zeit war extrem intensiv. Wenn man unter den Topspielern ist, hat man eine enorme Verdichtung in seinem Leben. Und wenn man nicht aufpasst oder keinen Plan für später hat, dann besteht die Gefahr, dass danach die große Leere kommt. Warum? Weil man Spezialist ist für einen Bereich, und der ist nach der Sportkarriere nicht mehr wirklich gefragt. Also muss man sich relativ früh damit befassen, was man tun will, wenn es einmal vorbei ist mit der Profikarriere. Viel spielt sich auch auf der psychischen Ebene ab: gebraucht zu werden, eine Aufgabe zu haben, ein Interesse zu entwickeln, das mich danach trägt. Fußball ist ein ganz kleines Geschäftsfeld, es gibt wenig Positionen, die alle bei den ehemaligen Fußballern sehr begehrt sind.

Aber das ist kein reines Fußballerthema. Jeder scheidet irgendwann mal aus, freiwillig oder unfreiwillig. Manche scheiden sogar gerne aus. Man muss sich eine Perspektive erarbeiten für das restliche Leben. Das ist bei einem 35-Jährigen noch relativ lang und es gibt auch noch viele Situationen, in denen man scheitern kann. Ich habe mich immer gefragt: »Was sind die Gründe dafür, dass jemand scheitert? Wie kann ich etwas Neues entwickeln?« Solche Umbrüche im Lebensmodell muss man aktiv angehen. Damit tut man etwas für die eigene Gesundheit und es gilt für alle Menschen, auch wenn viele Leute in der Regel erst viel später vor solchen massiven Veränderungen stehen, etwa mit dem Eintritt ins Rentenalter. Genau diesen Lernprozess haben Fußballer schon viel früher, das ist Teil dieses Jobs, den man nur in einem sehr kurzen Zeitfenster ausüben kann. Und idealerweise engagiert man sich parallel zum Sport auch noch für etwas anderes als nur die eigene berufliche Karriere. Menschen, die zum Beispiel in einem Sportverein mitarbeiten, können in einer solchen (neuen) Rolle Erfüllung finden, ohne dass sie Geld dafür bekommen. Wichtig ist jedenfalls, im eigenen Tun einen Sinn zu finden, einen Purpose, ein Narrativ, etwas, das einen trägt. Und diejenigen, die sich aufrichtig und ehrlich engagieren, ziehen daraus für sich selbst Zufriedenheit und Anerkennung – sie leisten gleichzeitig einen wichtigen Beitrag für die Gemeinschaft. Auch hier kann man sich Ziele setzen, wie etwa mit dem Verein die Kreismeisterschaft zu gewinnen. Oder es handelt sich um eine körperliche Erfahrung, durch die ich im Sport, in einer Gemeinschaft lerne und an der ich innerlich und/oder äußerlich wachse. Und das kann vor allem der Wunsch sein, etwas gemeinsam mit anderen zu erleben. Kooperieren ist human, menschlich, und bringt Sinn in den Alltag. Kooperation motiviert dazu, nie müde zu werden und aktiv zu bleiben.

Herausforderungen
ANNEHMEN

Für mich fühlt es sich heute ganz natürlich an, dass ich den Beruf gewechselt habe. Wenn ich heute Unternehmer bin, dann war das für mich der nächste Schritt, mich weiterzuentwickeln. In einer beruflichen Laufbahn ist das ganz normal, denn generell gibt es heute kaum noch Berufe oder Werdegänge, in denen man mit 18, 19 Jahren in einen Beruf einsteigt und dann bis zum Rentenalter in diesem Beruf bleibt. Manchmal ändert sich das Berufsbild in einem Job so stark, dass es sich immer wieder wie ein neuer Job anfühlt. Alle Arbeitnehmer*innen müssen heute mit Veränderung leben. Das ist durchaus auch etwas Gutes, ich persönlich liebe Entwicklung: Es bedeutet ständiges Lernen, man muss sich anpassen, sich mit neuen Voraussetzungen zurechtfinden. Das macht das Leben ja so spannend. Ich habe mich frühzeitig gefragt, was ich denn eigentlich im Alter von 35 bis 70 machen will. Mir war klar, dass ich unternehmerisch tätig sein möchte, dass ich auch weiterhin Entscheidungen treffen will in einem Team, mit dem zusammen ich Projekte voranbringe. Es kristallisierte sich schnell heraus, was es konkret sein sollte: gesunde Ernährung mit starken Partnern im Handel. Mein Grundgedanke war: gesunde Bio-Lebensmittel für alle, um den Zugang zu gesunder Ernährung möglichst attraktiv zu gestalten.

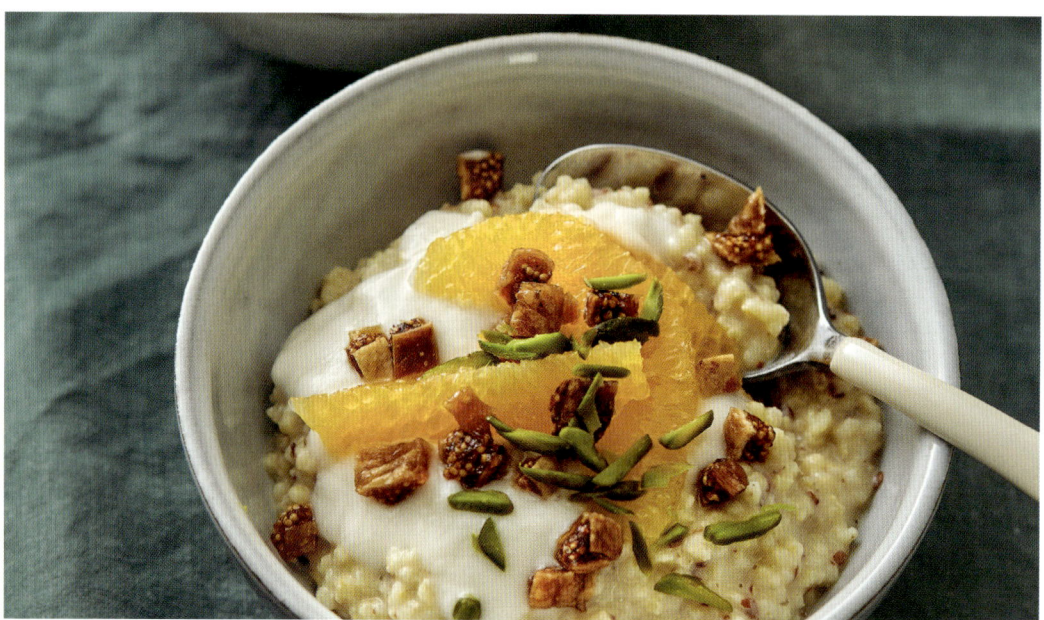

Aktuell als Unternehmer ein großes Thema für mich: gesunde Bio-Nahrungsmittel für alle.

Ich entschloss mich, die Traditionsmarke Schneekoppe zu übernehmen, die es bereits seit 1927 gibt. Unsere Idee war es, dieser Marke einen neuen, modernen Anstrich zu geben: Bio-Nahrungsmittel mit meinem Image und meiner Erfahrung für den Einzelhandel. Eine eingeführte Marke mit meinem Namen und meinem Lebenslauf zu verbinden, erschien uns ein guter Gedanke, der auch große Handelspartner interessieren könnte. Dieses Geschäftsfeld ist sehr herausfordernd. Wie muss man das machen? Wie müssen die Produkte inhaltlich sein, wie müssen sie aussehen, was wollen die Leute? Wie funktioniert der Markt? Als Unternehmer lerne ich täglich dazu. Der Lebensmittelhandel ist ein hochkomplexes Geschäft, da erlebt man Siege und Niederlagen. Aber das mag ich ja gerade. Wenn man so will, sehe ich das auch als Wettkampf, in dem ich mich behaupten will. Als Profifußballer bin ich Wettkampfsituationen gewohnt und kann meine Erfahrungen aus dem Sport in meine heutige Aufgabe transferieren. So weiß ich zum Beispiel, wie man ein Team zusammenstellt, mit Spezialisten, die sich der jeweiligen Spezialthemen annehmen und sie gemeinsam mit mir weiterentwickeln. Ich habe früh gelernt, dass ich wie in meiner Fußballmannschaft meinen Beitrag leisten kann und leisten muss. Aber auch, dass ich Verantwortung auf mehrere Schultern verteilen kann und das auch tun muss. Das bedeutet für mich, dass es stets Spezialisten gibt, die in ihrem Fachgebiet mehr Ahnung haben als ich. Ich selbst kann und muss nicht auf jeder Position glänzen. Das ist ein kooperativer Ansatz. Ich bin loyal und schätze langfristige Zusammenarbeit und ein vertrautes Team.

Was zu mir passt

Die Erfahrungen und Transferleistungen aus meiner Fußballkarriere prägen heute mein unternehmerisches Denken. Damit hängt auch zusammen, dass ich mein Image nicht verwässere oder plötzlich Sachen mache, für die ich nicht stehe. Wenn ich schon meinen Namen in einem Unternehmen einsetze, dann müssen die Produkte natürlich zu mir passen, meine Lebensphilosophie und mein Gesundheitsverständnis widerspiegeln. Das bedeutet im Gegenzug, dass ich bestimmte Dinge nicht mache, selbst wenn es hoch dotierte Angebote gibt. Ich würde weder für Snacksalamis noch für Süßigkeiten oder Schokocremes Werbung machen. Ich bewerte das nicht moralisch. Solche Angebote sind nicht verwerflich, so ist das Geschäft nun mal. Als Fußballer bewegte ich mich ja in einem Umfeld, in dem kommerziell sehr erfolgreiche Firmen Sponsoren oder Partner waren, und natürlich waren diese für mich als Athleten nicht immer nach meinem persönlichen Geschmack. Damals gab es da in einem größeren Kontext keine Entscheidungsfreiheit für einzelne Spieler. Im engen Sinne natürlich schon, wenn es explizit um die Frage ging: Wofür halte ich mein Gesicht hin? Bis heute gibt es Anfragen mit Angeboten von einem Hersteller koffeinhaltiger Getränke, die ich weiterhin ablehne, weil diese Produkte eben nicht zu meinem Gesundheitsverständnis passen.

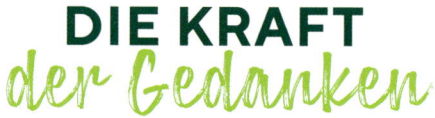

DIE KRAFT
der Gedanken

»Achte auf deine Gedanken, denn sie werden zu Worten. Achte auf deine Worte, denn sie werden zu Handlungen. Achte auf deine Handlungen, denn sie werden zu Gewohnheiten. Achte auf deine Gewohnheiten, denn sie werden dein Charakter. Achte auf deinen Charakter, denn er wird dein Schicksal.« (chinesisches Sprichwort)

Positive und negative Gedanken

Wohlbefinden ist stark abhängig vom eigenen Bewusstsein. Positive beziehungsweise produktive Gedanken können das Leben auf vielen Ebenen verbessern. Hier hilft die Frage »Wie denke oder handle ich?«. Negative Gedanken können das Leben in vielen Bereichen hingegen leider verschlechtern. Wenn ich mir bewusst mache: »Was tue ich? Wann geht es mir gut? Wie fühlt sich das an?«, dann reflektiere ich meine Situation. Mithilfe von Reflexion kann man seinen Zustand durch Gedankenhygiene – produktive Gedanken – oder Veränderung der Körpersprache, des Blickwinkels und mithilfe eines körperlichen Ankers aktiv verändern. Das habe ich im Sport gelernt. Im Mentaltraining gibt es ganz spezifische Techniken, mit denen ich mich aktiv und gezielt in einen guten Zustand versetzen kann. Man kann sich rein gedanklich sehr viel vorstellen und über diese Vorstellungskraft sehr viel erschaffen. Laut Hirnforschung sind die gleichen Areale im Gehirn aktiv, egal, ob man etwas konkret tut oder nur daran denkt. Das bedeutet, dass man mit Gedanken den eigenen Zustand steuern und verbessern kann. Umgekehrt: Geht es uns körperlich gut, haben wir auch gute Gedanken. Dieser Kreislauf ist ein sehr erstrebenswerter Prozess, an dessen Ende Erfolg steht und ein rundum gutes Gefühl.

ERFOLGSKREISLAUF

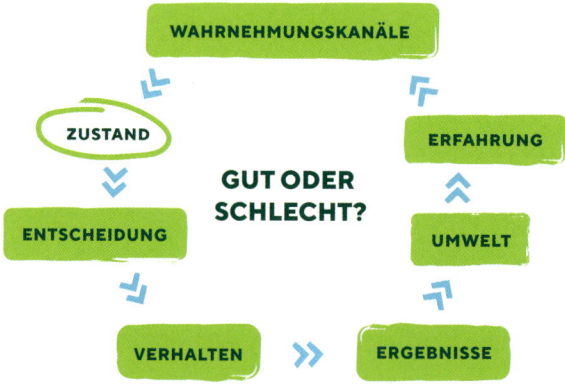

Wie funktioniert Mentaltraining?

Gedanken beeinflussen Ergebnisse. Das ist die einfachste bewusste Form des Mentaltrainings. Dieses Potenzial kann immer bewusst und zielfördernd eingesetzt werden. Eine Form des Mentaltrainings ist das sogenannte Visualisieren. Dies ist eine alte mentale Technik, sie kommt in der Psychologie und im Mentaltraining, wie es zum Beispiel im Sport praktiziert wird, zur Anwendung. Visualisieren bedeutet ganz simpel, sich unter anderem Bewegungen, Gefühle, Wünsche und Ziele vor dem inneren Auge vorzustellen. Jeder Mensch besitzt die Fähigkeit, aus Gedanken und Wunschvorstellungen Bilder zu machen. Wenn man ein Buch liest, entsteht nach und nach die Geschichte im Kopf wie ein Film, dessen Regisseur man ist. Laut Wolfgang Sommerfeld macht man sich bei Sport und Bewegung die Erkenntnisse über die sogenannte Vorstellungsregulation seit Langem systematisch zunutze: Man setzt Vorstellungen bewusst regelmäßig, gezielt und kontrolliert ein, indem man Bewegungsabläufe und Informationen in Gedanken, also mental, trainiert beziehungsweise trainieren lässt. Beim Mentaltraining werden die Trainierenden aufgefordert, sich den betreffenden Bewegungsablauf intensiv vorzustellen, ohne die entsprechende Bewegung wirklich auszuführen. Über die angestrebte Verbesserung der Vorstellung wird auch der später tatsächlich ausgeführte Bewegungsablauf verbessert, da im Gehirn nahezu die gleichen Areale aktiviert und trainiert werden.

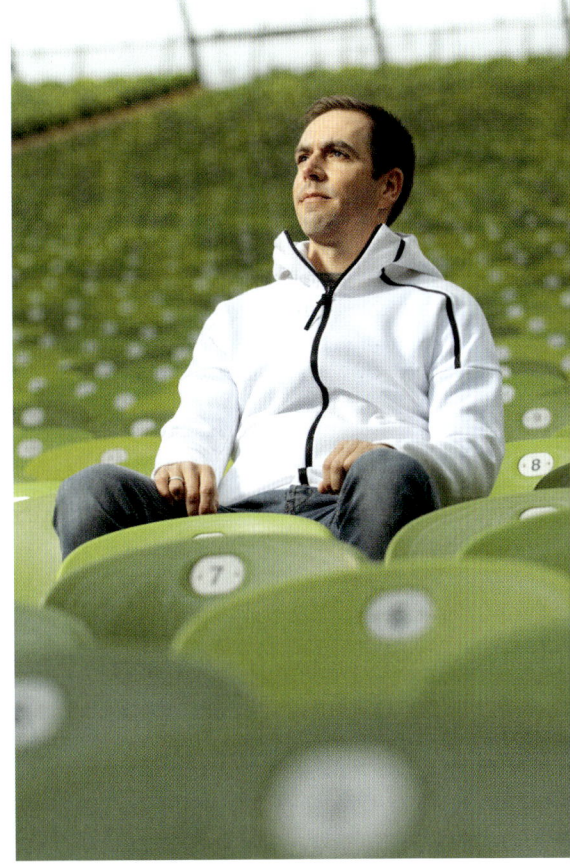

Das Ziel des Mentaltrainings besteht unter anderem darin, sich in einen psychischen Zustand zu versetzen, der es ermöglicht, unter allen denkbaren Bedingungen die eigenen realistischen Leistungsmöglichkeiten zu entfalten. Diese sind durch eine Vielzahl von körperlichen, technischen, materiellen oder sozialen Bedingungen begrenzt. Es geht also nicht darum, plötzlich sportliche, berufliche oder persönliche Leistungen zu verwirklichen, die außerhalb jeder realistischen Möglichkeit liegen. Es geht vielmehr darum, das eigene Potenzial voll auszuschöpfen.

GANZHEITLICHER
Ansatz

Mentaltrainingsübungen werden nicht nur aktiv im Training ausgeführt, man kann auch im Liegen oder Sitzen trainieren, also dann, wenn man in einem entspannten Zustand ist. Und es kommt eine weitere Komponente hinzu: das seelische, emotionale Wohlbefinden. Die Rolle der Seele einzuordnen, fällt nicht allen leicht. Viele glauben, dass da etwas Esoterisches mitschwingt, aber es geht hier einfach um ein Grundempfinden, ein umfassendes Wohlfühlen, das in Wechselwirkung mit den Gedanken und dem Körper steht. Dieses Wohlfühlen besteht wiederum aus drei Komponenten:

- **Lebenszufriedenheit – innere Ruhe und inneres Gleichgewicht,**

- **Entwickeln positiver Emotionen und Stimmungen,**

- **Vermeiden von negativen Emotionen und Stimmungen.**

Üben Sie sich deshalb in Selbstfürsorge und hören Sie auf Ihre Bedürfnisse! Tun Sie sich selbst etwas Gutes! Wichtig ist vor allem, zu verstehen, dass das persönliche Wohlfühlen auf drei Säulen ruht, die gleichermaßen Beachtung verdienen. Das Ziel ist ein positiver Zustand für Körper, Geist und Seele. Aus ganzheitlicher Sicht besteht jeder Mensch aus Körper (Fitness und Ernährung), Geist (Gehirnaktivität, Mentalität) und Seele (Psyche, Wohlbefinden, Resilienz). Zusammen bilden sie eine Einheit, deren Bestandteile nicht voneinander zu trennen sind. Alle Bereiche beeinflussen und unterstützen sich gegenseitig. Es ist sehr wichtig, den eigenen Wunschzustand auch körperlich zum Ausdruck zu bringen. Hängende Schultern sind keine gute Aussage, zeugen nicht von einer positiven Stimmung, das weiß wohl jeder. Sich aufrichten, die Brust raus, den Kopf hoch, das ist nicht nur eine körperliche Haltung, sondern die Körpersprache trägt dazu bei, dass man sich tatsächlich auch emotional und psychisch wohler fühlt. Die sogenannte »So tun als ob«-Methode bedeutet, sich über eine positive Körperhaltung in einen besseren Zustand zu versetzen. Sollten Sie sich also mal nicht so gut fühlen, stellen Sie sich trotzdem so hin, als ob Sie sich gut fühlen würden. Sie werden sehr schnell merken, dass Ihr Zustand besser wird, dass die schlechten Gedanken verschwinden.

Mentaltraining eignet sich unter anderem ...

• zur Beschleunigung und Intensivierung des Lernerfolges in der Phase des Neuerwerbs oder des Umlernens von eigenen Verhaltensweisen und Handlungen,

• als Übungsform während und zur Erleichterung des Wiedereinstiegs in den Alltag nach verletzungs- oder krankheitsbedingten Pausen,

• als ergänzendes Üben oder Trainieren vor oder nach komplexen oder starken physischen Belastungen,

• zur Entspannung mithilfe von Entspannungsmethoden, Fantasiereisen und Ähnlichem,

• gegebenenfalls als Hilfe zum Abbau von Ängsten nach traumatischen Erlebnissen.

Visualisierung funktioniert überall. Man muss sich natürlich regelmäßig damit beschäftigen. Wer täglich 15 Minuten in solche Übungen investiert, entwickelt eine bestimmte Routine, und es wird sich im eigenen Leben etwas verändern. Dieser Prozess funktioniert nicht nur bei Spitzensportler*innen, sondern auch bei Kindern und Jugendlichen, bei Führungskräften und Mitarbeiter*innen in vielen Branchen, eigentlich bei jedem, der sich darauf einlässt.

Unser Geist kann Grenzen verschieben

Übung

Stellen Sie sich aufrecht hin, die Füße schulterbreit auseinander, der Blick ist nach vorne gerichtet. Heben Sie den rechten Arm mit ausgestrecktem Zeigefinger nach vorne. Den Oberkörper mit gestrecktem Arm langsam nach rechts drehen, bis es nicht weiter geht. Merken Sie sich den Punkt, auf den Ihr Finger zeigt. Langsam zurück in die Ausgangsposition bewegen. Schließen Sie nun die Augen und stellen Sie sich vor, wie Sie diese Übung ein zweites Mal machen. Stellen Sie sich vor, dass Ihre Wirbelsäule ganz geschmeidig und locker ist. Malen Sie sich aus, Sie wären ein*e sehr bewegliche*r Tänzer*in oder ein*e Yoga-Meister*in. Öffnen Sie die Augen und wiederholen Sie die Übung. Dabei tief durchatmen und an die geschmeidige Wirbelsäule denken. Sie werden den vorherigen Punkt erreichen und sehr wahrscheinlich sogar überschreiten. Es war Ihre mentale Kraft, die diesen Fortschritt ermöglicht hat. Sie haben Ihre Grenze mit Ihrer mentalen Kraft verschoben. Sportler nutzen diese mentale Kraft zur Grenzverschiebung, um neue und bessere Ergebnisse zu erzielen.

METHODISCHE SCHRITTE BEI DER *Visualisierung*

1. Entspannung: Bevor Sie in die Bilder Ihrer Zukunft gehen, sollten Sie sich einmal fünf Minuten Zeit nehmen und sich entweder durch Fokussierung auf die Atmung oder durch eine andere Entspannungsmethode entspannen. Auf diesem Weg erreichen Sie, dass die sogenannten langsamen Alphawellen des Gehirns aktiviert werden. Diese Situation haben Sie automatisch vor dem Einschlafen oder nach dem Aufwachen. Nur in diesem Zustand sind Sie in der Lage, sich genau vorzustellen, wie es sich anfühlt, das Visualisierte umzusetzen.

2. Dankbarkeit, Glücksgefühle empfinden: Die meisten Menschen beginnen die Visualisierung mit Ereignissen, die sie in Zukunft positiv beeinflussen möchten, wie zum Beispiel Gesundheit oder Erfolg. Deshalb sollten Sie etwas vorschalten, was sich als äußerst erfolgreich und richtungsweisend herausgestellt hat – nämlich dass Sie sich circa zwei Minuten Zeit nehmen, Dankbarkeit für das, was Sie in Ihrem Leben bereits erlebt haben, zu empfinden oder an etwas zu denken, bei dem Sie sich extrem wohlgefühlt haben oder besonders erfolgreich waren. Kontraproduktiv wäre, die Visualisierung aus einer defizitären Position heraus zu beginnen anstatt aus einer mentalen Stärke: Deshalb ist es so wichtig, dass Sie in einem guten Zustand sind und sich auf die positiven Bilder fokussieren, die Ihnen zeigen, was Sie bisher schon Gutes in Ihrem Leben erreicht haben, und dass Sie dafür dankbar und glücklich sein können. Wenn es zum Beispiel um Beziehungen geht, visualisieren Sie, welche Beziehungen besonders schön und glücklich waren, wofür Sie einfach dankbar sein können.

3. Vorstellung der gewünschten Situation (Bilder): Erst jetzt beginnen Sie mit der eigentlichen Visualisierung. Schließen Sie zuerst einmal die Augen und stellen Sie sich die Situation vor, die Sie gerne hätten. Stellen Sie sich zum Beispiel vor, Sie leben in einer glücklichen, erfüllten Beziehung. Sie gehen mit Ihrer Partnerin oder Ihrem Partner Hand in Hand am Strand entlang, die Sonne scheint angenehm, der Wind weht leicht und Sie hören das gleichbleibende Rauschen des Meeres. Oder Sie haben sich einen Monat von der Arbeit freigenommen und genießen eine Alpenüberquerung. Was auch immer – stellen Sie sich diese Situation hochfokussiert immer wieder vor.

4. Entwicklung von Gefühlen durch die Bilder: Der nächste Schritt ist, aus den Bildern heraus, die Sie fokussiert haben, Gefühle entstehen zu lassen.

Stellen Sie sich diese nicht nur visuell vor, sondern fühlen Sie auch, geliebt zu werden, gesund zu sein, aktiv zu sein, stolz auf einem Berggipfel zu stehen. Lassen Sie die Gefühle auf sich wirken!

5. Verkörperung: Unterstützen Sie die aufgekommenen Gefühle durch eine positive Körperhaltung.

6. Leben: Leben Sie es jetzt schon! Setzen Sie sich hin und sagen Sie sich in der Gegenwartsform vor: »Ich bin gesund. Ich lebe in einer glücklichen Beziehung.« Oder: »Mir geht es finanziell gut.« Fühlen Sie es mit allen Gefühlen und verkörpern und leben Sie diese Vorstellung mit allen Ihnen zur Verfügung stehenden Mitteln. So funktioniert der Visualisierungsprozess und so kommen Sie ans Ziel.

7. Zielbeschreibung und Zielverfolgung: Während des Visualisierens ist es enorm wichtig, die eigenen Ziele immer im Auge zu behalten. Durch Veränderungen im Leben kann es nötig sein, diese notfalls neu zu justieren. Ziele verschaffen Motivation, Klarheit, Sicherheit, und es lassen sich die nötigen Maßnahmen für deren Sicherstellung ableiten, um erfolgreich zu sein.

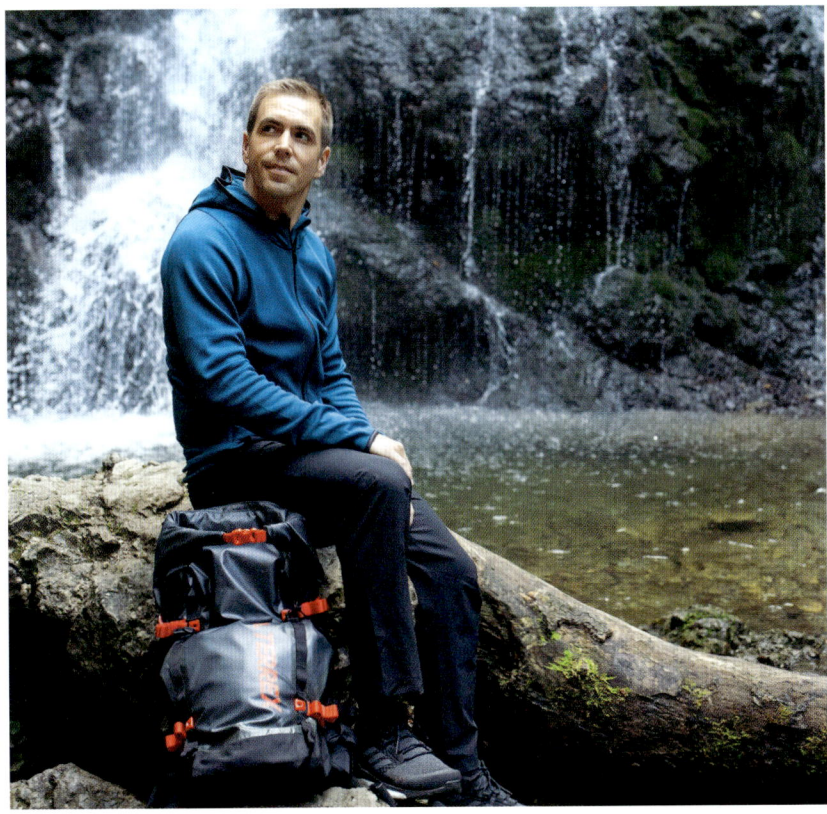

3

Persönlichkeit

ENTWICKELN – SELBSTBEWUSST, SOZIAL, GESUND

Gesundheit bedeutet auch, eine ausgeglichene, positive Persönlichkeit zu sein. Je stabiler eine Persönlichkeit ausgebildet ist, desto unabhängiger wird deren Selbsterkenntnis, Selbstakzeptanz und Selbstveränderung sein. Meine eigene Zielvorstellung ist es, dass ich ein gesunder, selbstbewusster, robuster und zufriedener Mensch mit einem guten Krisenmanagement und sozial starken Beziehungen bin.

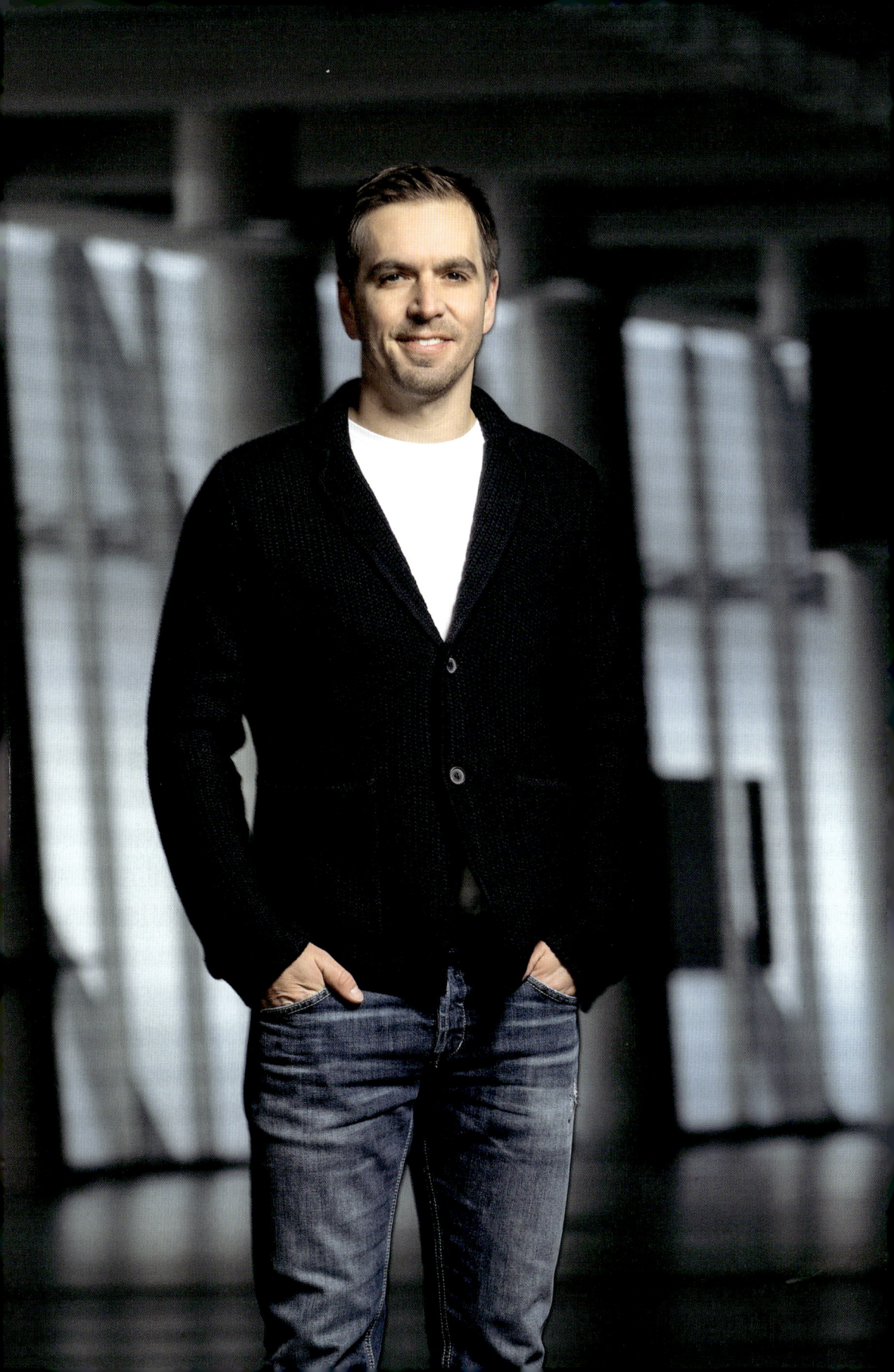

Weiterentwicklung
AUF VIELEN EBENEN

Ein in vielen Bereichen ausgeglichener Mensch zu sein, sich ganzheitlich gesund zu fühlen, ist ein ziemlich umfassender Anspruch. Aber letztlich geht es um einen bestimmten Zustand, den wohl jeder Mensch gut erfassen kann, wenn sie oder er diese Frage mit Ja beantworten kann: Geht es mir gerade gut? Fühle ich mich wohl? Bin ich mit mir selbst im Reinen? Im Sporttraining bringen gute Trainer*innen ihren Sportler*innen beispielsweise bei, dieses Ziel vor Augen zu haben, und zeigen ihnen auch, wie man es erreichen kann. Ich habe mir das Thema Persönlichkeitsentwicklung von Wolfgang Sommerfeld aus der Perspektive eines Trainers erklären lassen.

Die körperliche Entwicklung zielt in erster Linie auf Gesundheit, Fitness und Ernährung ab. Und sie spielt auch eine wichtige Rolle bei der Persönlichkeitsentwicklung, denn diese passiert nicht allein auf geistiger und psychischer Ebene. Durch Bewegung lässt sich Stress abbauen und vermeiden, was wiederum positive Auswirkungen auf Zufriedenheit und Wohlbefinden hat. Vor allem aber lernt man durch Training mehr Disziplin und Willenskraft und steigert somit das Selbstwertgefühl. All das wirkt sich auf das Selbstbewusstsein aus.

Die mentale Entwicklung schließt zwei Bereiche mit ein: das Erweitern des Wissens und den Auf- beziehungsweise Ausbau von Fähigkeiten. Neues Wissen ist besonders wichtig für die Entwicklung der Persönlichkeit. Oft liefern andere Personen, Bücher oder Zeitschriften neue Denkansätze oder Ideen, die den eigenen Horizont erweitern. Um den eigenen Zielen näher zu kommen, ist es wichtig, neue Fähigkeiten zu erlernen und diese für das persönliche Wachstum zu nutzen. Welche Fähigkeiten das sind, muss jede und jeder für sich ganz alleine herausfinden und entscheiden.

Sich emotional weiterzuentwickeln ist einer der schwierigsten Bereiche der Persönlichkeitsentwicklung. Dabei geht es vor allem darum, inneres Gleichgewicht aufzubauen und zu mehr Ruhe und Gelassenheit zu finden. Gerade an den eigenen Emotionen und dem Umgang mit ihnen kann man sehr gut wachsen und diese durch gezielte Methoden besser kontrollieren. Ich habe mit Wolfgang Sommerfeld Führungskräfteseminare durchgeführt und definierte meine Rolle als Mannschaftskapitän und damit als Führungskraft aus meiner Erfahrung heraus. Wie habe ich meine Rolle ausgefüllt? Wie wurde ich Kapitän, wie habe ich diese Position gestaltet und erhalten? Es geht dabei ganz wesentlich darum, die Selbstreflexion zu stärken, damit man solche Entwicklungsprozesse auch wirklich planvoll gestalten kann. Ich will damit nicht sagen, dass jeder Mensch ein Führungskräfteseminar braucht, aber die möglichen Entwicklungsstufen bei der Persönlichkeitsentwicklung sind für alle gleich – und es möchten sich doch alle weiterentwickeln. Allein der Wunsch, sich zu entwickeln und zu wachsen, ist schon Ausdruck einer positiven Perspektive auf das eigene Leben. Und dabei geht es nicht immer nur um das Vorwärts oder Aufwärts im Sinne einer Karriere. Fehlschläge gehören zu jeder Entwicklung und liefern auch immer Erkenntnisse. Ist das für mich der richtige Weg? Hätte ich etwas anders machen können? Wo muss ich mich den Umständen anpassen? Was kann ich aus dieser Erfahrung mitnehmen? Mit dieser positiven Grundhaltung werde ich resilient und entwickele meine Persönlichkeit weiter.

Führung heißt: Verantwortung übernehmen

Ich erzähle den Teilnehmer*innen unserer Führungskräfteseminare ganz plastisch, wie ich in meine Rolle als Führungsspieler und dann als Mannschaftskapitän hineingewachsen bin. Nach der Weltmeisterschaft 2006 war ich mir endgültig bewusst, dass ich auf diesem hohen Niveau spielen kann. Ich habe national und international viel Anerkennung bekommen. Ich habe gewusst: Als rechter oder linker Verteidiger habe ich das Spiel im Griff und kann dazu meinen Beitrag leisten. Das bedeutet, dass ich auf meiner Position eine große Sicherheit gewonnen hatte. Dadurch habe ich mir auch mehr Gedanken machen können über die Mannschaft und über den Verein. So reifte natürlich auch das Gefühl von Verantwortung. Ja klar will man dann Kapitän sein und aktiv die ganze Mannschaft unterstützen und auch steuern. Es gibt sicher Spieler, für die das nie infrage kommt. Aber letzten Endes ist es so: Du bist der verlängerte Arm für den Trainer, du stehst für die Mannschaft. Alle großen Mannschaften sind auch geprägt durch ihre Kapitäne. Real Madrid mit Ramos oder davor Casillas oder Terry oder Lampard bei Chelsea, Beckham bei Manchester United. Das sind schon Ikonen der jeweiligen Klubs. Weiter sind in dieser Riege Franz Beckenbauer und Paul Breitner zu nennen. Wirklicher Erfolg ist meines Erachtens nur dann möglich, wenn die Identifikationsfigur für alle sichtbar ist: für die Mannschaft, für den Verein, für die Zuschauer.

Das ist immer auch eine Generationenfrage. Im Fußball geht das relativ schnell, denn man hat nur zehn bis zwölf Jahre, in denen man absolut leistungsfähig in diesem Bereich ist. Das heißt also, man kann fünf bis sechs Jahre lang eine Mannschaft wirklich prägen. Das macht man nicht sofort als junger Spieler, sondern erst im Alter von 25 bis Anfang 30. Dabei braucht man Mitstreiter. Das passiert fließend. Und es gibt dabei Brüche. Bei mir war das konkret so, dass vorher Michael Ballack Kapitän war, damals einer der besten Mittelfeldspieler Europas, der auch das Gesicht der deutschen Nationalmannschaft Anfang der 2000er-Jahre war. Am Ende der 2000er-Jahre stand die neue Generation, die vermutlich durch mich sehr geprägt wurde, in den Startlöchern. Ich war wahrscheinlich der am besten Etablierte, derjenige, der am verlässlichsten war, der sehr konstant Leistung gebracht hat und der auf meiner Position zur absoluten Weltklasse gehörte und Stellung bezogen hatte. Der Kapitänswechsel damals war so abrupt, weil sich Michael Ballack vor der Weltmeisterschaft 2010 verletzt hat, wodurch ich in diese Rolle schlüpfte und diese Position dann auch verteidigt habe. Das beruhte auf meinem Verantwortungs- und Pflichtbewusstsein. Ich war tatsächlich überzeugt, dass ich der Richtige bin, um diese Mannschaft, diese Generation zum nächsten großen Erfolg zu führen.

Ich war sicher stark von den Spielern der Zeit geprägt, also von Ballack oder Kahn. Aber ich war in meiner sportlichen Hochzeit lange einer der Jüngsten und habe da vieles mitgenommen. Gleichzeitig habe ich aber auch schon ein klares Verständnis für die neue Generation gehabt, der ich selbst angehörte. Ich habe mit 20 Jahren schon die Europameisterschaft in Portugal gespielt und war bereits fester Stammspieler und hatte eine tragende Rolle in der Nationalmannschaft 2004 und kam 2005 nach einer Verletzung zum FC Bayern zurück und habe mich im Laufe der Saison als Stammkraft etabliert. So habe ich die »alte« Generation noch komplett miterlebt und war schon Spieler der neuen oder nächsten Generation. Meine exponierte Position hat viel Verantwortung mit sich gebracht. Ich habe das als Fußballer gerne gemacht und ich mache es auch heute noch gerne. Auch als Unternehmer spiele ich unterschiedlichste Rollen. Ich muss neue Geschäftsfelder begreifen und mich mit ihnen beschäftigen, genau schauen, wer in meinem Unternehmen was macht. Wie beim Fußball weiß ich, dass ich da Experten und Spezialisten brauche, denen ich zuhören muss, um zu verstehen, was Sache ist.

Persönlichkeitsentwicklung in der Gruppe

Ich war in einer Teamsportart tätig. Das bedeutet, dass man es im Team mit unterschiedlichsten Typen und Charakteren zu tun hat. Die einzelnen Persönlichkeiten beeinflussen Struktur, Dynamik und Ziele des Teams. Die jeweiligen Positionen, Rollen und Interaktionen im Team können die Gefühlsbeziehungen, Einstellungen und Wertefacetten des Einzelnen verändern. Erst wenn die jeweiligen Rollen geklärt sind, kann jedes Teammitglied in die Mannschaft integriert werden. Das gilt in einer Teamsportart und ebenso im Arbeitsleben. Und in der Regel gibt es einen Trainer oder auch eine Führungskraft, die diese unterschiedlichen Kräfte unter einen Hut zu bringen versucht. Dabei ist es wichtig, die Charaktere beziehungsweise Menschen zusammenzuführen, kennenzulernen, zu steuern und eine Erfolg versprechende Mannschaftsstruktur aufzubauen, in der jede und jeder ihre beziehungsweise seine Rolle kennt und die entsprechende Position annimmt und sich als Teil dieses Teams sieht. Das gilt auch für den psychischen Bereich: Jede und jeder soll verstehen, was sie oder er zu leisten hat und in ihrer beziehungsweise seiner Leistung einen Sinn erkennen. Diese Komponenten sind extrem wichtig, damit eine Sportmannschaft oder ein Arbeitsteam funktioniert.

Job der Trainer*innen

Im Sport haben Trainer*innen die Aufgabe, den Spieler*innen Sicherheit zu vermitteln, damit diese ihr ganzes Potenzial ausschöpfen können. Und Sicherheit heißt nicht, sie immer in Watte zu packen, sondern als Trainer versucht man, die richtige Balance oder das richtige Verhältnis von Anforderung an die Spieler*innen und deren Fähigkeiten zu finden, um sie in einen Flow-Zustand zu bringen. Wolfgang Sommerfeld hat mir erzählt, dass sein erster Auswahltrainer (80 Jahre alt) zu den jungen Spielern sagte: »Jungs, merkt euch eins: Mannschaftssport ist gespieltes Leben. Alles, was ihr da braucht – Durchsetzungsvermögen, Empathie, Verantwortung für euch selbst und andere, Selbstdisziplin, Umgang mit Erfolg und Misserfolg und vieles mehr –, das werdet ihr in eurem Leben immer wieder gebrauchen können.« Auch wenn Wolfgang das mit 16 nicht verstanden hat, ist das heute sein Leitsatz. Aus meiner eigenen Erfahrung kann ich sagen, dass viele Prinzipien, die aus dem Sporttraining stammen, sich aufs alltägliche Leben und die soziale Einbindung des oder der Einzelnen übertragen lassen. Vor allem Mannschaftssport schafft einen Rahmen, in dem Themen wie die Fähigkeit zur Zusammenarbeit, Verständigung, Kommunikation sowie das Wissen, dass die anderen wichtig für die Mannschaft als Ganzes sind, ihren Platz finden und ihre Wirkung entfalten können.

Das innere Team

Bei unseren Führungskräfteseminaren greife ich immer auf meine Erfahrungen als Mannschaftskapitän zurück. Diese Rolle kann man auch als Analogie zum Umgang mit den eigenen, manchmal widerstrebenden Persönlichkeitsanteilen interpretieren. Auf die Idee hat mich Dr. Manfred Wagner gebracht mit seinem Hinweis auf die Ausführungen des Psychologen Friedemann Schulz von Thun zum »inneren Team«: Wie steht es denn um den Mannschaftskapitän des eigenen inneren Teams? Wie viel Einfluss, wie viel Kontrolle hat er denn? Jeder besteht ja aus vielen Persönlichkeitsanteilen, die wie auf einer Bühne agieren. Und idealerweise lasse ich als Mannschaftskapitän meines inneren Teams diese verschiedenen Anteile von mir nicht einfach machen, was sie wollen, sondern koordiniere sie, ähnlich wie ein Regisseur im Theater. Das heißt beispielsweise konkret: Ich akzeptiere erst mal, dass es den Teil von mir gibt, der jetzt gerne auf der Couch sitzen bleiben, das Bier aufmachen und eine Tüte Chips essen würde. Und es gibt den anderen Teil von mir, der würde jetzt gerne rausgehen und noch eine halbe Stunde joggen – sogar dann, wenn es schon dunkel ist und regnet. Wenn ich also in der Lage bin, zwischen diesen beiden Teammitgliedern als Mannschaftskapitän aufzutreten und den, der rausgehen will, mit positiven Bildern stärke, und danach, wenn ich wieder heimkomme, ein positives Gefühl (einen Anker gesetzt) habe, dann ist es doch super gelaufen.

Die Teamuhr nach Tuckman

Die verschiedenen Phasen des Teambuildings lassen sich anhand der Team-uhr des amerikanischen Psychologen Bruce W. Tuckman ablesen. Sie zeigt, welche Phasen während der Teambildung durchgemacht werden. Wenn man in einem gesunden, funktionierenden Team tätig sein will, sollte man über die einzelnen Phasen Bescheid wissen, auch über Konfliktpotenziale. Das ist nichts, was per se negativ ist. Oft weiß man ja aus persönlicher Erfahrung: Wenn es in Beziehungen einmal richtig gerumpelt hat, klappt es anschließend viel besser.

In der **Orientierungsphase** treffen die Teammitglieder aufeinander, lernen einander kennen, sammeln erste Eindrücke. Der Umgang der Beteiligten untereinander ist noch verhalten, förmlich und von höflicher Distanz geprägt. Bereits in dieser Entstehungsphase des Teams können Verhältnisse, Beziehungen und Positionen klar werden – die womöglich später zum Wohl des Teams wieder aufgelöst werden müssen. Wichtig ist hier, sich bewusst zu sein, mit welchen Erfahrungen die Teilnehmenden in die Runde kommen. Alle haben verschiedene Erwartungen, Bedenken, womöglich auch Ängste, die gesehen und gehört, ernst genommen und berücksichtigt werden müssen.

Die **Konfrontationsphase** ist unter den Teamentwicklungsphasen eine der kritischsten, aber auch die wichtigste. Hier treten erste Konflikte im Team auf. Unzufriedenheit mit der Rollenverteilung, Widerstand gegen den Einfluss der Gruppe, emotionale Antworten auf gewisse Anforderungen et cetera treten an die Oberfläche und werden sichtbar. Das geht mit einem hohen Maß an Frustration, Enttäuschung und Ärger einher. Die Führungskraft sollte sich in dieser Phase sehr stark zurückhalten und nur dann eingreifen, wenn es im schlimmsten Fall zu respektlosem und verletzendem Verhalten kommt, das nicht mehr zu kitten wäre. Gruppen, die diese Konflikte nicht lösen oder die komplette Phase überspringen, können später unter Druck leicht auseinanderfallen.

Die **Organisationsphase** kann als direkte Konsequenz der Konfliktphase gesehen werden. Hier werden Strukturen, Normen, ordentliche und offene Umgangsformen sowie routinierte Abläufe gefestigt. Konflikte konnten überwunden werden und ein Teamspirit stellt sich ein. Die Organisationsphase ist die Voraussetzung dafür, dass die Leistungsphase einsetzen kann. Langsam rückt die Gemeinschaft in den Vordergrund und wird wichtiger als die Einzelleistung, und das Gefühl der Zusammengehörigkeit wird gestärkt. Erfolge werden zunehmend als Teamleistungen wahrgenommen, ohne genau zu beachten, wessen Verdienst hier das größere war. Kommen jetzt trotzdem noch Streitereien auf, haben die Beteiligten die nötige Erfahrung, um das Problem in konstruktiven Diskussionen zu lösen.

Nun ist endlich die **Leistungsphase** erreicht, in der nicht mehr die Entwicklung des Teams im Vordergrund der Teamarbeit steht. Die ganze Energie des Teams kann sich nun auf die Erledigung der eigentlich gesetzten Aufgabe konzentrieren. Die Struktur ist so weit etabliert, dass sie die Zielerfüllung unterstützen kann, und auch die ausführenden Personen sind voll aufeinander abgestimmt. Die Stimmung ist gut, und kleine und große Erfolge werden gemeinsam gefeiert. Die Teamleitung tritt nun gänzlich in den Hintergrund, die Positionen befinden sich alle auf Augenhöhe und das Maß an Selbstorganisation des Teams hat seinen Höhepunkt erreicht. Ab sofort sollte von außen oder von der Teamleitung keinerlei Anweisung mehr kommen, da solche Vorgaben oder Instruktionen die Eigenständigkeit des Teams gefährden würden.

4. KOOPERATION
- Leistungsfähigkeit
- Flexibel
- Wir-Gefühl: Gemeinsamkeit geht vor Individualität
- Kooperation und Rücksichtnahme
- Vertrautheit

1. KONTAKT
- Unsicherheit
- Suche nach Orientierung
- Abhängigkeit vom Leiter
- Annähern – Ausweichen
- Rollen und Ziele unklar
- Fachliche Leistung eher gering

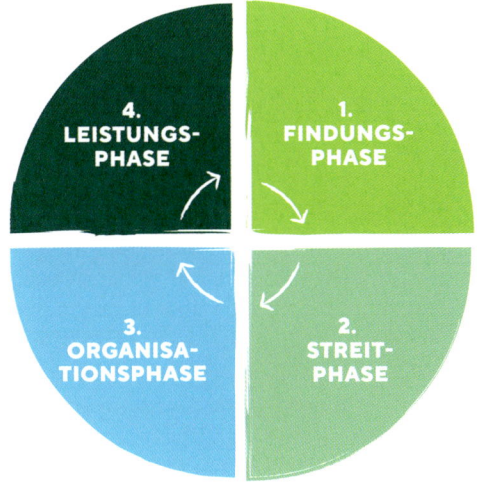

3. KONTRAKT
- Neue Umgangsformen
- Rollen und Befugnisse sind klar
- Prozesse und Strukturen werden definiert
- Intensive persönliche Beteiligung der Teammitglieder
- Offener Austausch von Meinungen und Gefühlen

2. KONFLIKT
- Unterschwellige Konflikte
- Cliquenbildung, Konfrontation
- Hinterfragen von Normen (»Was soll das?«)
- Teammitglieder beginnen zu realisieren, dass die Aufgabe nicht so einfach ist wie anfänglich angenommen

Verantwortung übernehmen, SOZIAL DENKEN

Auch wenn ich kein prominenter Profifußballer gewesen wäre, so würde ich mir doch immer Gedanken um meine Rolle in der Gemeinschaft machen – im kleinen Rahmen meiner Familie, meines Arbeitsumfelds, meiner Nachbarschaft und auch generell in der Gesellschaft. Speziell die Gesundheit von Kindern und Jugendlichen ist mir hierbei ein besonderes Anliegen.

Kernwerte des Sports

Dem Fußball habe ich keineswegs den Rücken gekehrt. Ich bin Ehrenspielführer der deutschen Nationalmannschaft und Ehrenbürger der Stadt München, ich habe den WM-Pokal hochgehalten. Wenn es jetzt den Plan gibt, ein großes Turnier zu veranstalten, die EURO 2024, dann ist das natürlich

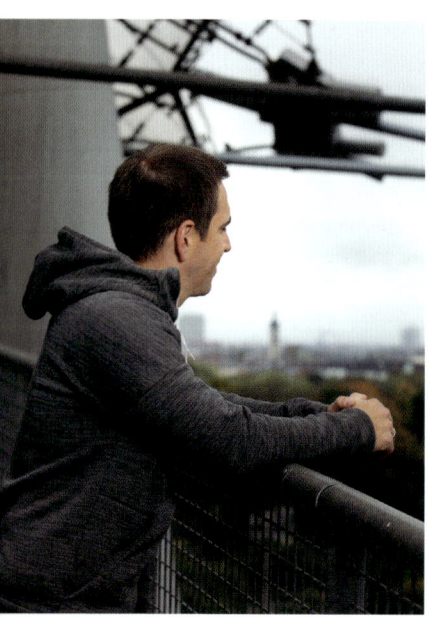

ein toller Anlass, mich für den Fußball in Deutschland zu engagieren. Ich habe Erfahrungen auf einem Topniveau und ich habe ein tiefes Verständnis für alle Amateure. Ich habe das Glück, dass das, was ich immer am liebsten gemacht habe, nämlich Fußball zu spielen, noch immer einen wichtigen Platz in meinem Leben einnimmt und dass ich so auch die Idee von Sport als gemeinschaftliches Ereignis weiter fördern kann. Man kann das groß denken mit Blick auf die EM 2024, mindestens so wichtig finde ich allerdings die lokale oder regionale Perspektive, wenn man zum Beispiel irgendwo im Landkreis München ein Turnier veranstaltet. Das geschieht aus dem simplen Grund, weil man den Kindern im Ort etwas bieten will, ihnen Ziele, Möglichkeiten zur Begegnung und Auseinandersetzung geben will. Ob ein kleines oder großes Turnier, es geht um Veranstaltungen, die mit Spannung erwartet werden und an deren Ende ein Pokal überreicht wird. Das ist für Spieler und Zuschauer immer toll. Für mich kommt die Rolle als Turnierveranstalter der EM aufgrund meiner Fußballkarriere fast wie von selbst auf mich zu. Letztlich ist das ja nichts anderes als eine weitere Spezialisierung im Kontext meines Berufs, in dem ich zwölf, dreizehn Jahre hochintensiv aufs Fußballspielen konzentriert war. Und ich will natürlich meine Expertise, meine

Kompetenz im Fußball jetzt auch als Turnierdirektor einsetzen. Was bedeutet es, wenn jetzt Deutschland in der heutigen Zeit so ein Turnier veranstaltet? Wo sind die positiven Aspekte, wo sind auch die negativen Aspekte? Es geht schließlich nicht zuletzt auch um die Auseinandersetzung mit gesellschaftlich relevanten Themen, weil Fußball natürlich viele Themen transportiert. Ich bin mir sehr bewusst, dass es bei solchen Veranstaltungen um viel mehr geht als nur um ein sportliches Ereignis, und gerade das reizt mich.

Die Großereignisse sind sicher die Leuchttürme, die die einzelnen Sportarten noch sichtbarer machen, aber mein Herz schlägt vor allem für den Breitensport. Der DFB hat über sieben Millionen Mitglieder. Viele Menschen engagieren sich hier ehrenamtlich, erfahren hier Wertschätzung. Sie übernehmen Verantwortung und bauen so ihr soziales Umfeld auf und erweitern es. Beim Fußball wird niemand ausgeschlossen. Jeder darf mitmachen und hat erst einmal die gleichen Chancen auf dem Platz. Sie lernen in einem Fußballklub Kooperation, sie lernen sich selbst kennen, ihre guten und schlechten Eigenschaften, und werden dadurch zu selbstbewussten Persönlichkeiten. Darin sehe ich einen der Kernwerte von Sport, die sich positiv auf unsere Gesellschaft auswirken.

Deswegen gibt es mir ja auch so viel, wenn ich zum Beispiel beim FT Gern bin und ich die ganze Atmosphäre dort genießen kann. Meine Mutter war dort viele Jahre Jugendleiterin und unsere gesamte Familie ist dem Verein eng verbunden. Da kann ich auch ganz locker sein, niemand starrt mich an, da bin ich vor allem der Papa unseres Sohnes Julian, der hier Fußball spielt. Klar, wenn wir nicht auf unserem Vereinsgelände sind, dann nimmt man es schon anders wahr, dass ich ein berühmter Fußballer war. Und das Ganze wird noch verstärkt, wenn Kameras dabei sind. Oder wenn ich als Zuschauer bei einem Fußballspiel von Bayern München oder der Nationalmannschaft auf der Tribüne mitfiebere. Da assoziiert man mich sofort wieder mit den Rollen, die ich in beiden Mannschaften gespielt habe. Aber speziell beim FT Gern ist das kein Thema. Man kennt mich da und ich kenne den Verein schon ewig. Ich bin da nicht das große Fußballidol, auch für Julian nicht. Er hat mich zwar noch im Stadion erlebt, aber seine Helden sind schon die Spieler, die heute aktiv sind, also zum Beispiel Thomas Müller.

Bei den Kindern spielt jeder mal jede Position und auch die besseren Spieler sitzen mal auf der Bank, weil das in dem jungen Alter noch nicht so eine große Rolle spielt. Wer dann wirklich der Beste ist, kristallisiert sich erst später heraus. In diesem Alter geht es vor allem darum, das Gemeinschaftsgefühl im Sport zu erfahren, seinen positiven Einfluss kennenzulernen. Und den gibt es eben nicht, wenn man nur auf der Ersatzbank sitzt. Ich sehe das nicht aus der Ex-Profiperspektive, sondern erinnere mich gerne daran, wie es bei mir war. Ich habe all diese Erfahrungen im gleichen Alter auch gemacht und freue mich natürlich, wenn sich viele Kinder ebenfalls für diesen Sport begeistern können.

Gemeinschaft erleben

Bis in die Sechzigerjahre hat es im Spitzensport nur Amateursport gegeben, auch im Fußball. Die tollen Spieler von damals hatten alle noch einen »normalen« Beruf, mit dem sie ihren Lebensunterhalt verdient haben. Durch die Professionalisierung im Sport sind neue Berufe entstanden. Und vielleicht konnte so der Eindruck entstehen, dass es heute nur noch »Vorbilder« gibt, in dem Sinne, dass man mit so einer Profikarriere sehr viel Geld verdienen kann, sehr viel Aufmerksamkeit und gesellschaftliche Anerkennung bekommt. Gegen die Professionalisierung im Sport allgemein und im Fußball im Besonderen und dass damit Geld verdient wird, ist im Prinzip nichts zu sagen, das ist eine natürliche Entwicklung. Doch eine solche Entwicklung hat auch Schattenseiten, wie bei vielen Dingen, wenn es um Geld und Publicity geht. Aus Spielersicht kann ich sagen, dass man für diesen »Traumberuf« auch einen sehr hohen Einsatz leisten muss, dass sich ein »Profi« sehr professionell verhalten muss, alles für seinen Beruf geben muss. Und man muss sich darüber bewusst sein, dass es um mehr als nur um sportliche Ziele geht. Da geht es manchmal schlicht und einfach um Unterhaltung, im Stadion oder im TV, bei einem großen Turnier, bei der Champions League oder der *Sportschau* am Samstag. Für mich ist Sport – aktiv und passiv als Zuschauer – immer ein gemeinschaftliches Erlebnis, das ein besonderes Zugehörigkeitsgefühl vermittelt und das ganz automatisch mit sich bringt, Teil einer Auseinandersetzung zu sein. Es geht darum, Fan zu sein, seinen Verein zu unterstützen, in einer Mannschaft zu spielen, sich da einzubringen, mit Leuten zu kooperieren, um Spaß zu haben.

Als Turnierdirektor für die Europameisterschaft 2024 sehe ich meine Aufgabe unter anderem darin, den Wert des Breitensports für die Gesellschaft weiterzuentwickeln und herauszustellen. Warum gehen denn die Leute überhaupt im Winter abends um halb sieben auf den Fußballplatz und spielen bei Schneetreiben Fußball? Sie machen es deswegen, weil da etwas Unsichtbares passiert. Weil man dort Freunde trifft. Da passiert Gemeinschaftsgefühl. Da passiert Freude, miteinander etwas zu unternehmen – zusammen zu gewinnen, aber auch zusammen zu verlieren. Seit März 2020 war das leider nur eingeschränkt möglich. Corona hat vieles verändert. Vor allem das soziale Miteinander hat sehr darunter gelitten. Unsere Kinder durften ihren Sport eine längere Zeit nicht mehr mit ihren Freundinnen und Freunden ausüben. Das war für beide ein richtiger Tiefschlag, weil ihnen das Miteinander in der sozialen Einheit der Mannschaft oder Gruppe fehlte. Das wiederum hat natürlich auch für die Persönlichkeitsentwicklung junger Menschen einen großen Einfluss. In diesem Zusammenhang fällt ganz deutlich auf, was letztendlich dieses Virus in der Anfangszeit angerichtet hat. Die sozialen Kontakte verkümmerten in der Pandemiezeit sehr. Umso wichtiger ist es, dass jetzt vieles wieder möglich ist, wenn auch immer noch unter Einschränkungen.

Gesund von
KINDESBEINEN AN

Ich möchte, dass Kinder und Jugendliche schon früh für sich die Vorteile eines gesunden Lebensstils entdecken können. Es ist ja leider nicht immer so, dass man das von den Eltern vorgelebt bekommt, dass immer genug Zeit in der Familie da ist für die Vermittlung von Gesundheitswerten. Weil ich finde, dass jedes Kind das Recht auf ein gesundes Leben hat, habe ich mit meinem Team schon 2007 die Philipp Lahm-Stiftung gegründet. Ich war damals 24 Jahre alt. 2009 fand dann das erste Philipp Lahm Sommercamp statt. Ich war zu dieser Zeit bereits Nationalspieler, habe Turniere in Portugal und in Deutschland gespielt. Als Fußballer wusste ich: Ich bin angekommen, und wenn jetzt keine ganz schlimme Verletzung kommt, werde ich die nächsten fünf bis zehn Jahre Fußballer sein. Das gab mir natürlich eine gewisse Sicherheit. Zu dieser Zeit hat man schon sehr gut verdient als Spitzenfußballer. Also habe ich mir gesagt: »Jetzt ist der richtige Moment, um etwas zurückzugeben.« Ich war ein Vorbild, man sah mich ja ständig rumlaufen als Fußballer. Ich habe mir gut überlegt, was ich denn der Gesellschaft zurückgeben könnte. Und mir war klar: am besten das, was mich selbst stark gemacht hat.

Was brauchen junge Menschen? In dem Sommercamp geht es um Bewegung, Ernährung und Persönlichkeitsentwicklung. Das Camp ist für Zehn- bis Dreizehnjährige konzipiert, weil da die Lernkurve am größten, der Erkenntnisgewinn am nachhaltigsten ist.

Natürlich habe ich das Konzept nicht allein entwickelt, es waren vor allem Spezialist*innen und Pädagog*innen und Ernährungswissenschaftler*innen daran beteiligt. Ich bin der Vermittler, derjenige, der die Kinder und Jugendlichen motiviert und ihnen zeigen kann, wie viel sich mit einer guten Grundlage, mit genug Bewegung und einer ausgeglichenen Ernährung erreichen lässt, wie wichtig Teamgeist ist und wie sie auch mit unterschiedlichsten Menschen schöne gemeinsame Erlebnisse haben und miteinander auskommen können. Und auf diesem Wege entwickeln sie auf ganz natürliche Weise auch ihre Persönlichkeit weiter.

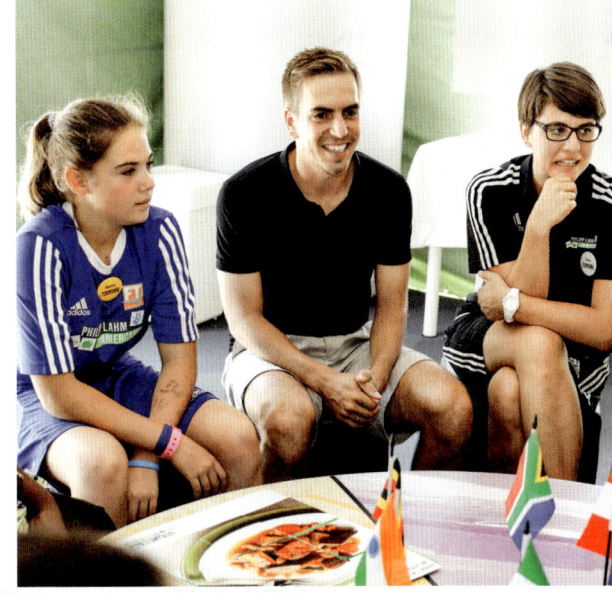

Wo kommt eigentlich das Essen her?

Die Kinder bekommen in dieser Woche im Sommercamp Antworten auf Fragen wie: Wo kommt eigentlich das Essen her? Was esse ich denn da täglich? Was ist gesund? Was ist ungesund? Was für Nahrungsmittel gibt es eigentlich? Wie werden sie produziert? Diese Fragen beantworten wir in einer ländlichen Umgebung, wir besuchen einen Bio-Bauernhof und lassen uns die Arbeitsprozesse in der Landwirtschaft zeigen. Manche Kinder aus der Stadt haben noch nie gesehen, wo die Kartoffeln wachsen und wie der Anbau von Karotten oder Salat funktioniert. In intensiven Workshops setzen die Kinder sich mit Ernährung auseinander und lernen zum Beispiel die Ernährungspyramide kennen.

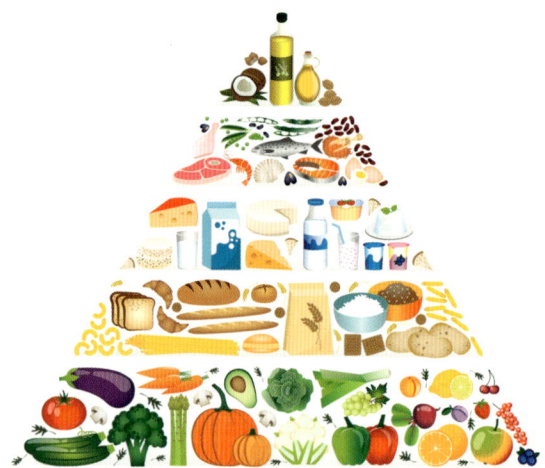

Wenn man den Kindern zeigt, wo das Essen herkommt, wie die Nahrungsmittel verarbeitet werden, wo wie viel versteckter Zucker in bestimmten Lebensmitteln ist und was gesunde Lebensmittel auszeichnet, setzt man einen ganz starken Anker. Man weckt dadurch das Verständnis dafür, dass Lebensmittel eben nicht einfach nur im Supermarkt zu kaufen sind, sondern dass sie auf dem Feld angebaut werden, dass die Hersteller oder Bauern davon leben müssen. Die Kinder lernen, was regionale Produkte sind und dass sie beziehungsweise ihre Eltern mit dem Kauf dieser Produkte auch die Erzeuger in der Region unterstützen. Die Kinder bekommen sehr schnell ein Gefühl für die Wertigkeit von Nahrungsmitteln. Für den Fall, dass ihr Alltag bisher vor allem von Convenience-Food geprägt war, machen sie die Erfahrung, dass es eben auch etwas anderes gibt und dass diese anderen Lebensmittel gut schmecken. Diese Erfahrung ist ziemlich intensiv. Dadurch haben die Kinder – zumindest gedanklich – eine Wahlmöglichkeit. Am letzten Tag des Sommercamps kommen die Eltern dazu und die Kinder stellen ihnen vor, was sie im Camp alles erfahren haben. Das ist ein ganz entscheidender Moment. Denn wir wissen ja alle, dass

Kinder maßgeblich das Verhalten der Eltern beeinflussen. Nachhaltig wäre für mich, dass die Eltern darauf reagieren und sagen: »Bei diesen Themen passen wir uns unseren Kindern und ihren Wünschen an.«

Bewegung ist kein Selbstzweck

Neben dem Thema Ernährung haben wir ein Programm zum Thema Bewegung etabliert. Hierbei geht es nicht um Fußball, sondern um ganz grundsätzliche Fragen: Was bedeutet Bewegung für den Körper, für das Wohlbefinden? Warum spricht man immer von Körper und Geist? Was bedeutet es eigentlich, dick zu sein? Wie schwer bin ich dann? Wie schwer fällt es mir, Treppen zu steigen? Und was bedeutet es für meine persönliche individuelle Freiheit, wenn mich Bewegung nicht anstrengt, wenn ich mich gerne bewege? Bewegung ist ja kein Selbstzweck und meint nicht nur sportlichen Ehrgeiz. Es geht uns um die Attraktivität von Bewegung in dem Sinne, um im Alltag mobil zu sein, Spaß an Bewegung zu finden, für sich selbst, aber auch und vor allem gemeinsam mit anderen. Wir machen natürlich auch mal einen Ausdauerlauf, um dann die Herzfrequenz zu messen und ein paar grundsätzliche Sachen zu klären: Was passiert denn da in meinem Körper, wenn ich mich bewege? Was ist der Unterschied, wenn einer fitter und der andere nicht so fit ist? Was kann das für Folgen haben?

Wer möchtest du sein?

Das vielleicht wichtigste Thema im Programm des Sommercamps ist die Persönlichkeitsentwicklung: Was ist eigentlich erstrebenswert im Leben? Wie kann ich mit anderen kooperieren, wie gehe ich mit anderen um? Die Kinder nehmen an ganz praktischen Workshops teil: Wie stelle ich mir eigentlich meinen besten Freund oder meine beste Freundin vor? Was hat sie oder er für Eigenschaften? Und dann wird überprüft, ob man eigentlich selbst diese Eigenschaften hat, die man von anderen erwartet. Die Kinder sind in den sieben Tagen acht bis neun Stunden am Tag zusammen, in zwei Zehnergruppen mit zwei Pädagogen, das ist alles sehr intensiv. Wir achten dabei sehr auf die Zusammenstellung der Gruppen. Wir haben uns dabei von der Universität Augsburg wissenschaftlich begleiten lassen. Die Wissenschaftler und Pädagogen haben uns erklärt, dass eine homogene Gruppe nicht ideal ist. Wenn alle aus prekären Verhältnissen kämen, wäre das nicht gut, selbst wenn für diese Kinder der Bedarf an so einer Auszeit im Sommercamp sicher am größten ist. Wir schauen, dass es ein guter Mix wird. Die Hälfte kommt über Institutionen, die schon Erfahrung mit Kindern aus prekären Verhältnissen haben, zum Beispiel empfiehlt uns die Caritas immer wieder Kinder, für die es sehr gut ist, wenn sie mal aus ihrem Alltagsumfeld rauskommen. Wir verlosen auch Plätze. Alle lernen voneinander. Manchmal gibt es Konflikte, manchmal entstehen ungeahnte Freundschaften.

Und was passiert nach dem Camp?

Nachhaltigkeit ist ein großes Thema für uns, in dem Sinne, ob diese Camps auch längerfristig das Leben der Kinder positiv beeinflussen können. Was die Ernährung angeht, beobachten wir oft, dass die Kinder zu Hause zum Beispiel sagen: »Ich möchte kein Fast Food mehr sehen, Mama, Papa, lasst uns was anderes essen.« Denn sie wissen ja spätestens durch uns, dass es etwas anderes gibt. Sie haben miteinander gekocht, sie wissen, wie das Selbstgekochte schmeckt. Natürlich hebt das nicht ihre Welt aus den Angeln, aber für einen Teilbereich wird sie besser; die Kinder wissen, welche Möglichkeiten es gibt, was man ausprobieren kann, welche Wirkung das hat.

Und das Soziale bleibt ebenfalls im Gedächtnis haften. Im Camp tragen alle dieselbe Sportkleidung, wir haben da einen Ausrüster. So gibt es dort nicht diejenigen mit den teuren Klamotten und die anderen mit den billigen; es ist ein bisschen uniform. Es ist schön zu sehen, wie die Kinder miteinander agieren und wie sie eine Gruppe bilden, und plötzlich die Herkunft oder der soziale Background keine Rolle mehr spielt. Sie tauschen sich untereinander aus und lernen die Welt der anderen kennen und deren Erfahrungen. Die Sommercamp-Wochen sind immer sehr intensiv und wir haben eine ganz niedrige Abbruchquote, das erstaunt auch unsere Pädagogen immer wieder.

Lebensverhältnisse verbessern – unser Engagement in Südafrika

Nachhaltig ist auch unser Engagement in Südafrika. 2006 war die Weltmeisterschaft in Deutschland, und die nächste Weltmeisterschaft sollte in Südafrika stattfinden. Und da hatten wir folgende Idee: Im nächsten Land, wo die Weltmeisterschaft stattfindet – es war anzunehmen, dass ich dabei war –, wollten wir uns einen genaueren Eindruck von Land und Leuten verschaffen. Nicht als Touristen, sondern mit einer Idee im Hinterkopf: Was könnten wir für die Leute vor Ort tun? 2007 sind wir nach Südafrika gereist. Dort sah ich mit eigenen Augen diese extremen Unterschiede zwischen Arm und Reich, diese eklatanten Gegensätze. Daraufhin habe ich beschlossen, eine Stiftung zu gründen, um mich dort zu engagieren.

Wir sind relativ naiv darangegangen. Wir haben dort Menschen kennengelernt, sie nach ihren Bedürfnissen gefragt und haben mit ihnen einen Fußballplatz gebaut, eine Community entwickelt, eine gewisse Infrastruktur errichtet. Wir haben alles selbst entwickelt unter schwierigen Bedingungen, zusammen mit den Leuten vor Ort. Da sind Fußballmannschaften entstanden, die sich jetzt selbst organisieren, die im Ligabetrieb spielen. Momentan kooperieren wir mit einer Schule, wir besprechen in Telefonkonferenzen, was gerade ansteht, und sind normalerweise auch jedes Jahr vor Ort. Seit Ausbruch der Pandemie ist vieles allerdings schwieriger geworden und viel Organisation läuft digital.

Uns ist es wichtig, dass die Menschen sich dort selbst um ihre Angelegenheiten kümmern können. Wir haben mitten in die Diaspora einen Fußballplatz gebaut, in ein nicht genehmigtes Township. Es kann durchaus sein, dass die lokalen Behörden den Platz irgendwann mal abreißen. Aktuell ist dort der kulturelle Mittelpunkt des Townships, weil da plötzlich ein Fußballplatz war. Die Menschen treffen sich zum Kicken, Zuschauen, Unterhalten, erleben Gemeinschaft. Wir haben noch ein weiteres Projekt in Südafrika, da arbeiten wir mit der Münchner Familie Doppler zusammen. In diesem Fall handelt es sich um das Township Philippi nahe Kapstadt, wo es eine Kooperation mit einer kirchlichen Organisation gibt. Auch dort haben wir einen Fußballplatz finanziert. Vor Ort arbeiten Pädagogen und es gibt den Philipp Lahm Sports Ground. Corona hat unsere Projekte, insbesondere das in Johannesburg, zeitweise lahmgelegt, weil man eben nicht Fußball spielen durfte und weil weder Trainingseinheiten noch Ausbildungen stattfinden konnten. Wir erhalten unsere Projekte in Südafrika insofern aufrecht, indem wir die Leute dort weiterhin bezahlen, damit sie verlässliche Einkünfte haben.

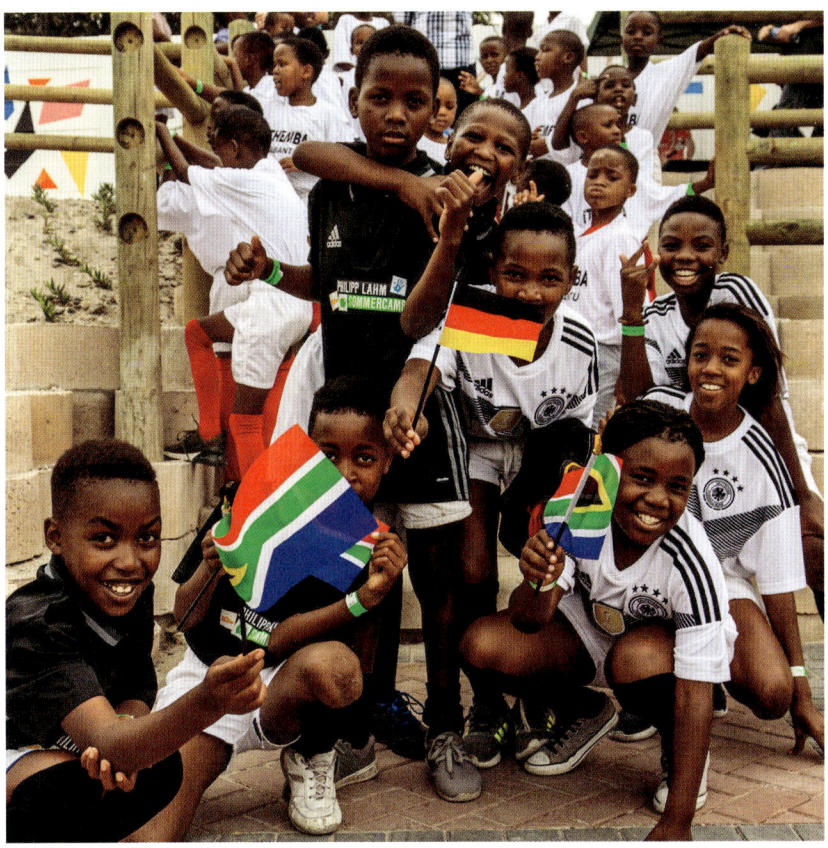

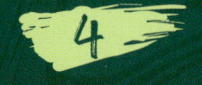
4

In der Ruhe
LIEGT DIE KRAFT

Aktivitäten und Pausen sollten sich harmonisch abwechseln. Überaktivität bringt nichts, der Körper braucht nach Anstrengungen Entspannung. Aus meiner Erfahrung als Fußballprofi kann ich sagen, dass es genau dieser Rhythmus aus gezielter Belastung und Ruhe ist, der für Gesundheit und Fitness sorgt. Natürlich haben wir als Sportler genaue Vorgaben von unseren Trainern und Physiotherapeuten und Ärzten bekommen, aber am wichtigsten war doch immer, selbst zu spüren, was man gerade braucht. Auch hier habe ich keinen Masterplan, gefragt ist vielmehr Sensibilität für die eigenen Bedürfnisse. Und Pausen braucht es nicht nur manchmal, sondern regelmäßig. Oder anders formuliert: keine Leistung ohne Pausen.

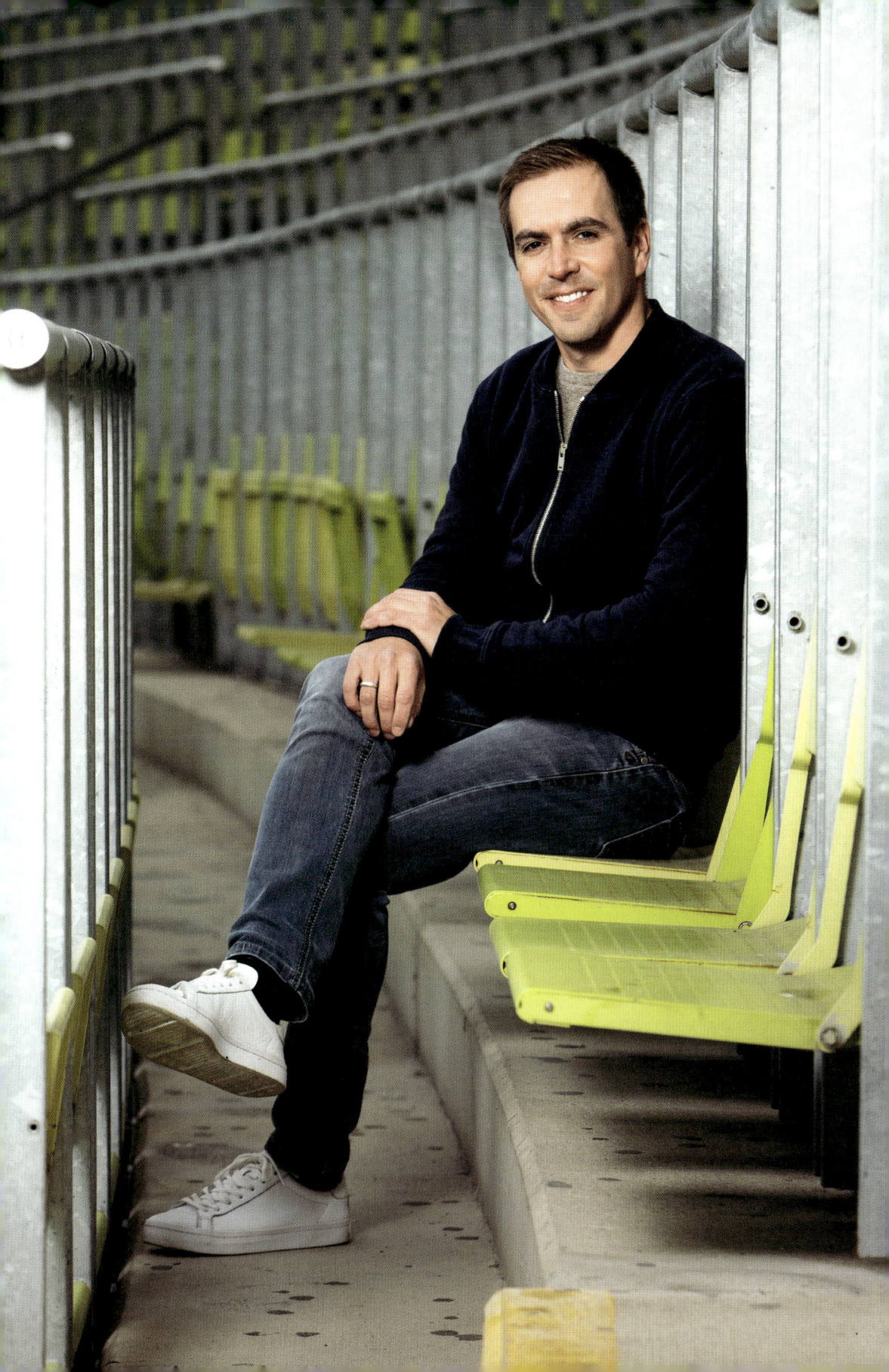

IMMER *aktiv?*

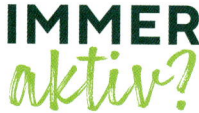

Wir alle sind in der einen oder anderen Form immer aktiv: familiäre Dinge, Arbeit, Schule, Einkaufen, Urlaub, alles überlappt sich und wir brauchen einen guten Plan, um unsere Aufgaben mit dem angemessenen Aufwand zu bewältigen. Nicht selten werden hierbei die Ruhepausen vergessen. Wenn wir Pech haben, schlafen wir in der Folge schlecht. Ruhe ist jedoch wichtig für den Körper, den Geist und auch für die Seele. Wir müssen uns Zeit geben, um neue Kraft zu sammeln, Erlebtes überhaupt reflektieren zu können, unsere Nährstoffspeicher aufzufüllen, unseren Muskeln Erholung zu gönnen. Unser Handeln darf nicht allein unserem Willen folgen, sondern wir müssen auf unseren Körper hören und ebenso auf Seele und Geist. Das klingt vernünftig und gut, und doch handeln wir oft nicht so. Oft hetzen wir von einem Termin zum anderen, erledigen Dinge (vermeintlich) parallel, packen unseren Terminkalender zu voll und vergessen die Auszeiten, die wir auch untertags brauchen. Was entsteht, wenn wir uns diese Pausen nicht geben, kennen wir alle: Stress. Wir werden nervös, reagieren gereizt, sind empfindlich. Stress versetzt uns in einen Alarmzustand.

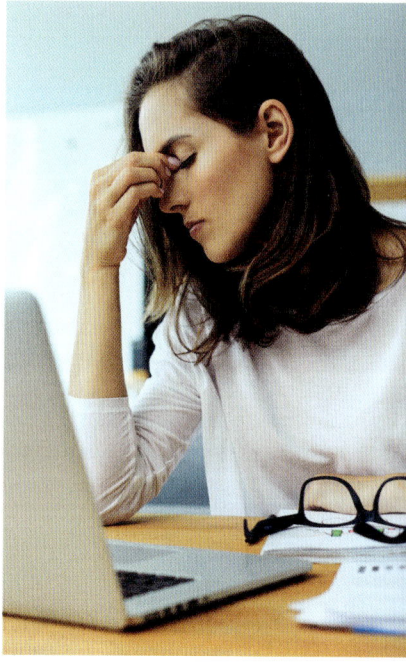

Der Anstieg von Stresshormonen war laut Anthropologen für den Urmenschen überlebenswichtig, da er in gefährlichen Situationen oder auf der Jagd dank ihnen alle Energie bündeln und einsetzen konnte – heute ist Stress allerdings schon lange kein Ausnahmezustand mehr, sondern unser ständiger Begleiter im Alltag. Die aktuellen Zahlen sind nicht gut: Mehr als 50 Prozent der über 18-Jährigen in Deutschland fühlen sich allgemein gestresst – im Beruf und auch im Privaten, mit deutlicher Frequenzsteigerung in den letzten Jahren. Das heißt: Immer mehr Menschen fühlen sich immer häufiger gestresst. Klar, man kann viele Gründe finden, warum das so ist. Es kann die allgemeine Lebenssituation sein, wenn etwa durch Corona ein Krisenmoment in unser Leben tritt, das wir nicht selbst beeinflussen können, es kann die Digitalisierung sein, die immer stärker in unseren Alltag eingreift. Es kann auch die Fragmentierung der Arbeitsprozesse sein, wenn wir nicht mehr ausdauernd an einem einzelnen Projekt sitzen können und die Prozesse nicht mehr in ihrem Zusammenspiel oder ihrer Komplexität überblicken, sondern mit vielen Einzelaspekten zu tun haben und wir somit den Überblick verlieren. Daher ist es von großer Bedeutung, die eigene Position und Haltung innerhalb dieser Prozesse und sozialen Situationen zu bestimmen. Man braucht Zeit für Reflexion, Zeit zum Abschalten, Zeit, etwas Gutes für sich zu tun. Entspannung ist ein wichtiger Bestandteil der Selbstfürsorge. Das ist nicht unproduktiv, sondern ermöglicht uns erst, anschließend wieder mit voller Kraft an unseren Aufgaben zu arbeiten.

Wenn wir uns nicht diese Auszeiten vom Alltagsstress nehmen, kann das zu gesundheitlichen Problemen in mehreren Bereichen führen. Diese Probleme sind nicht zwingend psychischer Art, wie man zunächst annehmen könnte: Besonders oft sind Rückenschmerzen das physische Ergebnis von Stress, dicht gefolgt von Schlafstörungen und Kopfschmerzen. Auch die seelische Gesundheit leidet erwiesenermaßen unter Stress: Neben dem Gefühl der inneren Erschöpfung, eines Burn-outs, können beispielsweise Depressionen durch einen zu hohen und zu lange andauernden Stresslevel entstehen. Sie merken schon – der Wert von Entspannung und Ruhe kann kaum hoch genug angesetzt werden.

Passive und aktive Entspannung

Es gibt unterschiedliche Arten der Entspannung. Wenn Sie merken, dass Sie sich selbst überfordert haben, dann wählen Sie doch einfach die simple Variante: Für die passive Entspannung müssen Sie sich keine speziellen Methoden und Übungen aneignen. Passives Entspannen läuft relativ intuitiv und bezeichnet alles, was Entspannung im Alltag verschafft: ein Bad nehmen, Musik hören, in die Sauna gehen oder ein Buch lesen. Sie kommen zur Ruhe, genießen die Musik, lassen sich in eine andere Welt entführen. Sie sind gerade nicht zielgerichtet, sondern lassen den Dingen ihren Lauf und Ihren Gedanken und Gefühlen ebenfalls. Wichtig ist dabei nur ein Rahmen, in dem Sie nicht von einem klingelnden Handy oder dem Sound ankommender Mails oder von anderen Personen in Ihrer Entspannung gestört werden. Verkehrslärm kann zumindest in Großstädten ein störender Faktor sein. Suchen Sie sich einen Ort, an dem Sie Ruhe haben. Das muss nicht zu Hause sein, das kann auch eine Parkbank sein, auf die Sie sich setzen, wo Sie nichts tun, außer dem Zwitschern der Vögel und dem Wind in den Bäumen zu lauschen und die Sonne im Gesicht zu spüren. Ach ja, Handys kann man problemlos in den Flugmodus schalten, eine ihrer besten Funktionen.

Aktive Entspannung steht meistens im Zusammenhang mit bewusster Bewegung. Yoga, Pilates und Tai-Chi sind nur wenige Beispiele, aber auch Joggen und Spazierengehen gehören dazu. Was diese Bewegungsformen verbindet: Hier geht es nicht um Leistung oder Bestzeiten, sondern um die Freude an der Bewegung, am eigenen Körper. Es geht darum, sich zu spüren und sich Zeit für sich selbst zu nehmen. Lassen Sie sich zum Beispiel

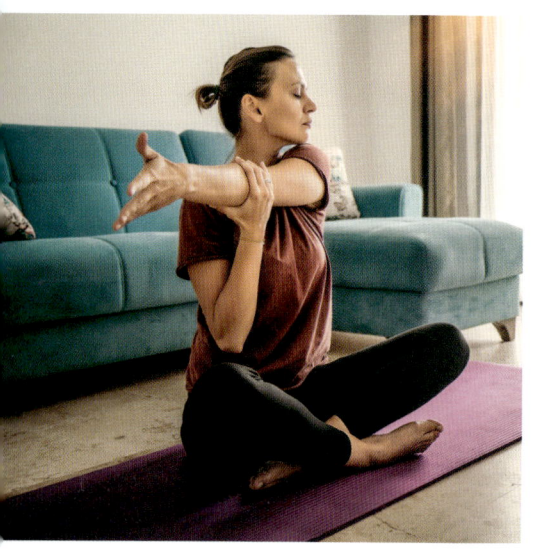

beim Yoga nicht davon abschrecken, dass manche Asanas schwierig aussehen, es gibt auch viele leichte Übungen, die sich für nicht so gelenkige Menschen eignen. Geschmeidig wird man erst durch Übung. Auch die beim Yoga besonders wichtige Atmung meistert man nicht sofort. Doch sie zu erlernen, lohnt sich. Sie trägt viel dazu bei, den Körper und den Geist zu beruhigen. Wie bei anderen Dingen gilt auch hier: Starten Sie langsam, probieren Sie Haltungen und Übungen aus, setzen Sie sich nicht unter Druck. Besuchen Sie am besten einen Kurs, lernen Sie in der Gemeinschaft, lassen Sie sich von einer guten Yogalehrerin oder einem erfahrenen Yogalehrer anleiten und inspirieren.

Progressive Muskelentspannung nach Jacobson

Eine sehr wirksame aktive Entspannungsmethode ist die progressive Muskelentspannung nach Jacobson. Diese Entspannungstechnik geht auf den amerikanischen Physiologen Edmund Jacobson zurück, sie ist wissenschaftlich anerkannt und lässt sich leicht erlernen, außerdem werden keine besonderen körperlichen Voraussetzungen benötigt. Nacheinander werden verschiedene Muskelgruppen angespannt und wieder entspannt. So bekommt man nach und nach ein besseres Gespür dafür, wann der eigene Körper angespannt ist und wie sich die entspannten Muskeln anfühlen. Durch die auf die Anspannung der Muskeln folgende Entspannung wird der »Ruhenerv« des Nervensystems, der Parasympathikus, aktiviert. Dadurch werden nicht nur die Muskelgruppen, auf die man sich mit dem Entspannen konzentriert, entspannt, auch der gesamte Blutkreislauf beruhigt sich, die Atmung wird verlangsamt und der Blutdruck sinkt.

Die Methode kann auch in konkreten Stresssituationen angewendet werden, um Ängste und Nervosität zu bekämpfen. Außerdem eignet sie sich als Maßnahme gegen Bluthochdruck, Schlafstörungen und Kopfschmerzen. Bestenfalls werden die Übungen mindestens einmal täglich durchgeführt, sodass sich ein Langzeiteffekt einstellt. Idealerweise erlaubt das ein frühzeitiges Erkennen von Stress und Anspannung im Körper. Die Regelmäßigkeit und Vertrautheit mit der Technik erlaubt es, das Entspannungsgefühl kurzfristig und in konkreten Situationen abzurufen, beispielsweise wenn man unter einer Schlafstörung leidet und das Einschlafen damit erleichtern will oder um eine höhere Konzentrationsfähigkeit abzurufen.

Übungsablauf der progressiven Muskelentspannung

Nacheinander wird eine Abfolge von Muskelgruppen jeweils erst für 5 bis 10 Sekunden angespannt und im Anschluss entspannt. Konzentrieren Sie sich 20 bis 30 Sekunden lang auf das Entspannungsgefühl der Muskeln. Es gibt unterschiedlich lange Anleitungen mit mehr oder weniger Zwischenschritten, aber die zeitliche Abfolge der Muskelgruppen ist immer gleich. Die Übungen können im Liegen oder im bequemen Sitzen durchgeführt werden. Wichtig: Während der Übungsausführung sollten Sie während der An- und Entspannungsphasen ruhig und regelmäßig atmen und die Konzentration ganz auf die fokussierten Muskeln legen.

Abfolge der Muskelgruppen (anspannen – entspannen, jeweils circa 6 Sekunden):

1. Hände: Erst wird die rechte Hand zu einer Faust geballt und wieder entspannt, dann die linke Hand

2. Oberarme: anwinkeln

3. Stirn: runzeln und Augenbrauen zusammenziehen

4. Augen: zukneifen

5. Zunge: gegen den Gaumen pressen

6. Nacken: Kopf nach vorne kippen, sodass das Kinn in Richtung Brust geht

7. Schultern: in Richtung Ohren hochziehen

8. Bauch: Bauchmuskeln anspannen, ohne die Luft anzuhalten

9. Gesäß: anspannen

10. Oberschenkel: im Liegen zuerst Beine anziehen, sodass die Fußsohlen auf dem Boden aufliegen, dann im Liegen und im Sitzen die Oberschenkelmuskeln anspannen, indem man den hinteren Teil der Fußsohlen gegen den Boden drückt

OHNE SCHLAF KEINE POWER – WARUM AUSREICHEND
Schlaf so wichtig ist

Guter Schlaf ist lebenswichtig. Aktuelle Zahlen der Schlafforschung sind allerdings erschreckend. Etwa 80 Prozent der arbeitenden Bevölkerung kann nicht gut ein- oder durchschlafen, Tendenz steigend. Viele Menschen erscheinen müde am Arbeitsplatz. Ein gesunder Schlaf geht mit körperlicher, geistiger und seelischer Gesundheit Hand in Hand: Bei Schlafstörungen steigt die Wahrscheinlichkeit für psychische Krankheiten wie Depressionen und körperliche Probleme wie Stoffwechselerkrankungen und/oder hohen Blutdruck und führt auch zu einem höheren Schlaganfallrisiko.

Schlaf ist ein Krafttanken des Körpers. In dieser Ruhezeit erneuern sich unsere Zellen, die Übertragung von den Ereignissen des Tages in unser Gehirn findet statt, das Immunsystem wird gestärkt und der Stoffwechsel wird angekurbelt. Neben den Regenerationsabläufen, die von uns unbemerkt stattfinden, ist ein ausgeschlafener Körper auch die Grundlage für Konzentrationsfähigkeit und Reaktionsvermögen. Die amerikanische Sleep Foundation hat den Bedarf an Schlaf für verschiedene Altersgruppen erforscht und in einer übersichtlichen Tabelle veröffentlicht. Danach sollten Erwachsene zwischen 18 und 64 Jahren zwischen sieben und neun Stunden schlafen – denn auch zu viel Schlaf ist ungesund.

	ALTER	EMPFOHLENE SCHLAFDAUER
NEUGEBORENE	**0–3 MONATE**	**14–17 STUNDEN**
BABYS	**4–11 MONATE**	**12–15 STUNDEN**
KLEINKINDER	**1–2 JAHRE**	**11–14 STUNDEN**
VORSCHULALTER	**3–5 JAHRE**	**10–13 STUNDEN**
SCHULALTER	**6–13 JAHRE**	**9–11 STUNDEN**
TEENIES	**14–17 JAHRE**	**8–10 STUNDEN**
JUNGE ERWACHSENE	**18–25 JAHRE**	**7–9 STUNDEN**
ERWACHSENE	**26–64 JAHRE**	**7–9 STUNDEN**
ÄLTERE	**65 JAHRE UND ÄLTER**	**7–8 STUNDEN**

So viele Stunden sollte der Mensch in seinen verschiedenen Lebensphasen schlafen (Quelle: Sleep Foundation, Seattle).

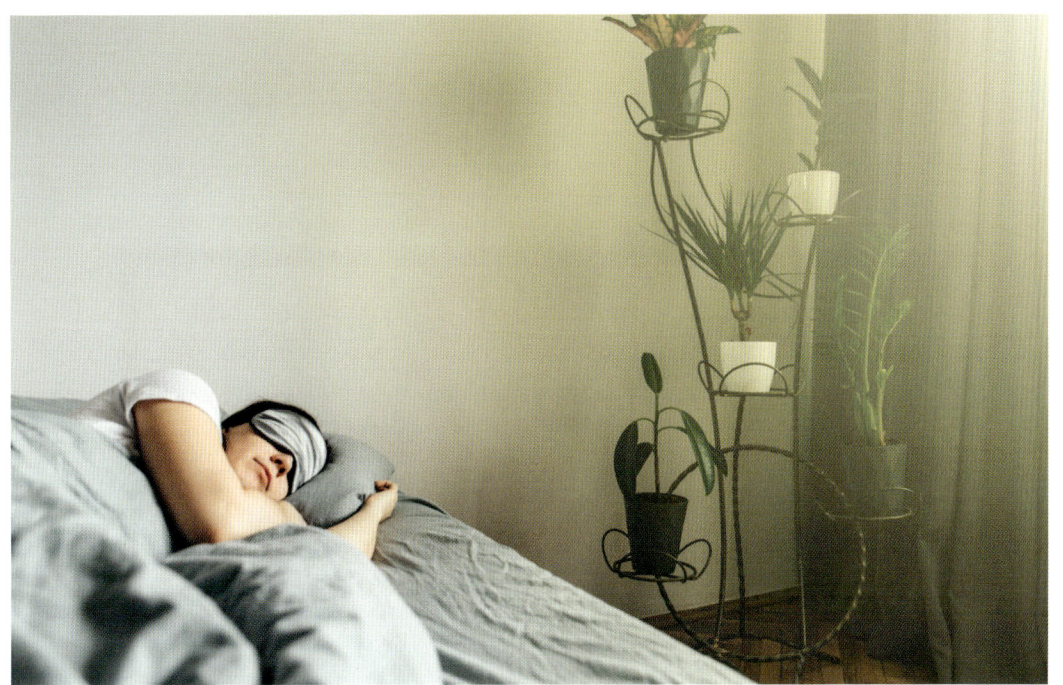

Schlafprobleme und ihre Gründe

Neben gesundheitlichen Gründen spielt Alltagsstress bei Schlafstörungen eine große Rolle. Wer seine Sorgen mit ins Bett nimmt und sich zu viele Gedanken macht, kommt nicht zur Ruhe. Durch das Bewusstsein, dass man den Schlaf braucht, um am nächsten Tag wieder fit und leistungsfähig zu sein, kann sich noch mehr Druck aufbauen, was wiederum den Stresslevel erhöht und somit auch vom Schlafen abhält – ein Teufelskreis aus Stress und Schlafmangel beginnt. Ebenso können äußere Einflussfaktoren wie Lärm oder eine zu hohe Zimmertemperatur Gründe für schlechten Schlaf sein. Über 40 Prozent der Deutschen können aufgrund von zu warmen oder zu kalten Raumtemperaturen nicht gut schlafen. Laut Schlafforschern liegt die fürs Schlafen optimale Temperatur zwischen 15 und 18 Grad Celsius und sollte 20 Grad Celsius nicht überschreiten. Offene Schlafzimmerfenster sind also im Winter nicht wirklich optimal. Dass Koffein wach hält, ist wohl den meisten bewusst, aber auch Alkohol- oder Nikotinkonsum kann sich negativ auf den Schlaf auswirken. Kurzfristig kann man zwar das Gefühl haben, dass Alkohol sogar beim Einschlafen hilft, weil man alkoholisiert allerdings schlechter durchschlafen kann, handelt es sich hierbei um einen Trugschluss.

Die Tabelle mit den empfohlenen Schlafzeiten zeigt, dass man nicht in jedem Lebensalter dieselbe Menge Schlaf braucht. Auch das persönliche Empfinden für die Notwendigkeit von Schlaf variiert in den unterschiedlichen Lebensphasen. Mit steigendem Alter produziert der Körper weniger Melatonin, das Schlafhormon. Wichtig ist es deswegen, tagsüber aktiv zu sein, sich ausreichend zu bewegen, dann kann man abends besser einschlafen. Wer sich also vor allem im Alter tagsüber müde fühlt, sollte sich nicht gleich ausruhen oder ein Nickerchen halten, sondern lieber eine Runde an der frischen Luft spazieren gehen.

<u>5 Tipps für einen gesunden Schlaf</u>

1. Feste Zeiten für das Zubettgehen und Aufstehen einführen: Sobald sich der Körper an eine Regelmäßigkeit gewöhnt hat, stellt sich auch die innere Uhr darauf ein und man wird irgendwann ganz natürlich zu den geplanten Zeiten müde oder wach.

2. Nicht krampfhaft versuchen zu schlafen: Gehen Sie erst schlafen, wenn Sie tatsächlich müde sind! Sollten Sie feststellen, dass Sie absolut nicht einschlafen können oder mitten in der Nacht plötzlich hellwach sind, dann beschäftigen Sie sich mit etwas, bis Sie wieder müde sind. Allerdings sollten Sie einer ruhigen Beschäftigung nachgehen. Lesen Sie ein Buch oder hören Sie sich einen Einschlaf-Podcast an. Wenn Sie lesen, sorgen Sie dafür, dass das Licht nicht zu hell und kalt ist.

3. Äußere Einflüsse minimieren, die zu Schlafproblemen führen: Jalousien bei zu heller Straßenbeleuchtung schließen (allerdings nicht komplett, sonst kommt man morgens wieder schlechter aus den Federn) und auf eine angenehme Raumtemperatur achten. Wenn es nicht anders geht: bei Lärm Ohrstöpsel verwenden.

4. Nichts Schlafhemmendes konsumieren: Vermeiden Sie schweres Abendessen, denn zu viel und zu fettes Essen kann negative Auswirkungen auf die Verdauung haben und zu Einschlafproblemen führen. Geben Sie also Ihrem Magen eine Pause von circa vier Stunden vor dem Schlafengehen oder essen Sie weniger reichhaltig. Außerdem: Verzichten Sie abends auf Zigaretten und Alkohol!

5. Hände weg vom Smartphone: Setzen Sie sich vor dem Einschlafen nicht kurzwelligem blauem Licht aus. Bei den meisten Smartphones lässt sich ein Nachtmodus aktivieren, sodass bei Dunkelheit ein wärmeres Farbspektrum verwendet wird als in einer hellen Umgebung. Noch besser ist es allerdings, das Handy kurz vor dem Schlafengehen gar nicht mehr zu benutzen. Auch das Arbeiten am Computerbildschirm sollte vor dem Zubettgehen vermieden werden.

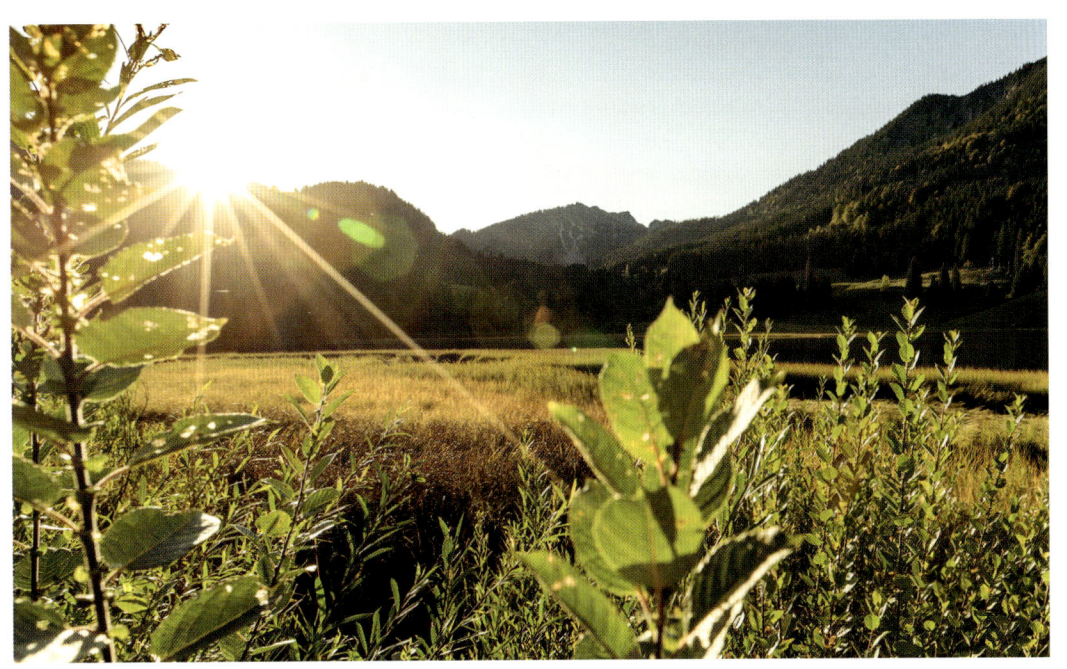

Die innere Uhr

Mithilfe der sogenannten inneren Uhr lässt uns der Körper wissen, ob wir zur richtigen Zeit aktiv sind oder ob wir uns lieber entspannen sollen. Man spricht hierbei vom Biorhythmus oder vom zirkadianen Rhythmus (aus dem Lateinischen, *circa* für »ungefähr« und *dies* für »Tag«). Forscher zu diesem Themenkomplex bekamen 2017 den Nobelpreis für Medizin verliehen, weil sie den enormen Einfluss des zirkadianen Rhythmus auf die menschliche Gesundheit detailliert untersucht hatten. Dazu zählt auch der Schlaf-wach-Rhythmus eines Menschen innerhalb von 24 Stunden. Dieser hängt direkt mit dem Licht zusammen. Früher, als es noch kein künstliches Licht gab, stellten die Menschen die Arbeit ein, wenn es dunkel wurde. Heute drehen manche Nachteulen da erst richtig auf. Unsere »innere Uhr« lässt sich vom Umgebungslicht beeinflussen – wenn es zu hell ist, fühlt sich der Körper noch nicht müde, da ihm signalisiert wird, es sei noch Tag. Die innere Uhr kann künstlich aus dem Gleichgewicht gebracht werden, beispielsweise durch Nachtschichten, in denen dem Körper durch künstliches Licht vorgegaukelt wird, es sei Tag, und tagsüber durch geschlossene Jalousien, es sei Nacht. Ein konkretes Beispiel dafür, dass unsere innere Uhr aus dem Takt ist, hat wohl jede*r schon einmal erfahren: Wir sind zu den falschen Zeiten hundemüde oder hellwach nach einem langen Transatlantikflug. Jetlag bedeutet nichts anderes, als dass sich unser Körper nicht sofort von einer Zeitzone in die andere umstellen kann. Die Folge eines Jetlags ist ein Erschöpfungszustand, bei dem wir nicht besonders leistungsfähig sind. Nach einigen Tagen hat sich dann die innere Uhr wieder richtig eingestellt und der negative Effekt ist verflogen.

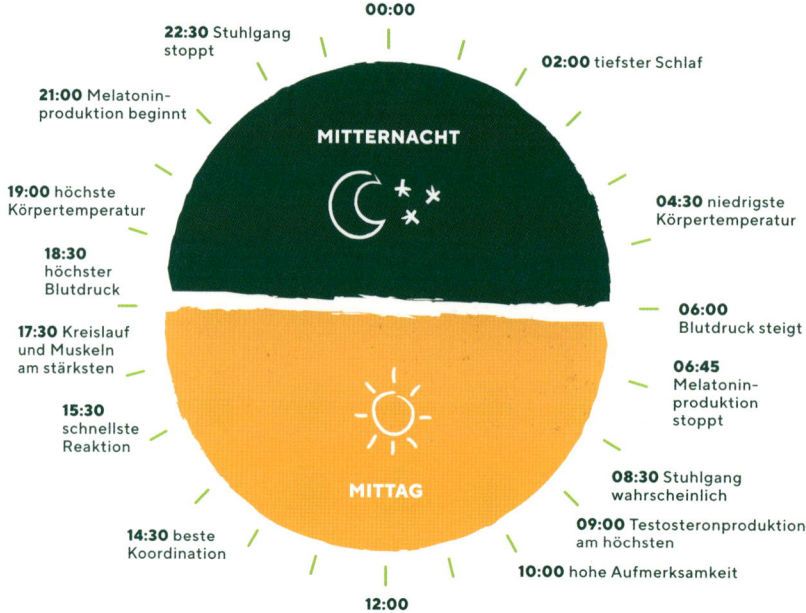

Der Tagesrhythmus unseres Körpers

Eine Frage des Lichts

Die Farbe des Umgebungslichts beziehungsweise die Wellenlänge des Lichts hat ebenfalls starke Auswirkungen auf unser Wohlbefinden. So hält Licht mit hohem Blauanteil, beispielsweise Tageslicht, aber auch künstliches Licht wie bei einem Computer- oder Handydisplay, wach. Blaues Licht ist nicht grundsätzlich schlecht – tagsüber ist dieses blaue Licht sogar richtig gut. Es verhindert nämlich die Ausschüttung des Schlafhormons Melatonin, weswegen wir tagsüber nicht so schnell müde werden. Wie stark uns die Lichtverhältnisse beeinflussen, merken wir, wenn an einem verregneten Herbsttag unsere Stimmung nicht so gut ist. Oft fühlen wir uns an einem tristen, bewölkten Herbsttag selbst ganz matt und müde. Das liegt nicht zuletzt daran, dass durch das fehlende blaue Tageslicht auch tagsüber zu viel Melatonin in unserem Gehirn produziert wird. Da wir den ganzen Tag schon träge sind, fällt es uns dann nachts auch schwerer einzuschlafen. Blaues Licht ist somit indirekt ebenfalls für einen gesunden Schlaf notwendig – allerdings nur tagsüber. In Ländern mit langen

Wintern sind deswegen Tageslichtlampen mit einer hohen Lux-Zahl weitverbreitet, etwa in Skandinavien. Aber auch bei uns sieht man immer wieder diese Lampen, vor allem in Büros. Allerdings muss man dazusagen, dass die Forscher zu diesem Fachgebiet sagen, dass schon ein Mittagsspaziergang selbst bei bewölktem Himmel viel mehr Lux bringt als jedes künstliche Licht. Gehen Sie also oft genug an die frische Luft, setzen Sie sich (in Maßen!) der Sonne aus.

KUNSTLICHT UND TAGESLICHT

KUNSTLICHT	IM VERGLEICH DAZU: TAGESLICHT	
	SOMMER	WINTER
Büro: bis 500 Lux	Wolkenlos, Sonne im Zenit mittags: 130.000 Lux	Wolkenlos, Sonnenhöhe 16°: 20.000 Lux
Schreibtisch: 500–1000 Lux	Wolkenlos, Sonnenhöhe 60° mittags: 90.000–100.000 Lux	Bedeckt, Sonnenhöhe 16° mittags: 6000 Lux
Operationssaal: 160.000 Lux		Bedeckt, Sonnenhöhe 16° vormittags/nachmittags: 3500 Lux
Zahnarztstuhl: 15.000 Lux	Bedeckt, Sonnenhöhe 60° mittags: 20.000 Lux	
Fußballstadion: 1400 Lux	Schatten, Sonnenhöhe 60° mittags: 10.000 Lux	Die Sonne steht im Zenit (=senkrecht) am …
TV-Studio: 1000 Lux	Dämmerung, Sonne knapp unter Horizont: 750 Lux	… 21. Juni über dem nördlichen Wendekreis (Sommer bei uns)
Straßenbeleuchtung: 10 Lux	Dämmerung, Sonnenhöhe 6°: 3 Lux	… 23. September über dem Äquator (Herbst bei uns).
Privaträume: 200–600 Lux	Vollmondnacht: 0,36 Lux	
Unbeleuchtetes Zimmer: 50 Lux	Sternenlicht: 0,00022 Lux	… 21. Dezember über dem südlichen Wendekreis (Winter bei uns)
Abendbeleuchtung: 100–50 Lux	Bewölkter Nachthimmel ohne Beleuchtung: 0,00013 Lux	… 21. März über dem Äquator (Frühling bei uns)
Nachtlicht: 1–10 Lux		
Kerze: 1 Lux		

(Quelle: Diese beiden Grafiken basieren auf den Erkenntnissen von Amelie und Dr. med. Ulrich Bauhofer: Lichtbaden. Südwest Verlag 2018.)

»SITZEN IST DAS
das neue Rauchen«

Es ist erwiesen: Stundenlanges Sitzen gefährdet die Gesundheit! Deutsche sitzen im Schnitt täglich siebeneinhalb Stunden. Das ist viel zu lange! Hier sind Erholungsphasen dringend nötig! Und zwar in Form von aktiver Entspannung. Studien haben gezeigt, dass Menschen, die sich viel bewegen, eine um fünf Jahre höhere Lebenserwartung haben als jene, die vor allem sitzen. Durch langes Sitzen fährt der Stoffwechsel runter und weniger Kalorien werden verbrannt. Man neigt zu mehr ungesundem Bauchfett, das verschiedene Botenstoffe auslöst, die das Immunsystem negativ beeinflussen und zu entzündlichen Prozessen führen können. Nicht nur die Risiken für Übergewicht und Diabetes steigen, auch die Gefahr für Herzinfarkte oder Verkalkungen der Herzkranzgefäße erhöht sich. Den Klassiker kennen wir wohl alle: Bei zu viel Sitzen schmerzt irgendwann der Rücken, besonders wenn man wie viele in der Coronazeit im Homeoffice keinen ergonomischen Bürostuhl zur Verfügung hat, sondern am Küchentisch sitzend in den Laptop schaut.

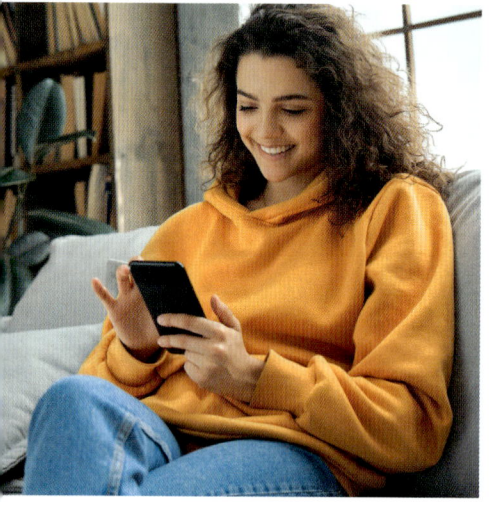

Lange Zeiten der Passivität wirken sich negativ auf die Muskulatur aus. Muskeln wollen bewegt werden. Auch kommt es zu Fehlhaltungen, etwa wenn man in sich zusammensinkt oder einen Buckel macht. Das nennt man inzwischen die klassische Laptop-Haltung. Rücken- und Nackenschmerzen sind oft die Folge. Ein bisschen Sport reicht da nicht als Ausgleich, man sollte den ganzen Tag über immer wieder für Abwechslung sorgen, ein Spaziergang in der Mittagszeit, auch mal bestimmte Tätigkeiten im Stehen verrichten wie etwa Telefonate, Meetings im Gehen oder an einem Stehpult arbeiten. Aktive Pausen gegen muskuläre Verspannungen sind immer gut. In Bürogebäuden sollte man den Lift meiden und die Treppe nehmen. Stehen verbraucht übrigens doppelt so viel Energie wie Sitzen und erhöht die Muskelspannung.

Übungen für die schnelle Regeneration am Schreibtisch

Homeoffice hat viele Vorteile: keine langen Wege zur Arbeit und eine flexiblere Gestaltung des Arbeitstags, besonders wenn man Familie hat. Homeoffice hat aber einen ganz entscheidenden Nachteil: Nur die wenigsten haben zu

Hause ergonomisches Büromobiliar, sodass die Arbeitshaltung in der Regel nicht die gesündeste ist, etwa wenn man einen Laptop auf dem Küchentisch benutzt. Wenn Sie längerfristig im Homeoffice arbeiten und auf Ihre Gesundheit achten wollen, sollten Sie sich angemessene Büromöbel anschaffen. Wer nur gelegentlich von zu Hause aus arbeitet, sollte den klassischen Homeoffice-Beschwerden vorbeugen. Um Schmerzen und Haltungsschäden zu vermeiden, eignen sich die bereits angesprochenen Ideen, um »langes Sitzen aufzulockern«, und auch die nachfolgenden Übungen sind eine Wohltat für die typischen Homeoffice-Problemzonen Hals, Nacken, Schultern und Rücken. Bleiben Sie am Ball, auch wenn es manchmal schwerfällt, sich im stressigen Berufsalltag kleine Bewegungspausen zu gönnen. Besonders bei sitzenden Tätigkeiten wird empfohlen, sich zumindest regelmäßig zu lockern, um Haltungsschäden vorzubeugen. Zusätzlich macht uns die Unterbrechung unterm Strich effektiver, weil unser Gehirn durch regelmäßige Bewegung angeregt und somit leistungsfähiger wird. Die folgenden Übungen sollen Ihnen Inspiration geben für die schnelle Regeneration zwischendurch.

Hals-Nacken-Bereich

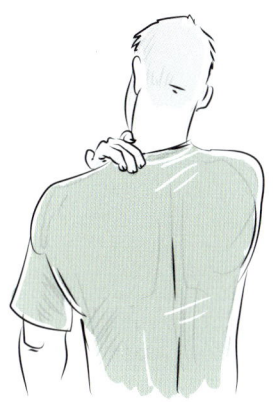

Ausgangsposition: Sitzen Sie aufrecht und ziehen Sie das Kinn zurück, sodass der Hals lang ist.

Durchführung: Lassen Sie die Schultern rückwärts und vorwärts kreisen.

Besondere Variante: Einen zusätzlichen Effekt erreichen Sie, wenn Sie während des Schulterkreisens gleichzeitig in den verspannten Nacken drücken. Greifen Sie mit dem Mittel- und Zeigefinger der rechten Hand in den Nackenmuskel auf der linken Seite. Dort ertasten Sie den Punkt, der am sensibelsten reagiert, wo also der Griff einen leichten Schmerz auslöst. Drücken Sie diesen Punkt ein wenig fester. Halten Sie den Druck auf das Gewebe aufrecht, während Sie gleichzeitig die Schulter kreisen. Da es hier hauptsächlich um das Drücken auf den Schmerzpunkt geht, sind die Schulterkreise nur kleine Bewegungen.

Tempo: langsam bis zügig

Wiederholungen: 10 Kreise rückwärts, 10 Kreise vorwärts

Dehnung, unterer Rücken – Hüfte

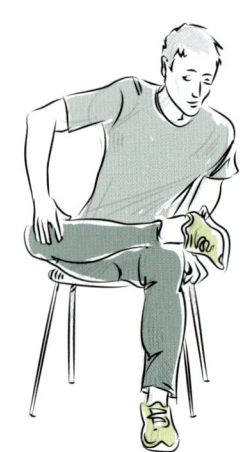

Ausgangsposition: Aufrechter Sitz; stellen Sie die Füße so auf dem Boden auf, dass die Unterschenkel senkrecht stehen.

Durchführung: Legen Sie Ihren rechten Unterschenkel kurz vor dem Knöchel ein Stück über das linke Knie. Drücken Sie das rechte Knie mit der rechten Hand nach unten und lehnen Sie den Oberkörper nach vorn links in Richtung Fuß.

Details: Damit Sie eine ordentliche Dehnung im unteren Rücken spüren, darf sich das Gesäß auf der rechten Seite nicht vom Stuhl lösen.

Wiederholung: 1-mal 20 Sekunden halten, dann Seitenwechsel

Aufbauende Brustwirbelsäulenrotation

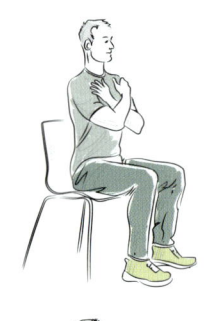

Ausgangsposition: Aufrechter Sitz; kreuzen Sie die Unterarme vor der Brust und legen Sie die Hände an die Schultern.

Durchführung: Atmen Sie ganz tief ein und halten Sie die Luft kurz an. Mit der Ausatmung drehen Sie den Oberkörper langsam so weit wie möglich nach rechts und bleiben dort. Beginnen Sie mit der Drehung in der Lendenwirbelsäule, dann folgt die Brustwirbelsäule, erst dann drehen sich die Schultern und zuletzt der Kopf. In dieser gedrehten Haltung atmen Sie wieder tief ein und drehen den Körper mit der nächsten Ausatmung noch weiter. Dann wieder einatmen und mit der nächsten Ausatmung wieder ein Stück weiterdrehen. Wenn Sie denken, dass es nicht mehr weiter geht, ist immer noch was möglich. Kommen Sie nach drei bis vier Etappen pro Seite in die Ausgangsposition zurück.

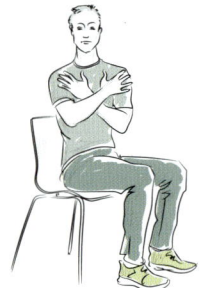

Details: Achten Sie darauf, dass Sie nur den Oberkörper drehen. Das linke Knie darf sich also nicht nach vorn schieben.

Wiederholung: 1-mal pro Seite, in 3–4 Etappen; Dauer ca. 45 Sekunden, dann zur anderen Seite

Laptop-Haltung ade, Schulterblätter zurück

Ausgangsposition: Laptop-Haltung; machen Sie einen »Geierhals«, legen Sie die Hände vor sich auf den Tisch.

Durchführung: Richten Sie sich aus dieser gekrümmten Haltung langsam auf und ziehen Sie Schultern, Arme, Daumen (Außenrotation) und Kinn zurück.

Endposition: Das Brustbein ist nach vorn und oben gerichtet, die Schulterblätter berühren sich und die Daumen zeigen nach hinten.

Wiederholungen: 15-mal, die Endposition jeweils für 2 Sekunden halten

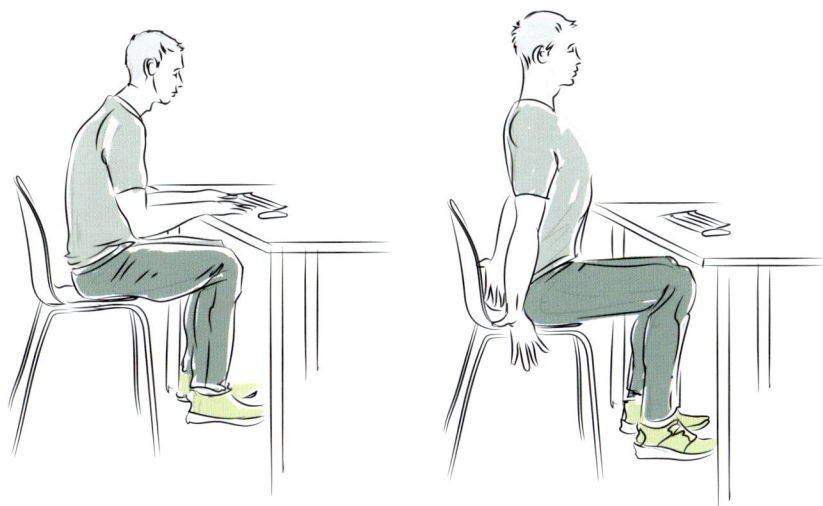

Hinweis: Generell gilt, dass keine Schmerzen bei den Übungen auftreten sollten. Führen Sie alle Übungen bis zu Ihrem momentanen persönlichen »Grenzpunkt« aus, atmen Sie dann noch einmal tief ein – und gehen Sie beim Ausatmen vielleicht noch einen Zentimeter mehr in die Endposition. Dort darf es auch einmal ein bisschen ziehen. Jede Übung für sich dauert nicht länger als fünf Minuten. Damit sie aber nicht zur »Eintagsfliege« werden, ist es empfehlenswert, sich einen festen Termin im Kalender einzutragen. Eine bewusste kurze Verschnaufpause liefert mehr Energie und fördert langfristig die eigene Gesundheit.

(Quelle: Rocco Eichholz: Bleib fit im Homeoffice. Südwest Verlag 2021)

Tipps für mehr Gelassenheit im Alltag

Stress und Hektik im Alltag kennen wir alle. Volle To-do-Listen, unzählige Verpflichtungen und gleichzeitig der Wunsch nach ausreichend Freizeit. Dabei können kleine Tricks im Alltag helfen, Stress zu reduzieren und so kleine Pausen zu schaffen. Damit lässt sich sprichwörtlich ein »kühler Kopf« bewahren.

1. Bewusste Atempause: Gönnen Sie sich eine Atempause – ganz bewusst. Mitzählen hilft dabei: einatmen und im Kopf bis vier zählen, selbiges beim Ausatmen. 10 Wiederholungen sind empfehlenswert.

2. Meditation: Klingt schwieriger, als es ist. Schon 10 Minuten pro Tag sorgen für mehr Gelassenheit. Es gibt auf allen gängigen Audio- und Videoplattformen geführte Meditationen, die beim Einstieg ins Thema helfen.

3. Wasser trinken: Experten empfehlen mindestens zwei Liter pro Tag. Der gesunde Nebeneffekt: Ausreichend Wasser trinken erhöht die Konzentration und beugt Müdigkeit vor.

4. Bewegung: Kleine Bewegungseinheiten in den Alltag integrieren. Fördern Sie Ihre Gesundheit durch regelmäßiges Treppensteigen statt Aufzugfahren. Wenn Sie in der Stadt aus der U-Bahn steigen, entscheiden Sie sich für die Treppe und überlassen die Rolltreppe den anderen. Oder nutzen Sie öfter das Fahrrad für den Weg zur Arbeit oder in die Stadt.

5. Wahl der Lebensmittel: Reduzieren Sie den Verzehr von Lebensmitteln, die mit Industriezucker angereichert sind. Zucker lässt nämlich den Insulinspiegel in die Höhe schnellen. Aber genauso schnell sinkt der Insulinspiegel kurz darauf wieder und fördert Müdigkeit oder führt zu Niedergeschlagenheit. Ist der Insulinspiegel in Balance, lässt es sich länger konzentriert arbeiten. Brauchen Sie Nervennahrung, so greifen Sie zu Nüssen. Diese versorgen den Körper mit ungesättigten Fettsäuren, die positive Eigenschaften haben und sich auch positiv auf die Konzentration auswirken. Darüber hinaus enthalten Nüsse Mineralstoffe und Vitamine und sind somit ein idealer Energielieferant für zwischendurch.

6. Ernährung richtig timen: Wer am Abend auf Rohkost und schwere Kost verzichtet, gönnt der eigenen Verdauung einen pünktlichen Feierabend. Das fördert einen ruhigeren und damit gesünderen Schlaf.

7. Sport als fester Termin: Sich im hektischen Alltag für Sport zu motivieren, kann eine echte Herausforderung sein. Als fester Termin im Kalender lässt sich Bewegung einfacher integrieren. Schon kleine, aber regelmäßige Bewegungseinheiten fördern das Wohlbefinden.

8. Tagebuch führen: Gedanken und Ziele zu notieren, muss gar nicht kompliziert sein – Stichpunkte reichen völlig aus. Damit schaffen Sie Platz im Kopf und nutzen die Zeit während des Schreibens schon dazu, einen neuen Blick auf einige Dinge zu werfen. Schreiben Sie auch jeden Tag ein bis drei Dinge auf, über die Sie sich gefreut haben oder die Ihnen positive Energie gegeben haben. Das verbessert – wissenschaftlich belegt – Ihre Stimmung und Ihr Wohlbefinden. In Ihrem Tagebuch können Sie dann später auch sehr gut Ihren eigenen Weg nachvollziehen und schnell erkennen, was Ihnen wirklich guttut.

9. Smartphonefreie Zonen: Am Morgen sollte der digitale Begleiter nicht das Erste sein, was Sie in die Hand nehmen. Und abends auch nicht das Letzte.

10. Ziele setzen: Kleine Ziele setzen und sich selbst belohnen – wer sich realistische Tagesziele setzt, kann zufriedener auf das Erreichte zurückblicken. Das kann ein Telefonat sein, das Sie schon lange vor sich herschieben, oder auch der Wohnungsputz. Fangen Sie klein an, denn schon kleine Handlungen erzeugen das Gefühl von Selbstwirksamkeit und damit Zufriedenheit. Erreichte Ziele motivieren ungemein. Und sicher trauen Sie sich dann bald an größere Baustellen.

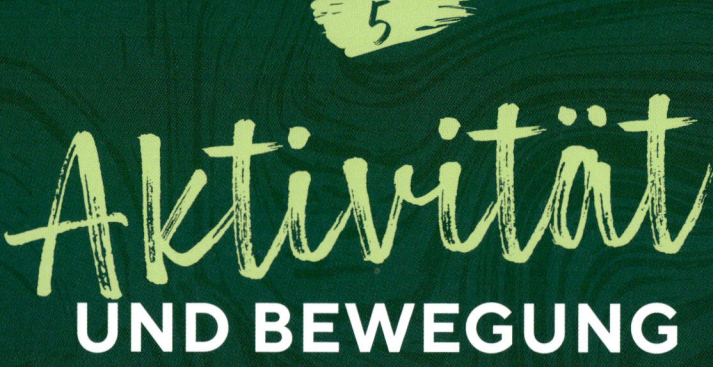

Aktivität
UND BEWEGUNG

Um es ganz platt zu sagen: Bewegung ist die einfachste und wohl auch effektivste Möglichkeit, schnell etwas für sich und die eigene Gesundheit zu tun. Trotzdem finden viele nicht ausreichend Gelegenheit dazu, was auch immer die Gründe sein mögen – Arbeitsmenge, Zeitbudget, Familie. Wichtig ist aus meiner Sicht, dass man sich auch bei knappen freien Zeitkontingenten bemüht, möglichst viel Bewegung im Alltag unterzubringen.

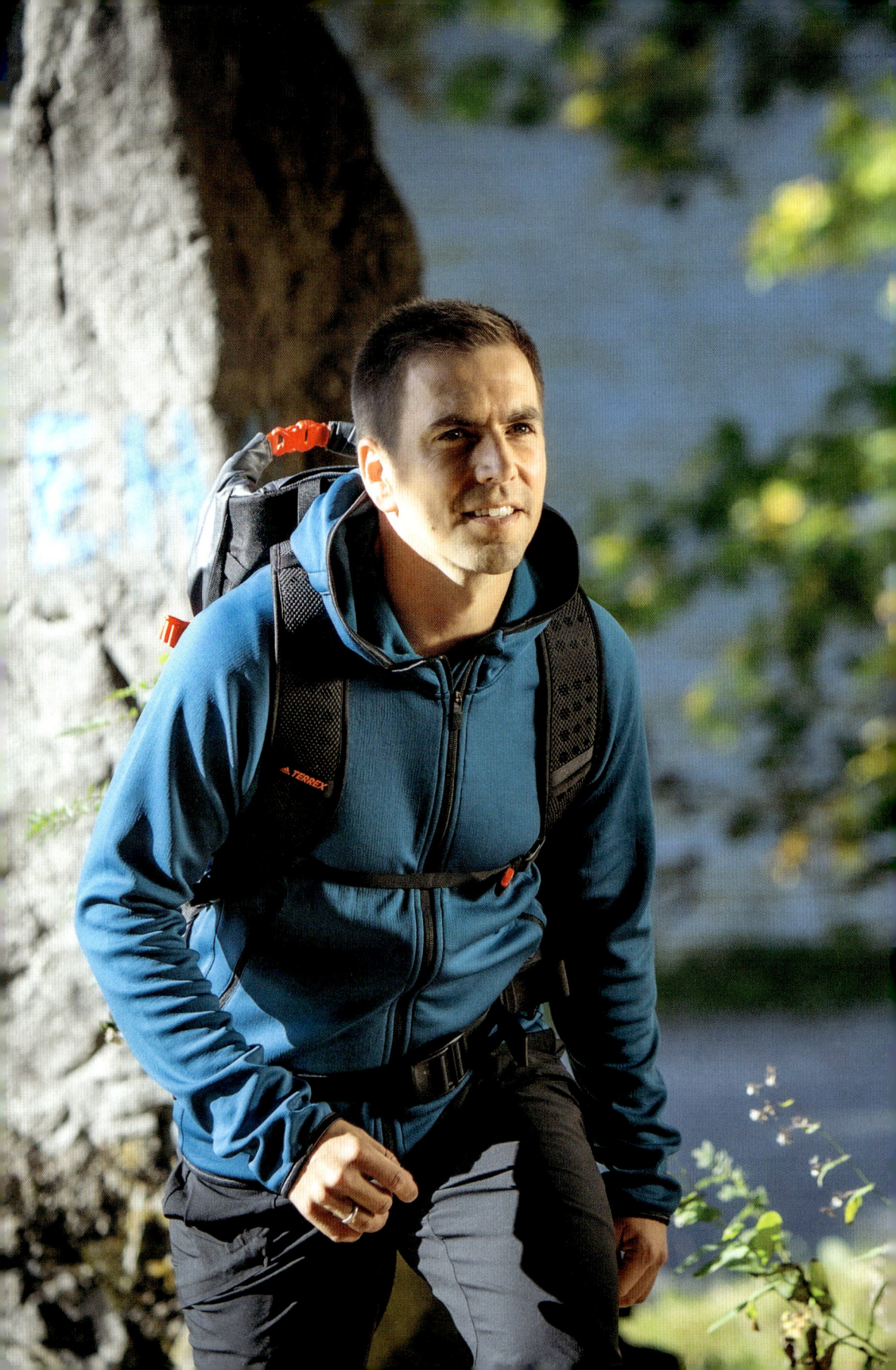

WARUM KÖRPERLICHE
BEWEGUNG SO WICHTIG IST
für unsere Gesundheit

In vielen Berufen ist heute vor allem mentale Leistung gefragt. Und nicht selten haben wir das Gefühl, dass uns dauerhaft hohe berufliche Anforderungen nicht gut bekommen. Wir muten uns oft zu viel zu und der Körper reagiert mit Warnsignalen, die auf negative Folgen für unsere physische, psychische und seelische Gesundheit hinweisen. Nimmt man den Bevölkerungsdurchschnitt, ist Bewegungsmangel weitverbreitet: 90 Prozent der Deutschen bewegen sich nicht im medizinisch empfohlenen Rahmen. Die körperlichen Folgen sind vielfältig und reichen von Übergewicht und Diabetes bis hin zu Herz-Kreislauf-Erkrankungen und Rückenschmerzen. Dazu kommen seelische Auswirkungen wie Unzufriedenheit mit sich selbst, mit dem eigenen Körper und dem Leben generell.

Man muss sich nicht täglich mindestens eine Stunde für exzessives Training freischaufeln. Vielmehr lässt sich ausreichend Bewegung wie schon erwähnt mit einfachen Tricks in den Alltag integrieren, etwa mit Treppensteigen statt der Benutzung von Aufzug oder Rolltreppe. Was eigentlich immer geht: spazieren gehen, die frische Luft genießen. Bei Bewegung geht es keineswegs nur um körperliche Fitness. Bewegung hilft auch dem Gehirn auf die Sprünge und fördert geistige Fähigkeiten und Gesundheit. Sonne und Tageslicht kurbeln bei Bewegung im Freien unsere Vitaminproduktion an. Ob Wandern, Joggen oder Walken – Ausdauersport ist gesund und beeinflusst unser Wohlbefinden ganzheitlich positiv. Gefragt ist vor allem ein Training der Grundlagenausdauer. Ausdauertraining macht sich in Bereichen der Lunge, des Stoffwechsels und der Psyche sowie in unserem allgemeinen Wohlbefinden bemerkbar. Unser Körper zieht bei geringerer Intensität zur Energiegewinnung hauptsächlich Fett heran. Das hat den Vorteil, dass die begrenzten Kohlenhydratspeicher im Muskel und in der Leber geschont und nicht zu schnell entleert werden.

Bewegungsmangel betrifft übrigens nicht nur Erwachsene, die im Beruf stehen, sondern bereits viele Kinder und Jugendliche. Bei ihnen hat sich die Situation durch Corona noch verschärft, wegen Distanzunterricht, aber auch, weil Sportvereine kein Training anbieten durften oder gemeinsamer Sport in der Gruppe wie Fußball nicht gestattet war. Unter anderem empfiehlt die aktuelle WHO-Richtlinie allen Kindern und Jugendlichen im Alter von fünf bis 17 Jahren, mindestens 60 Minuten pro Tag mit moderater bis hoher Intensität aktiv zu sein. Zudem sollten hochintensive Aktivitäten sowie solche, die Muskeln und Knochen stärken, an mindestens drei Tagen pro

Woche durchgeführt werden. Weiterhin wird in den aktuellen Richtlinien die Empfehlung ausgesprochen, die Zeit, die Kinder und Jugendliche im Sitzen verbringen, zu begrenzen. Das betrifft insbesondere die Zeit, die am Handy oder vor dem Computer verbracht wird. Ich denke, dass es vor allem die Eltern sind, die hier mit gutem Beispiel vorangehen und auch gemeinsam mit ihren Kindern etwas unternehmen sollten. Das kann ein gemeinsamer Schwimmbadbesuch sein, eine Wanderung oder eine Fahrradtour. Dasselbe gilt natürlich für gemeinsame Unternehmungen mit dem Partner oder der Partnerin oder mit Freund*innen. Das Zusammenleben sollte sich meiner Meinung nach nicht vorrangig in sozialen Medien abspielen.

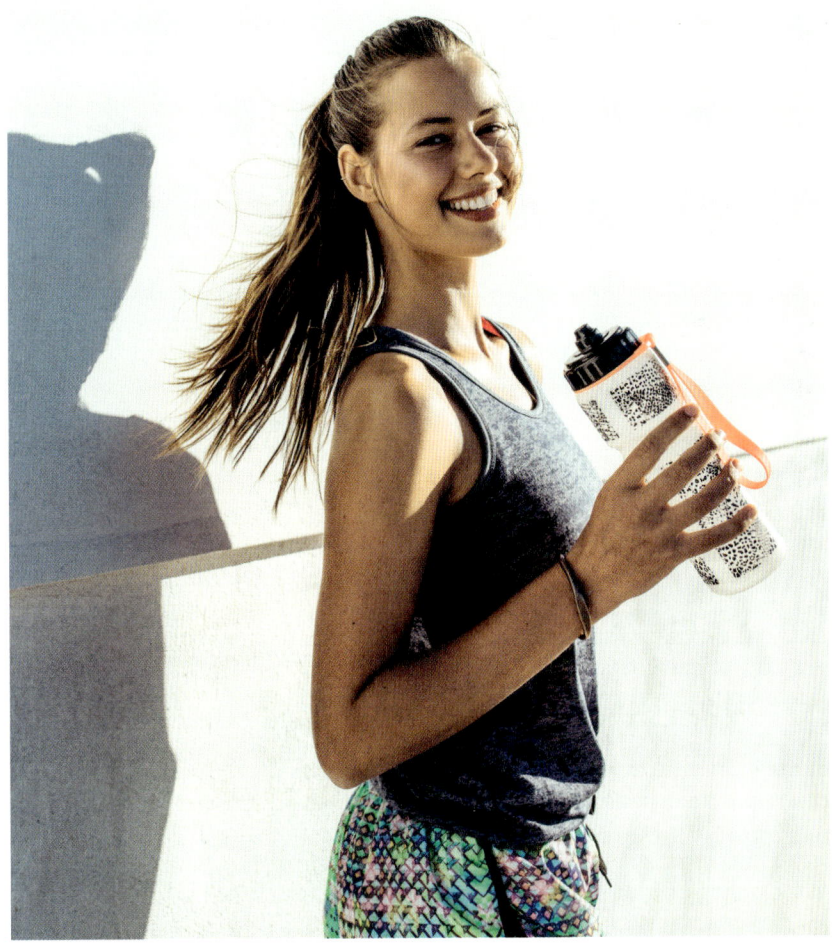

MEHR BEWEGUNG FÜR KINDER UND JUGENDLICHE!

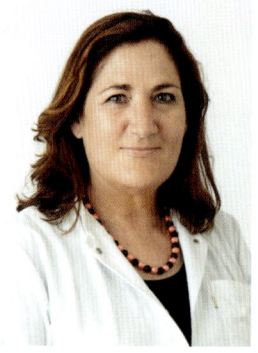

Prof. Dr. Renate Oberhoffer-Fritz, Leiterin des Lehrstuhls für Präventive Pädiatrie und Dekanin der Fakultät für Sport- und Gesundheitswissenschaften der Technischen Universität München, fordert mit Blick auf aktuelle WHO-Empfehlungen: »Kinder und Jugendliche müssen sich endlich mehr bewegen!«

Welchen Stellenwert hat denn aktuell die Gesundheit von Kindern und Jugendlichen in unserer Gesellschaft?

Prof. Oberhoffer-Fritz: Rein objektiv gesehen sicher einen sehr, sehr hohen Stellenwert. Denken wir daran, dass Kinder und Jugendliche die vergessene Generation während der ersten und zweiten Covid-19-Welle waren und sich just in dieser Zeit sehr viele Probleme aufgestaut haben, die jetzt rauskommen: der Bewegungsmangel, nicht mehr in die Schule zu gehen oder der ausbleibende Sozialisierungseffekt. Dazu kommen zunehmende Zahlen an Übergewicht und psychische Störungen wie Depression. Auf der anderen Seite stelle ich eine Reaktionslosigkeit der Zuständigen fest, sich diesem Thema wirklich zuzuwenden. Damit meine ich einmal die Politik, aber auch auf meinen Bereich bezogen die Wissenschaft. Denn Prävention ist ja wirklich etwas Sinnvolles, aber die Förderungsmöglichkeiten sind noch relativ gering. Und wenn es um die Bezahlung der Kuration geht, also die Wiederherstellung der Gesundheit bei erlittenen Schäden, da zuckt niemand im Gesundheitswesen mit der Wimper. Aber es scheint ein großes Problem zu sein, schon vorher etwas zu tun und dafür auch zu investieren, und das ist natürlich ein bisschen frustrierend.

Können Sie aus Ihrer Sicht umreißen, wie es den Kindern und Jugendlichen heute geht? Also Stand Frühjahr 2022 in Deutschland.

Prof. Oberhoffer-Fritz: Man liest hauptsächlich, dass die Mehrzahl in dieser Pandemiezeit gelitten hat. Ein großer Teil hat depressive Störungen oder Angststörungen entwickelt. Viele sollen ihr Ernährungs- und

Bewegungsverhalten zum Negativen geändert haben. Da jetzt wieder rauszukommen, ist bestimmt nicht ganz leicht. Dazu kommt, dass die Lerneffekte beziehungsweise die Fortschritte in der Schule stehen geblieben sind und somit diese Pandemiezeit den Kindern in der Entwicklung fehlt. Das Ganze ist noch einmal verschärft abhängig davon, in welchem sozialen Milieu die Kinder groß werden. In den Schichten, in denen es sozial schwierig ist, ist die Problematik noch größer geworden. Dazu gibt es eine schöne Studie von Alexander Woll aus Konstanz: Für die Familien, die ein Häuschen und einen Garten hatten, war die ganze Lage kein großes Problem, tatsächlich haben deren Kinder sogar noch eher mehr an körperlicher Aktivität gemacht.

Hat Corona grundsätzlich etwas verändert oder hat es nur bereits bestehende Probleme verschärft?

Prof. Oberhoffer-Fritz: Es hat bestehende Probleme verschärft, und das wurde eigentlich erst sehr spät evident. Eines der bestehenden Probleme ist natürlich die Aktivität in der Schule. Nun ist als eines der ersten Fächer der Schulsport gestrichen worden. Wenn man aber überlegt, dass die meisten Kinder sich nur im Schulsport bewegen, und der dann auch noch wegbricht – dann ist nicht viel an Möglichkeiten da. Die Vorbildrolle der Eltern ist in dieser Zeit auch nicht überall gegeben gewesen, Stichwort Homeoffice. Da ist einiges zusammengekommen.

Angeblich bewegen sich 80 Prozent der Kinder und Jugendlichen zu wenig. Wie kommt die WHO zu diesen Zahlen und was heißt das für Ihr Forschungsgebiet?

Prof. Oberhoffer-Fritz: Wenn man die Empfehlungen der Weltgesundheitsorganisation zugrunde legt, dann haben sich Kinder und Jugendliche bereits vor dieser Pandemie nicht ausreichend bewegt. Damit ist ein großer Risikofaktor zum Beispiel für spätere Herz-Kreislauf-Erkrankungen schon früh angelegt. Die Entstehung der WHO-Empfehlungen ist evidenzbasiert, es gibt einige Langzeitstudien, die etwas Konkretes zu Ursachen und Folgen aussagen. Das gilt genau genommen für alle Menschen, aber Kinder und Jugendliche sollten sich eigentlich noch mehr bewegen als Erwachsene. Kinder entwickeln sich ja noch und damit die Qualitäten der Entwicklung alle gut ausgeschöpft werden, muss einfach mehr geboten werden an Freiheitsgraden in der Bewegung. Besonders bei Kindern in den Städten ist es ja geradezu schwierig geworden, wie früher auf Bäume zu klettern oder in der Umgebung zu spielen. Das kann an einer bewegungsunfreundlichen Wohnumgebung liegen oder an nicht grünen Städten. Es müsste in der Infrastruktur sehr viel mehr geboten werden, um zum Beispiel die Radwege sicher zu machen, auch für Kinder. Unsere Fakultät arbeitet in München daran mit, einen sogenannten »Walkability«-Atlas zu erstellen, in dem festgehalten wird, wo es in der Nähe von Wohnumgebungen Spielplätze oder Angebote für Bewegung gibt und wie sie sich durch sichere Wege verbinden lassen.

Wie hoch ist denn der Einfluss von Eltern und Schule auf die Kindergesundheit?

Der ist sehr hoch, aber in den letzten Jahrzehnten ist es auch für Eltern schwieriger geworden. Gerade in Städten wie München sind meist beide Elternteile gezwungen, zu arbeiten. Deswegen ist die Vorbildrolle der Eltern in der Freizeit und an Wochenenden besonders bedeutungsvoll. Durch die beschränkten Zeitkontingente aufseiten der berufstätigen Eltern hat die Schule einen extrem hohen Stellenwert bekommen. Allerdings ist das Bewegungsangebot im Schulsport aktuell einfach nicht adäquat. Das gilt auch für die Ernährungsangebote in der Schule, von denen die Kinder lernen und das Gelernte nach Hause bringen können. Gesunde Ernährung ist leider nicht fest im Lehrplan oder generell in der Politik durch ausreichende Maßnahmen verankert. Jetzt wurde zwar die Ampel bei der Deklaration der Nahrungsmittel, der sogenannte Nutri-Score, eingeführt, aber die Politik könnte noch so viel mehr machen, etwa eine Steuer auf zuckerhaltige Lebensmittel erheben oder sie für gesundes Essen – beispielsweise Gemüse – senken.

Welche Bedeutung haben digitale Medien bei Kindern und Jugendlichen auf das Freizeit- und Sozialverhalten?

Prof. Oberhoffer-Fritz: Sie haben sich in letzter Zeit natürlich zunehmend damit beschäftigen müssen, sowohl in der Schule als auch in der Freizeit. Einerseits kann das ein Benefit sein, schließlich kann man über die Medien sehr viel Positives verbreiten. Beispielsweise haben wir auch bei unseren Kindercamps sehr viele digitale Bewegungsangebote generiert, die die Kinder gerne angenommen haben. So haben wir unser Sommercamp letztes Jahr virtuell stattfinden lassen und hatten über 400 Teilnehmerinnen und Teilnehmer. Das ist schon toll. Wenn das allerdings ausartet und nur noch digital konsumiert wird, dann habe ich natürlich noch einen zusätzlichen Risikofaktor mehr – das Sitzen. Ja, man kann unheimlich viel mit den digitalen Medien machen, auch mit interaktiven Apps, in denen Vorschläge für Aktivitäten gemacht werden. Aber das reine Konsumieren ist sicherlich ein riesiges Problem.

Was machen Sie denn bei Ihren Veranstaltungen im Sommer, wenn sie in Präsenz stattfinden?

Prof. Oberhoffer-Fritz: Wir haben ein ganzheitliches Konzept. Wir versuchen, die Kinder spielerisch, aber nicht wettkampfmäßig zu Bewegung zu motivieren. Wir kochen gemeinsam mit den Kindern, die dann auch ihr Gemüse selbst schnippeln. Wir machen Ausflüge in bewegungsaktivierende Gegenden, also zum Beispiel zur Blombergbahn in den Voralpen oder zum Badeplatz der Technischen Universität München am Starnberger See. Manchmal gibt es außerdem weitere Personen vor Ort, wie Kunsttherapeut*innen, die zusätzliche Angebote haben, welche die Persönlichkeit stärken. Das Camp existiert jetzt seit über zwölf Jahren. Wir haben damals mit Kindern, die unter einem Herzfehler leiden, angefangen, da ich aus der Kinderkardiologie komme. Später hat sich die Teilnehmergruppe aber immer mehr ausgeweitet und so nehmen inzwischen auch Kinder mit Krebserkrankungen, übergewichtige Kinder und deren Geschwister teil. Das lief über Mundpropaganda, inzwischen haben wir unsere Verteiler auch in den Kinderkliniken und es gibt einige engagierte Elternverbände.

Inwiefern hat denn die soziale Stellung Einfluss auf die Gesundheit der Kinder?

Prof. Oberhoffer-Fritz: Einen sehr hohen Einfluss. Das Wissen, was denn gesund ist, kann gar nicht oft genug wiederholt werden, auch wenn man es vielleicht nicht mehr hören kann. Und die Frage ist, wie es bestimmten Bevölkerungsschichten überhaupt vermittelt wird. Das ist sicher noch ein großes Problem. Wir haben versucht, Wochenendseminare für Eltern zu machen. Das Angebot wird zwar angenommen, aber es ist schwer, es nachhaltig zu gestalten. Für Eltern ist auch wichtig, was sich in deren Betriebskantinen abspielt und wie wichtig das Thema betriebliche Gesundheit dort ist. Das ist ein Schlüssel, um auch von außen Impulse zu bekommen, was man in der eigenen Küche zu Hause kochen kann.

Auch für die Eltern wurde es während der Coronapandemie schwieriger. Hat sich das im Familienleben widergespiegelt?

Prof. Oberhoffer-Fritz: Sicher waren viele Eltern überfordert. Wenn beide Elternteile zu Hause im Homeoffice sind und dann die Kinder Homeschooling haben – das ist einfach schwierig. Wie bekommt man einen Rhythmus in den Tagesablauf, in dem man sich mal zwischendrin ausklinkt und sagt: »So, jetzt ist gemeinsame Essenszeit, und dann bewegen wir uns noch eine halbe Stunde draußen.« Das klingt so didaktisch, aber genau so müsste es sein. Gesunde Ernährung und eine Ordnung im Tagesablauf sind sehr wichtige Eckwerte. Ich glaube, dass vor allem diese Entrhythmisierung den Familien nicht gutgetan hat. Ich persönlich hatte auch das Gefühl, die Arbeit nimmt überhaupt kein Ende. Dadurch, dass alles virtuell abläuft, haben andere ja ständig Zugriff auf einen. Und dann so diszipliniert zu sein und zu sagen: »Nein, jetzt passt es nicht«, ist auch schwierig.

Wenn es eine Wunschliste gäbe, welche Förderung würden Sie sich für Ihre Themen wünschen?

Prof. Oberhoffer-Fritz: Es gibt sehr viele Initiativen, die aufploppen und nach ein, zwei Jahren wieder weg sind. Es wird nicht nachhaltig in Gesundheitsförderung und Prävention investiert. Ich fände es sehr wichtig, dem Thema Bewegung in den Schulen mehr Aufmerksamkeit zu widmen, und zwar nicht nur leistungsorientiert. Wenn ein Kind beispielsweise ein

Handicap bezüglich seiner Bewegungsfähigkeit hat oder übergewichtig ist, dann geniert es sich eventuell und setzt sich lieber an den Rand des Sportfelds oder lässt sich krankschreiben. Man müsste kommunizieren, dass der Schulsport einfach eine Förderung für alle und der Spaßfaktor das Wichtigste daran ist. Und meinetwegen kann es dann eine Leistungsklasse für die Wettkampforientierten geben. Oder wenn ich eine Ganztagesschule habe, braucht man mehr Zeitslots für einen Ausgleich. Auch wenn eigentlich alle wissen, dass das Hirn besser durchblutet ist und seine Leistung sich verbessert, wenn man sich mehr bewegt, passiert trotzdem kaum etwas in diese Richtung. Argumentiert wird oft mit Lehrkräftemangel, aber man könnte sich mit den Sportvereinen zusammentun. Die suchen ja auch händeringend wieder Mitglieder, die ihnen weggebrochen sind, und sie sind auch interessiert daran, mit den Schulen zusammenzuarbeiten.

Wo sind denn generell in der deutschen Politik die Kinder und ihre Entwicklung angesiedelt?

Prof. Oberhoffer-Fritz: Das ist genau das Problem. Für die Schulen sind die Kultusministerien zuständig – da können wir auch vonseiten unserer Fakultät für Sport- und Gesundheitswissenschaften, wie andere derartige Institute auch – etwas für die Lehrerbildung tun, wenn man das im starren Lehrplan akzeptiert. Wir brauchen einfach mehr gut ausgebildete Lehrer*innen und müssen sie motivieren, präventiv zu denken und zu arbeiten. Das Familienministerium macht sich unter anderem für Kinderrechte stark, aber deren Verankerung im Grundgesetz ist erst einmal gescheitert. Das Wissenschaftsministerium schreibt Projekte aus, deren Erkenntnisse die Politik befruchten und damit nachhaltig etwas für Kinder ausrichten können. Nachdem es beispielsweise ein Deutsches Zentrum für Herz-Kreislauf-Forschung und eins für Psychische Gesundheit gibt, ist seit diesem Jahr endlich auch eines für Kinder- und Jugendgesundheit gegründet worden. Trotz dieses Namens handelt es sich aber eigentlich um institutionalisierte Kinderkliniken, und es geht dort um Erkrankungen. Das ist auch gut und wichtig, denn die Kindermedizin hat tatsächlich einen schlechten Stellenwert gegenüber der Versorgung von Erwachsenen. Aber man muss mit der Fürsorge beginnen, bevor Krankheiten entstehen, und die Gesundheit fördern. Man müsste auch mit den Kliniken interagieren oder die Kinder, die sie verlassen, auffangen und ihnen helfen, sich wieder zu integrieren, wenn sie chronische Erkrankungen hatten. Dass diese Themen, Prävention und Rehabilitation, so wenig wertgeschätzt werden, ist für mich unbegreiflich. Auch wenn wir zu diesen Themen beispielsweise wissenschaftliche Projekte beantragen, ist das Verständnis der Drittmittelgeber dafür oft nicht vorhanden und ich nehme es so wahr, dass die Lobby gerade für Gesundheitsförderung bei Kindern noch nicht so groß ist – es sei denn, es handelt sich um therapeutische Ansätze wie zum Beispiel bei Krebserkrankungen, die vielleicht eher Betroffenheit hervorrufen.

Wie wichtig ist Ihr Institut für diese Aufgabe?

Prof. Oberhoffer-Fritz: Mein Institut ist das einzige deutschlandweit, das einen Namen mit Bezug zur Prävention bei Kindern hat – hier wären mehrere Einrichtungen bundesweit wichtig. Dennoch ist es im Portfolio dessen, was eine Technische Universität zu bieten hat, leider wenig sichtbar, weil wir zum Thema Prävention keine Projekte mit mehreren Millionen an Fördersummen an Land ziehen. Aber in der Wissenschaft spielt es einfach eine große Rolle, ob man große Drittmittelprojekte zeigen und ob man in sehr renommierten Publikationsorganen publizieren kann. Im Vergleich zu anderen medizinischen Bereichen wie beispielsweise der Erwachsenen-Onkologie nimmt die Kindermedizin oder -gesundheit einfach ein anderes Level ein, da kann man oft nicht mithalten und nicht auf einem hohen Niveau mitspielen. Nichtsdestotrotz ist unsere gesamte Fakultät darauf eingeschworen, dass wir, wenn wir Prävention bedienen, schon früh ab Kindes- und Jugendalter ansetzen müssen, um die Bevölkerung möglichst lange gesund zu erhalten. Ein neuer Kollege bei uns bedient das Thema Health Literacy und beschäftigt sich mit der Frage »Wie bringe ich Gesundheitswissen in die Bevölkerung?«. Insbesondere die Wissensübermittlung an Kinder und Jugendliche steht dabei im Fokus. So werden wir als Fakultät das Thema »Prävention durch Bewegung und gesunde Ernährung« weiterverfolgen, in die Sportlehrerausbildung und in Projekte tragen. Gemeinsam werden wir sicher immer mehr Aufmerksamkeit für das Thema bekommen.

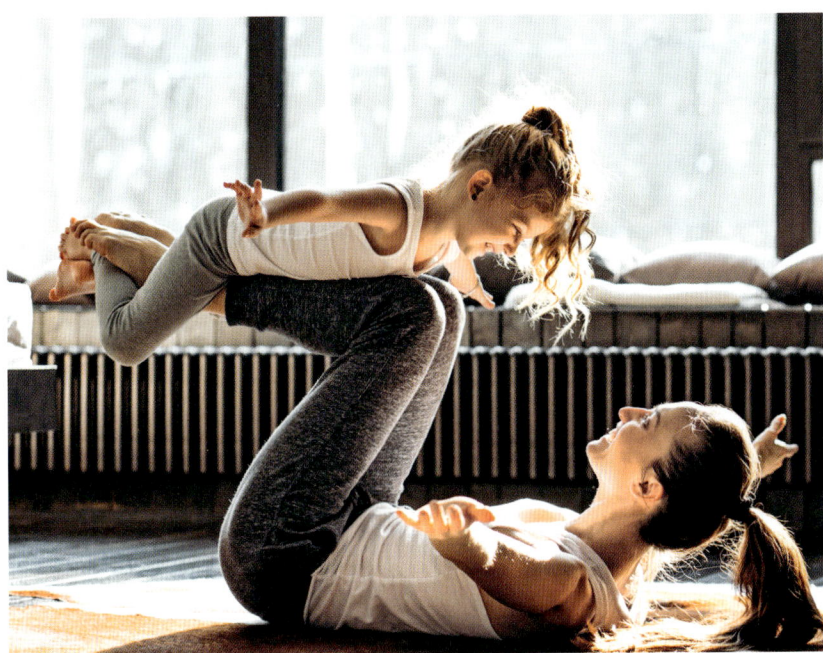

WIE TRAINIERT
man effektiv?

Niemand weiß allein, was gut für einen ist. Ein Team schon gar nicht. Im Fußball ist die Rolle der Trainer*innen entscheidend für den Erfolg der Mannschaft, aber auch für die Entwicklung der einzelnen Spieler*innen. Und damit meine ich nicht nur diejenige auf dem Spielfeld, sondern auch die persönliche Entwicklung. Heute muss niemand mehr selbst die verschiedensten Trainingsansätze ausprobieren, um zu finden, was für einen das Richtige ist, sondern man kann sich auf wissenschaftlich unterstützte Trainingstheorien verlassen, die dann natürlich individuell angepasst werden müssen. Wir möchten Ihnen ein paar Grundlagen und Techniken an die Hand geben, die Sie für sich ausprobieren können. Diese hat unser Coach Wolfgang Sommerfeld zusammengestellt, der über eine sehr lange Erfahrung als Trainer im Sportbereich verfügt. Sein Ziel ist es immer, seinen Schüler*innen, Mitarbeiter*innen, Sportler*innen die Bedeutung des Dreiklangs Körper, Geist und Seele zu vermitteln.

Energiebooster Ausdauertraining

Bestenfalls sollten Sie Ihre maximale Herzfrequenz kennen und so trainieren, dass Sie nur 60 bis 75 Prozent dieser Frequenz beanspruchen. Selbst Ausdauerleistungssportler trainieren zum größten Teil in diesem Bereich. Das hochintensive Intervalltraining, das für Freizeitsportler*innen nicht relevant ist, nimmt nur einen kleinen Teil des Ausdauertrainings ein. Eine Pulsuhr kann hier helfen. Wer seine maximale Herzfrequenz nicht kennt, kann sie durch eine sportmedizinische Leistungsdiagnostik in Kliniken oder beim Facharzt ermitteln lassen. Eine grobe Richtlinie liefert die Faustformel 220 minus Lebensalter. Beispiel: 220 minus 30 Jahre = 190, also ist in diesem Fall 190 die maximale Herzfrequenz. Das Grundlagentraining findet bei geringer Intensität statt. Das heißt, Sie wählen beim Sport das Tempo so, dass Sie sich noch problemlos mit Sportpartner*innen unterhalten können. Das erleichtert Ihren Start und erhöht die Chance, dass sie dranbleiben.

Wichtig für den langfristigen Erfolg der Grundlagenausdauer ist eine systematische Trainingsplanung. Auch wenn Partner*innen zum Laufen motivieren, birgt das gemeinsame Training die Gefahr, sich anderen zu sehr anzupassen. Das eigene Grundlagentraining verläuft nicht mehr nach Plan, es kann zur Über- oder Unterforderung kommen, Trainingserfolge können ausbleiben. Das heißt nicht, dass Sie gar nicht mehr zu zweit oder in der Gruppe laufen gehen sollen. Aber Sie sollten Ihren Trainingsplan entsprechend anpassen.

Zum Beispiel können Sie einmal pro Woche eine Einheit mit Laufpartner*innen für den Spaß einplanen und außerdem eine individuelle Einheit für Ihren Trainingsfortschritt absolvieren. Für ein effektives Training sollte man folgende vier Punkte im Hinterkopf behalten:

1. **regelmäßiges Training – ratsam sind zwei bis vier Einheiten pro Woche à 30 bis 90 Minuten**
2. **geringe Belastung**
3. **kein Intervalltraining**
4. **ausreichend Regeneration: Angemessen sind in der Regel ein bis zwei Tage, wobei die Regenerationszeit immer auch von individuellen Faktoren wie Alter, Geschlecht und Lebensstil abhängt.**

Im Ausdauersport kommt der Grundlagenausdauer ein hoher Stellenwert zu, da hierbei die notwendige Sauerstoffaufnahme während der Belastung trainiert wird. Besonders im sehr niedrigen Trainingsbereich (Belastung von etwa 60 bis 75 Prozent der maximalen Herzfrequenz) ist der Körper außerdem in der Lage, Fett als Energiequelle zu nutzen. Die Vorteile einer guten Ausdauer sind vielfältig – verschiedenste Systeme unseres Körpers profitieren davon: Der Herzmuskel wird stärker und kann trotz niedrigerem Puls mehr Blut pro Minute in den Körper pumpen. Zudem sinkt der Ruhepuls.

Auf Herz-Kreislauf-Erkrankungen wie Arteriosklerose (auch bekannt als Arterienverkalkung), Bluthochdruck, Diabetes oder sogar Herzinfarkte kann Ausdauertraining eine vorbeugende oder sogar heilende Wirkung haben. Ein erhöhter und verbesserter Blutfluss durch das Grundlagentraining befreit die Gefäße von Ablagerungen. Außerdem werden die Blutgefäße repariert und bleiben geschmeidig. Das Ausdauertraining führt zu einer vermehrten Bildung von roten Blutkörperchen. Dadurch erhöht sich auch die maximale Sauerstoffaufnahme im Körper und damit die Leistungsfähigkeit. Denn je mehr Sauerstoff der Körper verwenden kann, desto mehr können die Muskeln leisten. Während sportlicher Aktivitäten und kurz danach kommt es zu einer Zunahme der weißen Blutkörperchen. Sie sind für das Immunsystem und die Beseitigung von Krankheitserregern zuständig.

Studien deuten darauf hin, dass das Immunsystem durch Bewegung nachhaltig gestärkt wird. Die Arbeitsweise unserer Muskulatur wird durch Ausdauertraining effizienter. Es verbessert sich nicht nur die Aufnahme und Verarbeitung des Sauerstoffs, sondern es werden auch mehr energiereiche Substrate, wie beispielsweise Kohlenhydrate, in den Muskeln gespeichert. Das sorgt ebenfalls für eine Steigerung unserer Leistungsfähigkeit. Das ist übrigens keine Frage des Alters. Es ist nie zu spät, mit dem Ausdauertraining zu beginnen. Und selbst gesundheitliche Einschränkungen sind kein Hindernis, wenn man sich vorher mit Arzt oder Ärztin bespricht. Selbst mit Diabetes ist Leistungssport möglich (siehe das Interview ab Seite 122).

SPORT BEI EINSCHRÄNKUNGEN WIE DIABETES

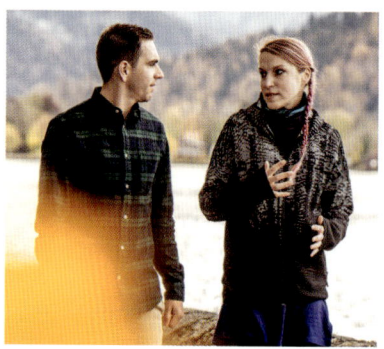

Stefanie Blockus beziehungsweise Steff von www.diabetes-leben.com ist 1982 geboren und Mitglied im Klub der Typ-1-Diabetiker. Der Diabetes hat die Redakteurin und Spinning-Trainerin zu dem gemacht, was sie heute ist. Sie sieht die Krankheit nicht nur als Einschränkung, sondern hat durch sie auch einen Ehrgeiz entwickelt, mehr zu leisten, zum Beispiel im Marathon und sogar im Ultra-Marathon.

Philipp Lahm: Stefanie, wann hast du die Diagnose Diabetes bekommen?

Stefanie Blockus: Ich habe 1997 die Diagnose Diabetes Typ 1 bekommen. Ich war damals mitten in der Pubertät, das war für mich ein Schlag ins Gesicht. Ich wusste nichts über die Krankheit und war völlig überfordert. Leider war ich auch in der Klinik nicht gut aufgehoben, da das Personal dort weniger Erfahrung mit Diabetes Typ 1 als mit Typ 2 hatte. So behandelte und therapierte man mich dort wie einen Typ-2-Diabetiker. Damals in der Klinik sagte man mir, ich müsse als Diabetiker komplett auf Sport verzichten. Das war natürlich großer Blödsinn, was heute auch zum Glück jeder weiß, der mit Diabetes zu tun hat. Es hat nicht lange gedauert, bis ich mich diesem unsinnigen Verbot widersetzt habe. Bereits in der Klinik habe ich heimlich Laufrunden gedreht und dabei festgestellt, was diese für einen positiven Einfluss auf meine Blutzuckerwerte hatten. Wie bei einem stoffwechselgesunden Menschen trägt Sport auch hier zu einem gesunden Lebensstil bei. Dennoch gibt es bei Menschen mit Diabetes einige Besonderheiten: Der Muskel verbraucht bei jeder Bewegung Glukose, damit sinkt der Blutzucker, während die Insulinempfindlichkeit steigt. Somit müssen Menschen mit Diabetes entsprechend ihre Therapie anpassen, etwa ihre Insulindosis reduzieren. Sport senkt den Blutzucker, man benötigt weniger Insulin. Typ-2-Diabetiker, die Insulin spritzen müssen, haben sogar die Chance, mit Sport und bewusster Ernährung nicht mehr auf Insulin angewiesen zu sein. Wenn ein Typ-2-Diabetiker nur mit Tabletten eingestellt ist, kann er dank Sport gegebenenfalls komplett ohne Medikamente auskommen. Aber auch Typ-1-Diabetiker profitieren vom geringeren Insulinbedarf. Neben den positiven Gesundheitsaspekten schenkt mir der Sport auch Kraft, Motivation, Kreativität und Selbstbewusstsein.

Philipp Lahm: Birgt Sport mit Diabetes auch Risiken?

Stefanie Blockus: Im Sport kann es zu Akutkomplikationen kommen, etwa zur Hypoglykämie oder zur Ketoazidose. Diese Gefahr besteht zwar auch im Alltag, im Sport kann man in diese Zustände jedoch deutlich schneller und zum Teil auch unbemerkt »reinrutschen«. Insbesondere bei an sich schon risikoreichen Sportarten muss man hier aufpassen, etwa beim Mountainbiking oder beim Paragliding. Generell gilt für Diabetiker: Sport will gut geplant sein. So reduziere ich die Insulindosis je nach Ausgangswert bereits eineinhalb Stunden vor Trainingsbeginn oder injiziere weniger Insulin zu den Mahlzeiten. Ich achte darauf, dass der Blutzucker vor Sportbeginn etwa bei 150 bis 180 Milligramm pro Deziliter (mg/dl) bei konstanter oder steigender Tendenz liegt. Liegen meine Blutzuckerwerte höher als 240 mg/dl, messe ich Ketone. Bei mehr als 1,1 Millimol pro Liter (mmol/l) betreibe ich keinen Sport. Beim Sport führe ich immer Traubenzucker bei mir. Bei länger andauerndem Training dürfen auch für mich wichtige andere Utensilien nicht fehlen, etwa Ersatzbatterien für mein Blutzuckermessgerät oder Ersatzkatheter und Insulin für meine Insulinpumpe. Mit Diabetes muss man einen Teil seines Verstandes immer für das Diabetesmanagement reservieren. Prinzipiell sind Menschen mit Diabetes (nicht nur) im Sport genauso leistungsfähig wie stoffwechselgesunde Menschen. Allerdings müssen sie immer ihre Blutzuckerwerte im Blick haben. Bei sportlichen Wettkämpfen ist oft Adrenalin mit im Spiel. Dieser Gegenspieler des Insulins kann die Blutzuckerwerte durcheinanderbringen. Ich versuche, mich innerlich zu beruhigen, mit Sätzen wie »Wenn es mal nicht läuft, dann ist das eben so. Das kann jedem passieren, davon geht die Welt nicht unter. Auch jeder gesunde Mensch hat mal einen schlechten Tag«. Mittlerweile ist aber auch eine gewisse Routine eingekehrt, wobei der Respekt, etwa vor der Marathonstrecke, immer noch mitläuft.

Philipp Lahm: Wo finde ich als Sportler mit Diabetes Unterstützung?

Stefanie Blockus: Die IDAA ist die Vereinigung diabetischer Sportler. Auf der Webseite www.idaa.de findet man Informationen, Ansprechpartner und Hinweise auf interessante Veranstaltungen. Mir persönlich hilft zudem der direkte Austausch sehr. In Blogs und sozialen Netzwerken, aber auch auf zahlreichen Veranstaltungen zu Diabetes und bei persönlichen Begegnungen tauschen wir uns regelmäßig aus und helfen einander.

Philipp Lahm: Mit welchem Aufruf würdest du einen Diabetiker motivieren, der sich bisher noch nicht für Sport und Bewegung begeistern konnte?

Stefanie Blockus: Mein Motto: nicht reden, machen. An die Hand nehmen und direkt zeigen, wie viel Spaß Bewegung macht und wie positiv sich der Sport unmittelbar auf die Blutzuckerwerte auswirkt. Dazu reicht für Anfänger schon ein zügiger Spaziergang aus. Ich bin mir sicher: Jeder wird sich danach besser fühlen und wenn man regelmäßig dabeibleibt, wird man auf Dauer seine Medikamente beziehungsweise die Insulindosis reduzieren können. Wenn das nicht motiviert, dann weiß ich auch nicht.

Energiebooster Beweglichkeit

Wie das Ausdauertraining ist auch das Beweglichkeitstraining ein regelrechter Energiebooster. Hier geht es um statisches Dehnen (passiv und aktiv) zur Erhöhung der maximalen Gelenkreichweite und der Kräftigung des Antagonisten. Dynamisches Dehnen (passiv und aktiv) zielt ab auf eine Erhöhung der Beweglichkeit, dient zum Aufwärmen und zur Erhöhung der Muskelvorspannung, erlaubt eine temporäre Erhöhung der Schwingungsweite und eine Verbesserung der aktiven Beweglichkeit durch Kräftigung. Beim Krafttraining gibt es besonders beim Körpergewichtstraining einige Vorteile: Zeitersparnis, niedriges Verletzungsrisiko, es verbessert die Koordination und ist besonders funktionell.

Gehen Sie umsichtig an die Übungen heran, spüren Sie genau in sich hinein. Wo habe ich noch Bewegungspotenzial? Beweglichkeit bedeutet optimale Zusammenarbeit von Muskeln, Sehnen und Bändern. Da geht in der Regel noch so einiges. Der Bewegungsspielraum der Gelenke ist hingegen anatomisch begrenzt. Wichtig ist hier wie immer bei sportlichen Aktivitäten: Reflektieren Sie, was mit Ihnen, mit Ihrem Körper passiert. Wenn Sie einige der folgenden Übungen regelmäßig ausführen, werden Sie schnell Verbesserungen Ihrer Beweglichkeit feststellen und motiviert am Ball bleiben. Einige empfehlenswerte Mobilitätsübungen finden Sie im hinteren Teil des Buchs auf den Seiten 234 bis 236.

Fitness-Check Beweglichkeit

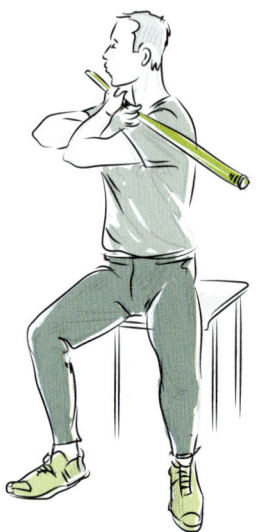

Brustwirbelsäulenrotation > 50 °

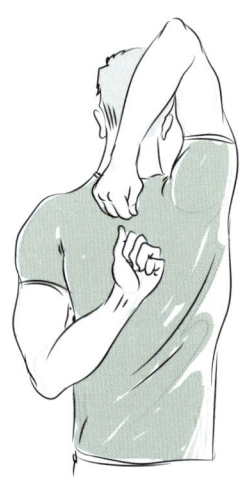

Schultermobilität: < Handlänge

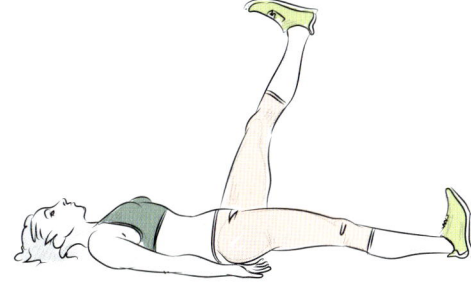

Aktives Beinheben:
> Oberschenkelmitte

Sit & Reach: Berühren die
Finger die Zehen?

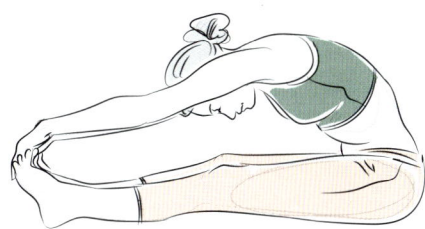

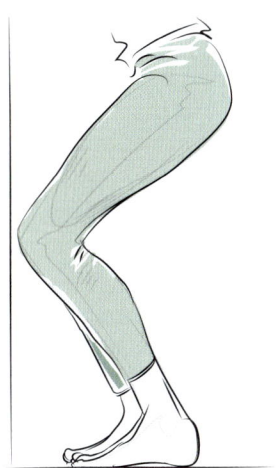

Knee to Wall: Berührt das Knie die Wand?

Energiebooster Koordination

Koordination bestimmt die Qualität von Bewegungen! Koordination lässt sich in acht unterschiedliche koordinative Fähigkeiten unterteilen, wobei jede dieser Fähigkeiten Einfluss auf die anderen motorischen Fähigkeiten (Kraft, Ausdauer, Schnelligkeit, Beweglichkeit) hat. Entsprechende Übungen finden Sie im hinteren Teil des Buchs auf den Seiten 237 bis 239.

1. Reaktionsfähigkeit – die Fähigkeit, zielgerichtet und schnell zu handeln

2. Gleichgewichtsfähigkeit – die Fähigkeit, seinen gesamten Körper im Gleichgewichtszustand zu halten oder während und nach umfangreichen Körperverlagerungen diesen Zustand beizubehalten beziehungsweise wiederherzustellen

3. Orientierungsfähigkeit – die Fähigkeit zur Bestimmung und zieladäquaten Veränderung der Lage und Bewegung des Körpers in Raum und Zeit bezogen auf ein definiertes Aktionsfeld (Spielfeld, Turngeräte) und/oder ein sich bewegendes Objekt (Ball, Spielpartner und so weiter)

4. Rhythmisierungsfähigkeit – die Fähigkeit, Bewegungsabläufe zeitlich abzustimmen

5. Antizipationsfähigkeit – die Fähigkeit, eine kommende Situation zu erahnen beziehungsweise einen bevorstehenden Bewegungsablauf vorwegzunehmen und daraufhin eigene Handlungsmöglichkeiten bereitzustellen

6. Kinästhetische Differenzierungsfähigkeit – die Fähigkeit, Bewegung und Kraftaufwand optimal aufeinander abzustimmen

7. Kopplungsfähigkeit – die Fähigkeit, Einzelbewegungen zu einer flüssigen Gesamtbewegung abzustimmen

8. Umstellungsfähigkeit – die Fähigkeit, sich auf neue Situationen schnellstmöglich und optimal einzustellen

Fitness-Check Koordination

Ziel: Überprüfung der Gleichgewichtsfähigkeit

Material: Stoppuhr

Testdurchführung: Sie stehen barfuß auf einem festen Untergrund. Hände sind in der Hüfte und Knie leicht gebeugt. Ein Bein wird nun vom Boden abgehoben. Diese Position wird eingehalten, ohne dass das Standbein versetzt wird oder das Bein, welches sich in der Luft befindet, den Boden berührt. Der Test wird mit beiden Beinen durchgeführt.

Bewertung: Bewertet wird die Leistung der schwächeren Seite. 30 Sekunden sind die Zielzeit. Sollten diese erreicht werden, dann weiter mit Stufe 2. Ansonsten gibt es keinen Punkt.

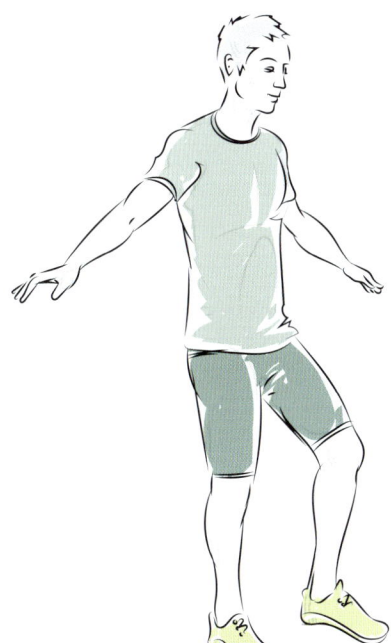

Stufe 1 – Einbeinstand mit offenen Augen
Stufe 2 – Einbeinstand mit geschlossenen Augen

Stufe 1 – nicht geschafft: 0 Punkte
Stufe 2 – geschafft: 1 Punkt

Energiebooster Kraft

Krafttraining mit dem eigenen Körpergewicht: Kraft (als motorische Eigenschaft beziehungsweise konditionelle Fähigkeit) bezeichnet die Fähigkeit des Nerv-Muskel-Systems, durch Muskelkontraktion Widerstände zu überwinden (konzentrisch), ihnen entgegenzuwirken (exzentrisch) oder sie entgegengesetzt der Schwerkraft zu halten (statisch). Auch hierzu finden Sie wieder einige exemplarische Übungen hinten im Buch auf den Seiten 240 bis 247.

Krafttraining hat viele positive Einflüsse.

Laut Studien gilt: Krafttraining ...

... reduziert den Körperfettanteil und erhöht die Magermasse,

... verbessert die mentale Gesundheit,

... reduziert Symptome bei Rückenschmerzen, Gelenkschmerzen etc.,

... verbessert die kognitive Leistungsfähigkeit,

... verlangsamt den Alterungsprozess,

... wirkt der Abnahme von Muskelkraft entgegen (Muskelmassen- und Kraftverlust im Alter),

... erhöht den Grundumsatz,

... verbessert die Blutfettwerte,

... reduziert den Blutdruck in Ruhe,

... verbessert die Schlafqualität,

... verbessert die Leistungsfähigkeit des Herzens,

... wirkt therapeutisch bei Krebs, Nierenversagen, chronischen Lungenerkrankungen, Parkinson, Multiple Sklerose, nach Schlaganfall etc.,

... reduziert das Risiko für metabolische Störungen.

Fitness-Check Kraft: Liegestütz

Beschreibung: Ermittlung der Kraftfähigkeit der oberen Extremitäten

Material: gegebenenfalls Gymnastikmatte, Stoppuhr, Pylone/Hütchen

Beschreibung: Sie führen innerhalb einer Minute so viele Liegestütze aus, wie es Ihnen kontrolliert und unter Einhaltung der Kriterien für Liegestütze möglich ist.

Ausgangsposition: Füße hüftbreit aufgestellt, Beine getreckt, Kopf, Schulter, Hüfte, Knie und Knöchel in einer Linie, die Daumen befinden sich unter der Schulter, Fingerspitzen zeigen nach vorne, der Winkel zwischen Oberarm und Rumpf beträgt etwa 45 Grad. Frauen dürfen die Knie auf dem Boden absetzen, die Kopf-Schulter-Hüft-Knie-Achse bleibt während der Durchführung des Liegestützes stabil.

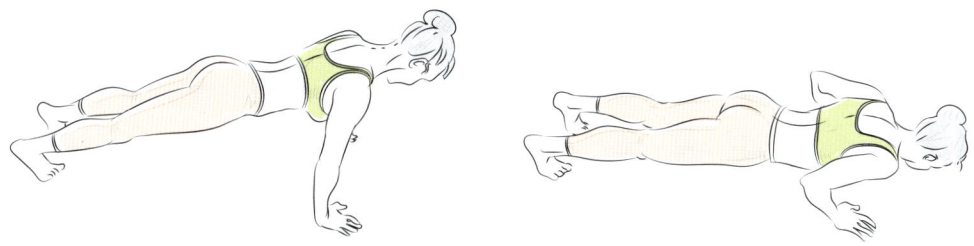

Ausführung: Männer beugen die Arme, bis das Brustbein Kontakt mit dem Boden (alternativ: Pylone/Hütchen) hat. Anschließend die Arme strecken, bis die Ausgangsposition erreicht ist. Die Kopf-Schulter-Hüft-Knie-Achse bleibt dabei stabil. Frauen beugen die Arme, bis die Brust den Boden berührt, mindestens aber bis die Schulter sich auf Höhe des Ellbogens befindet.

Bewertungskriterien: Es werden alle gültigen Versuche innerhalb einer Minute gezählt. Ungültige Wiederholungen, zum Beispiel bei zu wenig Tiefe, Berührung des Bodens mit Kopf, Oberschenkel, Hüfte oder Verlust der Liegestützposition (beide Hände, beide Füße haben Bodenkontakt), werden nicht gezählt.

< 10 Wiederholungen: 0 Punkte
10–30 Wiederholungen: 1 Punkt
> 30 Wiederholungen: 2 Punkte

Fitness-Check Kraft: Wandsitz-Test

Beschreibung: Ermittlung der Kraftfähigkeit der unteren Extremitäten

Material: Wand, Stoppuhr

Beschreibung: Sie führen einen Wandsitz aus. Die Startposition muss so lange wie möglich eingehalten werden.

Ausgangsposition: Füße hüftbreit aufgestellt, Kniewinkel und Hüftwinkel etwa 90 Grad gebeugt, gesamter Rücken, Schultern und Kopf in Kontakt mit der Wand.

Ausführung: Die Startposition wird eingenommen und gehalten, bis sich Knie- oder Hüftwinkel verändern oder der Test beendet wird.

Bewertungskriterien: Es wird die Zeit gestoppt, in der Sie sich in der korrekten Ausgangsposition befinden.

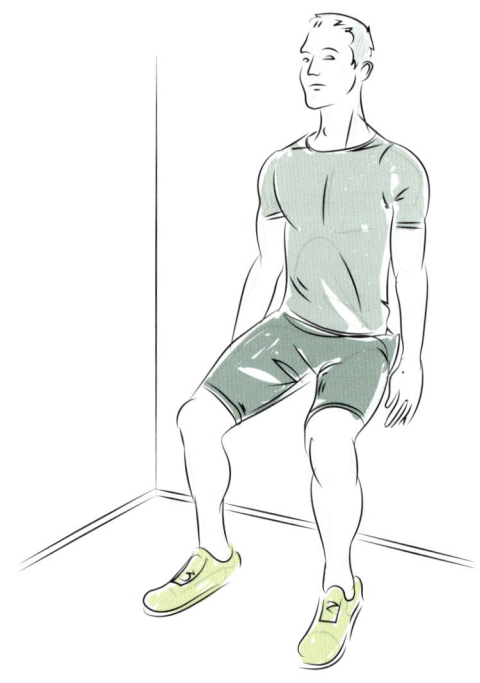

< 30 Sekunden: 0 Punkte
30–60 Sekunden: 1 Punkt
> 60 Sekunden: 2 Punkte

Fitness-Check Kraft: Bourban-Test

Beschreibung: Ermittlung der Kraftfähigkeit der Rumpfmuskulatur

Material: gegebenenfalls Gymnastikmatte, verstellbare Hürde, Stoppuhr

Beschreibung: Sie führen einen Unterarmstütz aus. Im 1-Sekunden-Rhythmus wird abwechselnd ein Fuß vom Boden abgehoben. Die Ausgangsposition muss so lange wie möglich eingehalten werden.

Ausgangsposition: Unterarmstütz mit Oberarmen vertikal aufgestützt, Handgelenke in neutraler Stellung, Daumen zeigen nach oben, Beine gestreckt. Kopf, Schulter, Hüfte in einer Geraden, Becken hat Kontakt mit einer Querstange, Kopf hat Kontakt mit einer vertikalen Referenz (zum Beispiel Turnkastenoberteil).

Ausführung: Die Startposition wird eingenommen, mit dem Startsignal werden die Füße abwechselnd um 2 bis 5 Zentimeter im 1-Sekunden-Rhythmus (Metronom) pro Fuß abgehoben.

Bewertung: Warnung bei Abweichung vom Rhythmus oder Verlust der Startposition.

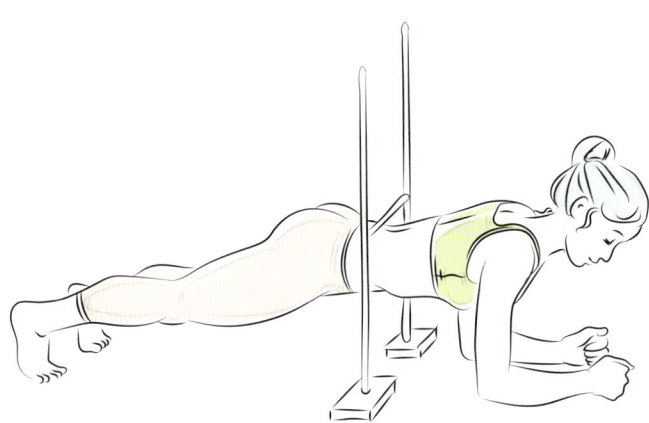

< 30 Sekunden: 0 Punkte
30–60 Sekunden: 1 Punkt
> 60 Sekunden: 2 Punkte

Energiebooster Grundlagenausdauer: Fitness-Check

Physical Working Capacity (PWC 130)

Unter der Physical Working Capacity (PWC) versteht man die bei einer definierten Herzfrequenz erbrachte mechanische Leistung in Watt. Der Wert wird im Rahmen eines stufenförmigen Belastungstests ermittelt, wobei Zielherzfrequenzen von 130, 150 oder 170 Hertz üblich sind. Diese Tests werden dann als PWC 130, PWC 150 oder PWC 170 bezeichnet. Zur Berechnung werden neben dem Körpergewicht noch folgende Parameter benötigt:

W1: Wattstufe bei Erreichen der Pulsfrequenz
W2: nächsthöhere Wattstufe
P: Zielpuls (immer 130 bei PWC 130)
P1: Puls zu Beginn der Wattstufe W1
P2: Puls zum Ende der Wattstufe W1

Praxisbeispiel

Im Belastungsprotokoll von Max Mustermann (52 Jahre, 94 Kilogramm Körpergewicht) sind folgende Werte vermerkt:

In der Wattstufe 150 Watt erreicht Max nach 9:05 Minuten Belastungszeit die Pulsfrequenz von 130 Schlägen pro Minute. Diese Stufe führt er noch zu Ende, um die Pulsfrequenz am Ende der Stufe zu ermitteln: in diesem Fall 139 Schläge pro Minute. Die nächsthöhere Wattstufe liegt bei 175 Watt.

ZEIT	WATTSTUFE	PULS
START	50	76
2 MINUTEN	75	90
4 MINUTEN	100	104
6 MINUTEN	125	121 (P1)
8 MINUTEN	150 (W1)	139 (P2)
10 MINUTEN	175 (W2)	-

Für die Berechnung der Leistung bei einem Zielpuls ergibt sich folgende Formel:

Leistung bei Zielpuls = W1 + (W2 – W1) × ([130 – P1]/[P2 – P1])
Leistung bei Zielpuls = 150 + (175 – 150) × (8130 – 121]/[139 – 121])
Leistung bei Zielpuls = 163 Watt

Bewertungstabelle

Zur individuellen Bewertung wird nun noch folgende Formel angewendet:

Bewertung = Leistung bei Zielpuls/Körpergewicht
Bewertung = 163 Watt/94 kg
Bewertung = 1,7 Watt/kg

BEWERTUNG PWC 130	WEIBLICH	MÄNNLICH
SEHR GUT	> 2,0	> 2,4
ÜBERDURCHSCHNITTLICH	1,6–2,0	1,9–2,0
DURCHSCHNITTLICH	1,3–1,6	1,5–1,9
UNTERDURCHSCHNITTLICH	1,0–1,3	1,1–1,5
SCHWACH	< 1,0	< 1,1

BEWERTUNG PWC 130	PROGRAMMTYP	PULSBEREICH	DAUER IN MINUTEN	HÄUFIGKEIT PRO WOCHE
SEHR GUT	SPEZIAL	INDIVIDUELL	> 60	> 4-MAL
ÜBERDURCHSCHNITTLICH	OPTIMAL	70–80% MAX HF	45–60	3–5-MAL
DURCHSCHNITTLICH	MEDIUM	70–80% MAX HF	35–50	2–3-MAL
UNTERDURCHSCHNITTLICH	AUFBAU	65–75% MAX HF	5–40	2–3-MAL
SCHWACH	EINSTIEG	65–70% MAX HF	CA. 15–20	2-MAL

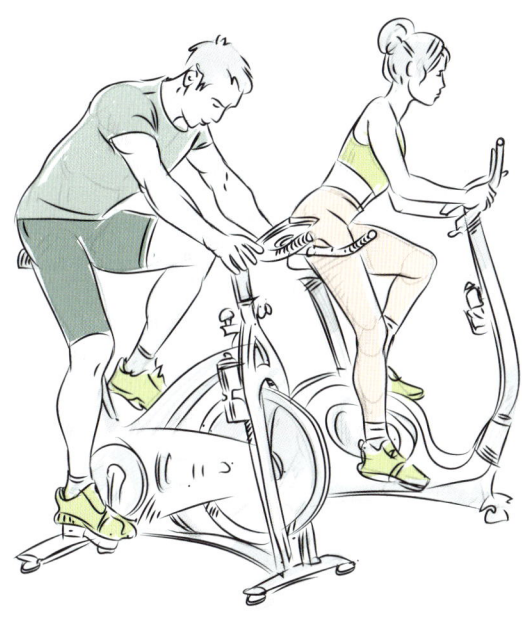

DER KLASSISCHE AUSDAUERSPORT: LAUFEN

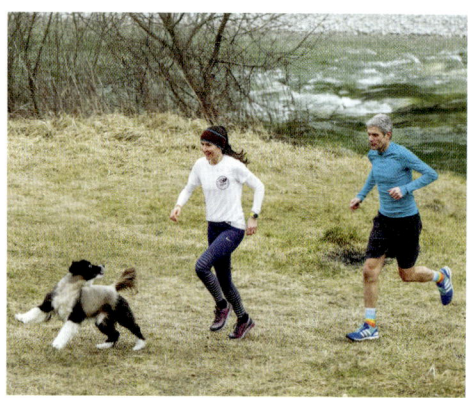

Sonja von Opel, Laufcoach aus München, und ihr Ehemann Martin Grüning, Chefredakteur bei einem großen Laufjournal, der 1990 mit einer Bestzeit von 2:13:30 beim Marathon in Houston glänzen konnte, erzählen, warum sich Laufen wirklich für alle eignet.

Ist Laufen ein wirklich für alle in jedem Alter geeigneter Sport?

Sonja von Opel, Martin Grüning: Jeder Mensch, der in der Lage ist, sich auf zwei Beinen fortzubewegen, der kann auch laufen. Da spielt das Alter gar keine Rolle! Der Unterschied zwischen dem Gehen und dem Laufen liegt in der Flugphase zwischen jedem Schritt. Das macht das Laufen zu einem besonders Herz-Kreislauf-anregenden, aber deshalb eben auch besonders gesunden Sport. Die gesundheitlichen Effekte des Laufens haben in jedem Alter positive Auswirkungen, egal, ob man 15 oder 75 Jahre alt ist. Die Belastung auf den Bewegungsapparat ist durch diese Flugphase zwar höher als beim Gehen, aber das Tolle am menschlichen Körper ist seine Anpassungsfähigkeit, die er auch im Alter nicht verliert. Gelenke werden nicht durch Belastung arthritisch, sondern durch fehlende Mobilisation. Es lohnt sich also zu jedem Zeitpunkt im Leben, das eigene Körpersystem mit wohldosierten Reizen durch das Laufen zu verbessern.

Ist gemeinsames Training eigentlich eine gute Idee?

Sonja von Opel, Martin Grüning: Wenn wir beide zur gleichen Zeit am gleichen Ort sind, dann laufen wir auch zusammen. Nicht jedes Training verläuft harmonisch, was meist daran liegt, dass einer von beiden keinen guten Tag hat und sich vom anderen gestresst oder gezogen fühlt. Ganz selten sind wir beide in exakt der gleichen Stimmung und laufen im Gleichschritt. Meist wirft einer dem anderen vor, stets einen halben Schritt voraus zu laufen. Wir sind halt immer noch beide zu gerne Wettkämpfer! Am Ende eines gemeinsamen Laufs sind wir dem anderen aber dennoch ganz überwiegend dankbar für die schöne Runde und die Zeit, die wir zusammen verbracht haben.

Wenn ich einen richtig anstrengenden Job habe und nur wenig Zeit, was ist das Mindeste, was ich bezüglich Lauftraining tun sollte?

Sonja von Opel, Martin Grüning: Im Grunde kann man mit einer halben Stunde Laufen den Körper schon so fordern, dass es nachweislich gesundheitliche Effekte hat. Wer trotz anstrengendem Job zwei- bis dreimal pro Woche die Zeit zum Laufen findet, tut viel für einen gesunden Lebensstil. Natürlich ist es verständlich, wenn man nach einer harten körperlichen Arbeit nicht so recht motiviert ist, abends noch mal die Laufschuhe anzuziehen. Aber viele führen heutzutage ja vor allem Tätigkeiten am Schreibtisch aus und dann ist es vor allem eine Frage des Zeitmanagements. Das Minimum, um den Körper gesund und fit zu halten, sind besagte drei Laufeinheiten pro Woche à 30 Minuten im Wohlfühltempo. Wer es noch detaillierter machen will, der/die baut die drei Laufeinheiten pro Woche später noch etwas aus, indem er/sie bei einem der Läufe ein wechselndes Tempo mit ein paar Minuten schnellem Laufen einbaut und einen dieser Läufe beginnt, bewusst ganz langsam zu gestalten, dafür aber zeitlich in die Länge zu ziehen.

Was sind denn die typischen Probleme und Verletzungen von Läuferinnen und Läufern?

Sonja von Opel, Martin Grüning: Laufanfänger mit suboptimalem Kraft-Last-Verhältnis spüren oft zu Beginn schnell ihre Gelenke, weil sie die natürliche Laufbewegung nicht mehr gewohnt sind und erst wieder robust werden müssen. In der Regel verschwinden solche Beschwerden aber bald wieder, wenn mit dem richtigen Maß an Bewegung, guter Ernährung und gezielter Gymnastik drangeblieben wird. Anfällig für Verletzungen sind Strukturen wie die Achillessehne, auf die bei jedem Laufschritt große Kräfte einwirken. Hier ist tägliche Pflege durch Dehnen und Mobilisation das A und O. Kein Körper ist perfekt oder vor Verletzungen gefeit, aber jeder gesunde Mensch hat selbst in der Hand, mit gezielten Maßnahmen seinen Bewegungsapparat zu unterstützen, damit ein schmerzfreier Laufschritt möglich ist.

Wie steht es denn um den inneren Schweinehund und wie kann man ihn überwinden?

Sonja von Opel, Martin Grüning: Vielleicht sind wir die Ausnahme, aber wir haben wirklich immer Lust zu laufen. Man könnte uns so unterscheiden: Sonja läuft lieber langsam und lange, Martin lieber schnell und fordernd, aber wir lieben beide die Bewegung an der frischen Luft und betrachten das Laufen als Luxus oder kleine Oase des Alltags. Klar, wenn eine besonders anstrengende Einheit ansteht, dann hilft die Motivation über das Visualisieren des Ziels. Und das Ziel ist entweder ein bestimmter Wettkampf oder einfach nur das gute Gefühl, von dem wir beide wissen, dass es sich einstellt, wenn man sich überwunden hat. Noch nie haben wir uns nach einem Lauf schlechter gefühlt als vorher. Das Wissen darum reicht, um den Weg in die Laufschuhe zu finden.

FITNESSÜBUNGEN
fürs Gehirn

Das Gehirn ist eines unserer wichtigsten Organe und ermöglicht uns nicht nur die Steuerung sämtlicher Körperfunktionen, sondern auch das Denken und Erinnern. Und gerade bei Letzterem ist es zunehmend gefordert. Wissenschaftler haben herausgefunden, dass Bewegung nicht nur den Körper trainiert, sondern auch die Leistungsfähigkeit des Gehirns fördert. Das Gehirn freut sich, wenn es laufend Reize in Form von neuen Erfahrungen erhält. Das ist kein Privileg der Jungen oder Sportlichen, sondern betrifft alle. Noch im hohen Alter besitzen wir die Fähigkeit, Neues zu lernen. Dies ist der geistige Nährstoff für das Gehirn. Ohne diese Stimulation würde das Gehirn nur auf Sparflamme laufen. Langeweile und Stillstand sind Gift für unser Gehirn. Neugier und Veränderung sind deshalb ganz wesentliche Antriebe für unsere Lebenslust. Damit das Gehirn optimal funktionieren kann, benötigt es Sauerstoff, Wasser und Nährstoffe, vor allem aber Zucker (Glukose), da es selbst keine Nährstoffe speichern kann. Das Gehirn muss sich die Energie aus dem Körper holen. Deswegen steht eine gute Ernährung ganz oben auf der Prioritätenliste (mehr dazu ab Seite 146).

Einführung in die Funktion des Gehirns

Linke Gehirnhälfte

- analytisches Denken
- erfasst Einzelheiten
- lineares Denken
- Verstand
- Vernunft
- Logik
- Sprache
- Mathematik
- Wissenschaft
- Zeitempfinden
- Regeln/Gesetze

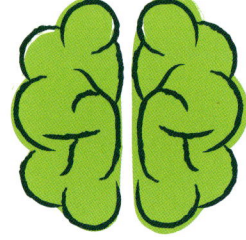

Rechte Gehirnhälfte

- synthetisches Denken
- erfasst Zusammenhänge
- ganzheitliches Denken
- Gefühle
- Instinkt
- Intuition
- bildhaftes Denken
- Musik
- Kunst
- Raumempfinden
- Kreativität

Wie Sie Ihr Gehirn im Alltag fit halten

Ob in der Arbeit oder zu Hause – durch Anrufe, Nachrichten und Neuigkeiten aller Art muss unser Gehirn ständig viele Informationen auf einmal verarbeiten und mehrere Aufgaben gleichzeitig bewältigen. Das ist eine große Herausforderung und hat zur Folge, dass unser Gehirn oft nicht mehr alle Aufgaben optimal lösen kann. Um ein konkretes Beispiel für den Zuwachs an Informationen zu nennen: Die viel beschworene Digitalisierung – oder soll man besser sagen: der enorme Aufholbedarf, der aktuell für ein so hohes Veränderungstempo sorgt – beschleunigt unseren gesamten Arbeitsalltag enorm, aber auch viele Prozesse in anderen gesellschaftlichen Bereichen. Zugleich gibt es eine zunehmende Spezialisierung vieler Arbeitsprozesse, was ein hohes Maß an Überblick, Kontrolle und Flexibilität erfordert. Im Alltag sind wir ständig mit Doppel- oder sogar Mehrfachaufgaben konfrontiert, die eine große Herausforderung für unsere Psyche und unser Gehirn darstellen. Studien belegen, dass die insgesamt vorhandene Gehirnkapazität oft nicht mehr für die optimale Lösung dieser verschiedenen Aufgaben ausreicht. Zusätzlich lässt die Leistungsfähigkeit des Gehirns mit fortschreitendem Alter nach.

Jetzt aber die gute Nachricht: Wer sich wieder länger konzentrieren oder sich Informationen wieder besser merken möchte, kann der Leistungsabnahme des Gehirns entgegenwirken. Man kann sein Gehirn sogar wie einen Muskel trainieren. Nicht allein durch die Kraft der Gedanken, sondern auch durch körperliche Aktivität. Bewegung kann bewirken, dass täglich neue Nervenzellen sprießen (Neurogenese). Diese verbinden sich bei Aktivität zu immer neuen Netzwerken. In der Forschung, die sich mit einer veränderten Gehirnleistung im Zusammenhang mit Bewegung beschäftigt, hat man herausgefunden: Bewegung ist das effektivste Mittel, um das Gehirn positiv zu beeinflussen. Bewegung ist gut für den Kopf – das ist eine ebenso einfache wie ermutigende Botschaft. Und es gibt auch gehirngerechte Bewegungsprogramme wie zum Beispiel Überkreuzbewegungen, die für die Entstehung neuer Nervenzellen und neuer Netzwerke sorgen, die Merkfähigkeit erhöhen und Denkprozesse beschleunigen und flexibilisieren. Ein paar Übungen finden Sie auf den Seiten 139 bis 141.

Bewegung führt zu ...

- einem besseren Gedächtnis,
- schnellerer Auffassungsgabe,
- höherer seelischer Belastbarkeit,
- verbesserter Immunabwehr,
- gesteigertem Denkvermögen,
- weniger Ängsten, Depressionen und Stress,
- allgemein verbesserten Hirnfunktionen.

Motorisch-kognitives Training

Darüber hinaus spielt das Gehirn aktuellen Erkenntnissen zufolge bei der motorischen und kognitiven Leistungsfähigkeit eine besondere Rolle. Während wir im Kindes- und Jugendalter körperliche und geistige Fähigkeiten und Fertigkeiten ausprägen und verbessern, können diese ab dem Erwachsenenalter und insbesondere im höheren Alter wieder nachlassen. Was zunächst frustrierend klingen mag, lässt sich allerdings in jedem Lebensalter positiv beeinflussen – vorausgesetzt, man kennt das richtige Training. Sie können Ihre kognitiven und motorischen Fähigkeiten im Alltag mit einfachen Übungen trainieren. Im Fokus steht dabei immer die Koordination von Bewegungen, verbunden mit kognitiven Aufgaben. Dr. Manfred Wagner ist überzeugt, dass Körper und Geist immer gemeinsam gefordert werden sollten: »Halten wir unseren Geist fit, wirkt sich das auch positiv auf unsere körperliche Gesundheit aus und umgekehrt.« Grundlage für diese Art des Trainings ist die Tatsache, dass geistige und körperliche Entwicklung in engem Zusammenhang stehen und sich gegenseitig beeinflussen. Damit ist es auch nicht ausgeschlossen, selbst im höheren Alter noch Neues zu lernen. Klingt gut? Dann legen Sie los! Als besonders effektives Gehirntraining hat sich das motorisch-kognitive Training erwiesen. Es kombiniert körperliche (motorische) Übungen mit Aufgaben, die die Wahrnehmung oder das Denken (kognitiv) betreffen. Im Mittelpunkt des Trainings sollten immer Ihre individuellen Bedürfnisse und Anforderungen stehen. Denn nur bei einem angemessenen Schwierigkeitsgrad erzielen Sie auch einen optimalen Trainingsfortschritt.

Alles für die Koordinationsfähigkeit

Beim Training im motorischen Bereich steht die Koordination der Bewegungen, verbunden mit kognitiven Aufgaben, im Vordergrund. Das lässt uns Bewegungen präzise, schnell, geordnet und effizient ausführen. Im Hintergrund sind die vielen Gehirnareale aktiv, die bei der motorischen Koordination, beispielsweise beim Schießen eines Fußballs, involviert sind. Damit können wir alle beteiligten Muskeln, die für eine bestimmte Bewegung benötigt werden, synchron aktivieren und eine Handlung möglichst genau ausführen. Lösen wir gleichzeitig noch kognitive Aufgaben, reagieren wir zum Beispiel auf Anweisungen eines Trainingspartners, werden zusätzliche Areale im Gehirn beansprucht, was unsere gesamte Koordinationsfähigkeit verbessert und damit auch unsere gesamte Handlungsfähigkeit im Alltag. Hier gilt: Zwingen Sie sich nicht. Probieren Sie die Übungen aus und binden Sie sie hin und wieder in Ihren Alltag ein. Wenige Minuten am Tag reichen schon aus.

Gehirngerechte Bewegungsprogramme
(exemplarische Übungen)

Insgesamt lassen sich beim motorisch-kognitiven Training positive Zusammenhänge zwischen dem körperlichen Koordinations- und Ausdauertraining und unserer geistigen Leistung erkennen. Darüber hinaus verbessern wir die Grundfunktionen unseres Gehirns. Das kommt uns im Alltag zugute.

Einfache gleichseitige Bewegungen ohne Geräte

Heben Sie Ihren rechten Oberschenkel an und legen Sie gleichzeitig Ihre rechte Hand aufs Knie.

Einfache gleichseitige Bewegungen mit Geräten

Sie stehen sich mit einem Abstand von circa 2,5 Metern gegenüber, wobei der/die Partner*in als Passgeber*in fungiert. Ihre Startposition ist schulterbreit mit leicht gebeugten Knien. Der/die Passgeber*in hält einen Jonglierball in der Hand, den er/sie zu Ihnen wirft. Sie fangen den Ball mit der rechten Hand und stellen das rechte Bein nach vorne. Dann dasselbe mit der linken Hand.

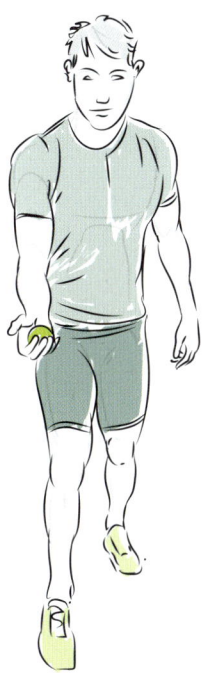

Einfache Überkreuzbewegungen ohne Geräte

Stellen Sie sich mit seitlich gespreizten Beinen hin und greifen Sie mit dem rechten Arm zum linken Fuß und andersherum.

Einfache Überkreuzbewegungen mit Geräten

Halten Sie in beiden Händen je einen Ball, werfen Sie beide Bälle hoch, überkreuzen die Arme und fangen Sie die Bälle mit der jeweils anderen Hand wieder auf.

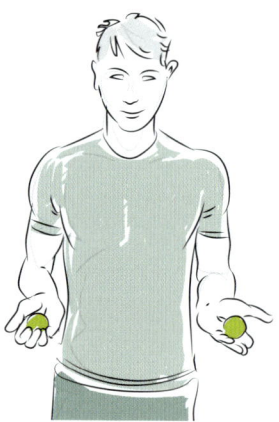

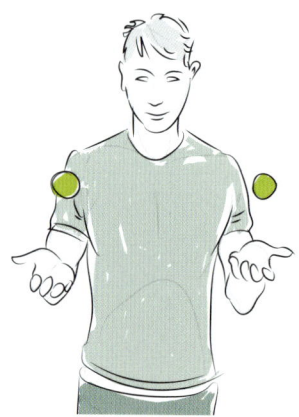

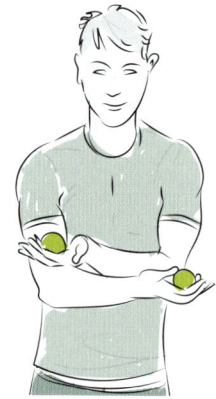

Komplexe Überkreuzbewegungen ohne Geräte

Je nach Ansage einer weiteren Person reagieren Sie mit einer bestimmten Bewegung und bewegen den rechten oder linken Arm und gleichzeitig das gegengleiche Bein in die jeweils entgegengesetzte Richtung. So reagieren Sie beispielsweise auf die Ansage »links« mit dem Heben des linken Arms nach vorne und stellen gleichzeitig das rechte Bein nach hinten.

Ersetzen Sie die Kommandos zum Beispiel mit Zahlen, Rechenaufgaben, Farben, Städtenamen und so weiter.

Komplexe Überkreuzbewegungen mit Geräten und teilweise kognitive Aufgaben mit dem Partner

Sie stehen sich mit einem Abstand von circa 2,5 Metern gegenüber, wobei der/die Partner*in als Passgeber*in fungiert. Ihre Startposition ist schulterbreit mit leicht gebeugten Knien. Je nach Ansage reagieren Sie.

Der/die Passgeber*in hält einen Jonglierball in der Hand, den er/sie zu Ihnen wirft. Vor dem Abwurf gibt es als Kommando eine Zahl von 1 bis 4. Die Zahlen haben folgende Bedeutung:

1 = mit rechts fangen, linker Fuß einen Schritt nach vorne

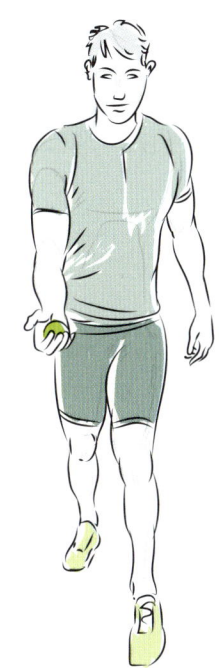

2 = mit links fangen, rechter Fuß einen Schritt nach vorne

3 = mit rechts fangen, linker Fuß einen Schritt nach hinten

4 = mit links fangen, rechter Fuß einen Schritt nach hinten

Zusätzlich können zum Beispiel Kommandos wie »links« und »rechts« mit Additionen (1 + 1 = 2 bedeutet links fangen, rechter Schritt nach vorne), Subtraktionen und Ähnlichem ergänzt werden.

DAS HECTOR-CENTER FÜR ERNÄHRUNG, BEWEGUNG UND SPORT

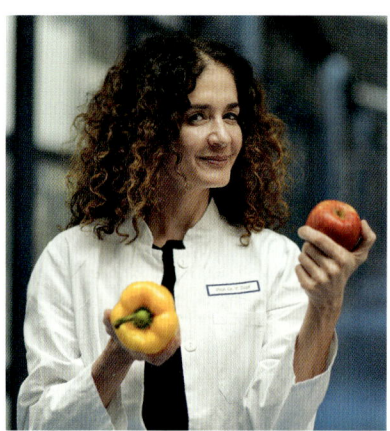

Professorin Dr. med. Yurdagül Zopf hat seit 2013 die Professur für Klinische und Experimentelle Ernährungsmedizin an der Friedrich-Alexander-Universität Erlangen-Nürnberg inne und sie leitet das Hector-Center für Ernährung, Bewegung und Sport am Universitätsklinikum Erlangen. Dort werden neue Diagnose- und Therapieverfahren entwickelt und in der Arbeit mit den Patient*innen unmittelbar umgesetzt.

Was genau machen Sie am Hector-Center für Ernährung, Bewegung und Sport? Was ist Ihr besonderer Ansatz dort?

Prof. Zopf: Im Hector-Center für Ernährung, Bewegung und Sport betreuen wir Patient*innen sowohl präventiv als auch therapeutisch in allen ernährungs- und sporttherapeutischen Bereichen. Wir beraten und klären unsere Patient*innen über eine gesunde Ernährung auf. Das beinhaltet die sogenannten Makro- und Mikronährstoffe und die Erhaltung einer gesunden Darmflora. Darüber hinaus behandeln wir Patient*innen mit Nahrungsmittelunverträglichkeiten, chronischen Darmerkrankungen, Adipositas und Krebserkrankungen, die auf verschiedene Art und Weise eine Ernährungsproblematik aufweisen. Aufgrund verschiedener Faktoren kann bei diesen Patient*innen eine Fehlernährung entstehen, die zu einer ungünstigen Körperzusammensetzung, einer verminderten Muskelmasse, einer ungünstigen Verteilung der Fettmasse und teilweise zur Schwächung des Immunsystems führen kann. Unsere Hauptziele sind die optimale klinische Betreuung der Patient*innen, aber auch die Entwicklung von neuen innovativen Konzepten, die eine kombinierte Ernährungs- und Sport- beziehungsweise Bewegungstherapie beinhalten. Darüber hinaus haben wir einen großen Forschungsbereich, für dessen Finanzierung wir komplett auf Spenden und öffentliche Fördermittel angewiesen sind. In unseren klinischen Studien untersuchen wir verschiedene Fragestellungen und Therapiemaßnahmen, beispielsweise welche Effekte die Kombination einer eiweißreichen Ernährungstherapie in Kombination mit Sport- und Bewegungsmaßnahmen auf die Muskulatur, die Leistungsfähigkeit und das Entzündungsgeschehen bei Patient*innen mit Krebs oder Adipositas hat. Dadurch sollen für die Patient*innen individuelle und personalisierte ernährungs- und sporttherapeutische Konzepte entwickelt werden, die das Fett-/Muskelverhältnis verbessern und das Immunsystem stabilisieren.

Wie schnell lassen sich Forschungsergebnisse in die Praxis umsetzen? Wie werden sie in die Therapie integriert?

Prof. Zopf: Wir arbeiten sowohl in klinischen Studien mit Patient*innen als auch mit experimentellen Methoden im Labor, wo wir die Effekte am »ganzen« Menschen sowie auf zellulärer, molekularer Ebene untersuchen. Auf diese Weise sind wir in der Lage, unsere Erkenntnisse direkt in innovative Therapiekonzepte einfließen zu lassen, die den Patient*innen unmittelbar zugutekommen. Auf Grundlage der Ergebnisse aus unseren ernährungs- und sporttherapeutischen Studien entwickeln wir neue Therapiemaßnahmen, wodurch jede Patientin und jeder Patient eine individuell angepasste Ernährungs- und Sporttherapie erhält. Dank neuer diagnostischer Verfahren, besonders auch im Bereich der Nahrungsmittelunverträglichkeiten, können wir Forschungsergebnisse sehr rasch in die Praxis umsetzen und neue Routinen etablieren.

*Mit welchen Problemen kommen Patient*innen zu Ihnen? Wie können Sie ihnen helfen?*

Prof. Zopf: Viele Patient*innen sind verunsichert. »Darf ich körperlich aktiv sein?«, »Wie oft, mit welcher Intensität, wie lange und in welcher Form kann/soll ich mich bewegen? « oder »Wie ernähre ich mich richtig?«, »Welche Ernährung ist gesund für mich?« sind häufige Fragen.

Schließlich führen eine Krebserkrankung und Nebenwirkungen der Krebstherapie häufig zu einer Abnahme der Muskelmasse, der körperlichen Leistungsfähigkeit, einer veränderten Nahrungsaufnahme und Unverträglichkeiten gegenüber Nahrungsmitteln. Oft besteht ein Teufelskreis aus Erschöpfung/Müdigkeit (Fatigue) – Reduktion der körperlichen Aktivität –, Abnahme der Muskelmasse und der körperlichen Leistungsfähigkeit. Die Folgen sind eine schlechtere Therapieverträglichkeit und ein ungünstiger Krankheitsverlauf.

Hier beraten wir die Patient*innen ganz individuell auf der Grundlage einer ausführlichen Anamnese und Nährstoffanalyse, sodass der Nährstoffbedarf, insbesondere der erhöhte Eiweißbedarf, gedeckt wird. Parallel unterstützen wir sie mit unseren personalisierten Sportkonzepten. Dabei führen wir bei jeder Patientin und jedem Patienten zunächst eine detaillierte Anamnese durch und messen die Muskelkraft und die Leistungsfähigkeit des Herz-Kreislauf-Systems. Auf der Basis dieser leistungsphysiologischen Diagnostik werden dann individuelle Trainingskonzepte erarbeitet.

Bei Menschen mit Übergewicht und Adipositas geht es um die Reduzierung des erhöhten Körperfettanteils. Unsere individualisierten Ernährungs- und Sportkonzepte zielen darauf ab, nicht nur das Körperfett abzubauen, sondern es soll gleichzeitig auch die Muskelmasse und die körperliche Leistungsfähigkeit gesteigert und die Risikofaktoren für Herz-Kreislauf-Erkrankungen wie Bluthochdruck, Entzündungswerte und Blutzuckerkontrolle verbessert werden.

Patient*innen mit Magen-Darm-Erkrankungen und/oder Nahrungsmittel-unverträglichkeiten haben nicht nur Magen-Darm-Beschwerden, sondern leiden auch häufig unter allgemeinen Beschwerden wie zum Beispiel körperliche Erschöpfung, Müdigkeit und Muskel- und Gliederschmerzen. Mit unseren diagnostischen Verfahren können wir die zugrunde liegenden Ursachen genauer erfassen und gezielte ernährungstherapeutische Maßnahmen einleiten.

Wie motivieren Sie Ihre Patient*innen und Mitmenschen zu einem nachhaltigen, gesünderen Lebensstil?

Prof. Zopf: Eine wichtige Basis sind ausführliche und wiederholte Aufklärungsgespräche bezüglich einer optimalen, gesunden und nachhaltigen Ernährung, die auf jeden Einzelnen genau abgestimmt sind. Wir vereinbaren mit den Patient*innen immer ganz konkrete und erreichbare Ziele. Ganz wichtig ist es, den Erfolg und den Grad der Zielerreichung nachvollziehbar und möglichst objektiv zu messen. So messen wir beispielsweise in regelmäßigen Abständen die Körperzusammensetzung, um die Muskel- und Fettmasse zu erfassen, und bestimmen die Qualität der Nährstoffaufnahme.

Wie kann jede*r (also nicht nur Kranke) den eigenen Gesundheitszustand mit ein paar einfachen Methoden entscheidend verbessern?

Prof. Zopf: Eine an den individuellen Lebensrhythmus angepasste kontinuierlich durchgeführte gesunde Ernährung in Kombination mit Bewegung und Sport stellt eine wichtige Basis dar, um langfristige gesundheitliche Effekte zu erzielen beziehungsweise zu erhalten. Eine gesunde Ernährung muss nichts Kompliziertes und Außergewöhnliches darstellen. Eine traditionelle und abwechslungsreiche Ernährung mit frischen jahreszeitlich angepassten Gemüse- und Obstsorten und Fleisch aus einem Weidebetrieb stellen wertvolle Nahrungsmittel dar. Eine gesunde Ernährung fängt mit dem Frühstück an und endet mit dem Abendessen. Jede körperliche Aktivität zählt, zum Beispiel auch das Treppensteigen oder Arbeiten im Haushalt. Nicht zu unterschätzen ist die körperliche Aktivität in der Natur, wie zum Beispiel Fahrradfahren und Arbeiten im Garten, das zusätzlich einen wichtigen seelischen Ausgleich darstellen kann und gleichzeitig die Bildung von Vitamin D fördert.

Die gesunde Ernährung und sportliche Betätigung stellen wichtige präventive Maßnahmen dar, besonders in Hinblick auf chronische Erkrankungen wie Herz-Kreislauf-Erkrankungen, Krebs, Adipositas, Schlaganfall und andere.

Die Ernährung sollte vielfältig und pflanzenbasiert sein, mit reichlich Vollkorn und Gemüse und Obst (»Fünf am Tag«-Regel). Sie liefert viele Ballaststoffe und ein buntes Spektrum an zellschützenden sekundären Pflanzenstoffen. Tierische Lebensmittel mit hochwertigem Eiweiß und wichtigen Vitaminen und Mineralstoffen ergänzen die pflanzliche Lebensmittelauswahl. Während Milchprodukte täglich auf dem Speiseplan stehen sollten, gilt für Fleisch und insbesondere Fleischerzeugnisse: möglichst nicht jeden Tag und nicht mehr als 300 Gramm pro Woche und nur bei hohem Energieverbrauch bis zu 600 Gramm pro Woche. Fette und Öle mit einem günstigen Fettsäuremuster wie zum Beispiel Raps- und Olivenöl sind ebenfalls wichtig für unsere Zellfunktionen und das Immunsystem. Eine schonende Zubereitung mit gerade so viel Hitze wie nötig erhält die Nährstoffe und vermeidet die Bildung von zellschädigenden Stoffen (»vergolden statt verkohlen«).

Was wünschen Sie sich von Politik und Krankenkassen für Ihre Arbeit und Ihre Patient*innen?

Prof. Zopf: Im präventiven Bereich liegen bereits bei vielen Krankenkassen verschiedene Bonusprogramme vor, die sportliche Betätigung belohnen. Die Erhaltung und Durchführung einer gesunden Ernährung wird leider noch nicht entsprechend berücksichtigt und gefördert. Insbesondere bei Kranken wünschen wir uns deutlich mehr Unterstützung durch die Politik und Krankenkassen. Wissenschaftlich ist der Nutzen einer kombinierten Ernährungs- und Sport-/Bewegungstherapie bei Krebspatient*innen überzeugend und eindeutig belegt. Dennoch haben die Betroffenen kaum Möglichkeiten, die anfallenden Kosten für diese speziellen Ernährungs- und Sport- beziehungsweise Bewegungstherapien erstattet zu bekommen. Es ist daher an der Zeit, dass diese effektiven Maßnahmen von den Kostenträgern übernommen werden.

Gesundheit
BEGINNT OFT IN DER KÜCHE

»Gutes Essen hält Leib und Seele zusammen.« So klar die Botschaft ist, so wenig achten wir manchmal beim Essen auf uns und auf das, was wir zu uns nehmen. Eine Wurstsemmel zwischendurch, ein Schokoriegel für schnelle Energie, der dritte Kaffee am Vormittag, um in Schwung zu kommen. Oft essen wir unbewusst und aus anderen Gründen als Hunger. Seien Sie bitte achtsam! Mir persönlich ist es wichtig, dass ich bewusst esse und trinke und ohne Zwang eine gute Balance hinkriege.

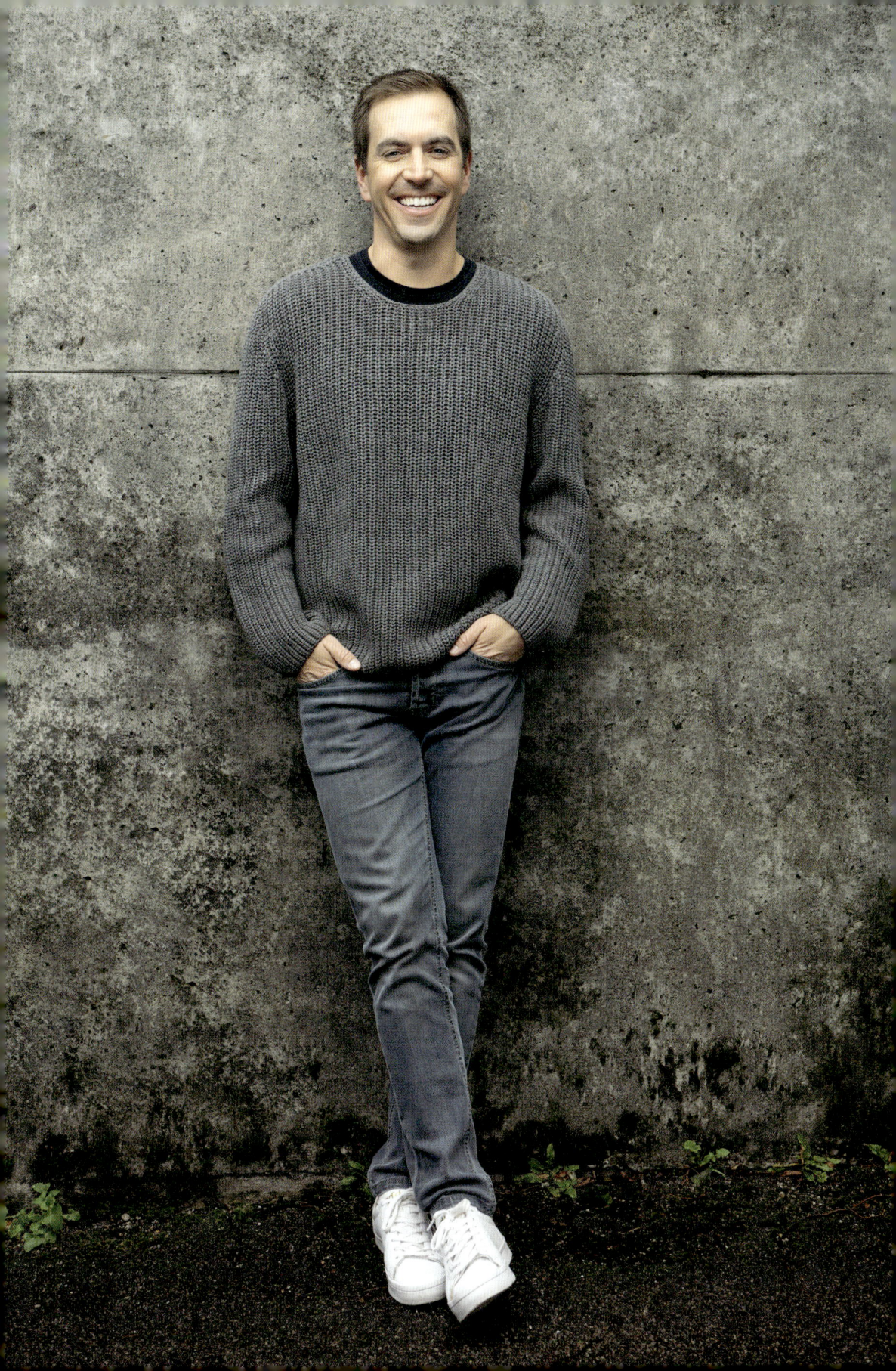

DIE GEEIGNETE
Nahrung

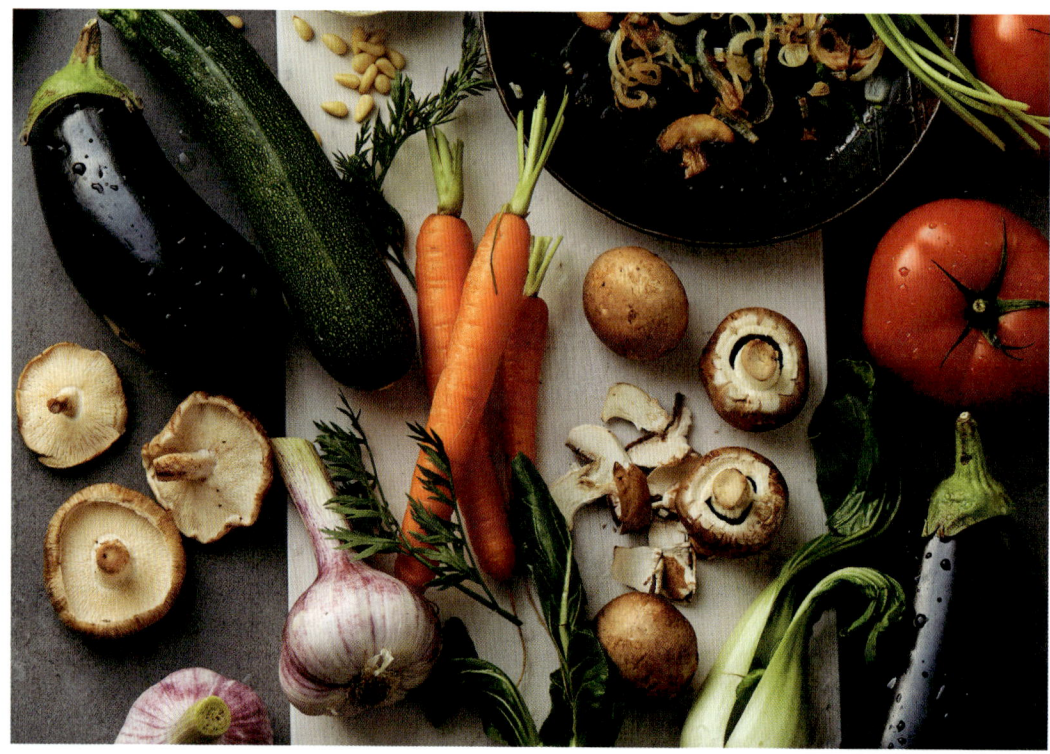

Gute Ernährung ist ein wesentlicher Grundstein für ein gesundes Leben. Das lässt sich ganz schön mit einem Beispiel zeigen, das unser Ernährungscoach Stefanie Nann gerne verwendet. Sie fragt, was man denn einem Profifußballer als geeignete Nahrung empfehlen sollte. Sind es Pizza, Pommes, Bratwurst, ab und zu mal einen Schokoriegel und eine zuckerhaltige Limonade? Oder würde man zu Gemüse, Obst, Vollkornnudeln, Hülsenfrüchten, vielleicht noch ein paar Milchprodukten raten? Es ist leicht zu erraten, was die Leute sagen. Natürlich empfehlen sie Variante zwei. Und jetzt wird es spannend, wenn sie fragt: »Was unterscheidet dich eigentlich von einem Profifußballer?« Da geht es ja nicht nur ums Geld und um Glamour, sondern vor allem um Leistung, die unter bestimmten Rahmenbedingungen abgerufen werden muss. Stefanie sagt ihren Klient*innen: »Ihr habt auch euren Alltag, euren Job, vielleicht Kinder, Freunde, Familie, Hobbys. Und wollt immer überall mit voller Energie und vollem Fokus da sein.« Also gibt es da keinen prinzipiellen Unterschied. Ganz klar – man will ja nach der Arbeit nach Hause kommen und für die Familie, die Kinder, die Hobbys noch Spaß und volle Energie haben. Und da stellen sich ganz wesentliche Fragen: Was gebe ich eigentlich meinem Motor, meinem Stoffwechsel? Was stelle ich ihm zur Verfügung, damit er optimal funktionieren kann? Und jetzt merkt man selbst: Warum würde ich das einem Profifußballer raten und mich selbst anders ernähren? Bin ich mir das am Ende nicht wert?

Den Stellenwert einer gesunden Ernährung kann man mit folgendem Beispiel ganz gut darstellen: Mein Stoffwechselvorgang ist mein Motor und wenn ich viel Energie haben will, dann brauche ich auch den richtigen Treibstoff. Oder wenn man es von der anderen Seite aus betrachtet: Eine unzureichende Ernährung, die sehr einseitig oder unausgewogen ist, oder auch eine übermäßige Ernährung führt schnell zu gesundheitlichen Problemen, die sich negativ auf Leistung und Lebensqualität auswirken. Wenn man kurz in sich geht, weiß man das auch. Jeder isst mal zu viel, zu fett, zu süß und denkt danach: »Puh, jetzt könnte ich mich sofort schlafen legen.« Wenn man ab und zu mal über die Stränge schlägt, ist das kein Problem, aber wenn es häufiger der Fall ist, geht viel Lebensenergie verloren und ungesunde Angewohnheiten verfestigen sich.

Wie ich als Fußballer gegessen habe

Wenn mich heute jemand fragt, was ich denn mit Blick auf eine gesunde Ernährung empfehlen würde, wäre meine Antwort ganz simpel: Halte das richtige Maß! Damit meine ich nicht unbedingt das Einhalten klar definierter Grenzen oder Kategorien wie »viel« oder »wenig«, sondern vor allem, dass man bewusst isst und trinkt. Und um jetzt noch einmal auf das Beispiel Profifußball zurückzukommen: Klar spielt eine ausgefeilte Ernährung dort heute eine Rolle. Das hat mit der Professionalisierung im Fußball zu tun. Ein Thema für Fußballer ist sicher Leistung und damit die Frage »Wie kann man ein hohes Leistungslevel erreichen und halten und mit guter Ernährung unterstützen?«. Das lässt sich aber auch auf das alltägliche Leben übertragen. Denn da müssen wir alle leistungsfähig sein.

Ich kann mich erinnern, dass wir beim FC Bayern sehr viele Mahlzeiten auf dem Trainingsgelände eingenommen haben. Man wollte sicherstellen, dass sich die Spieler gut, nährstoffreich und ausgewogen ernähren. Für uns Spieler war das super, vor allem auch, weil es sehr gut geschmeckt hat und man mit Topköchen zusammengearbeitet hat. Es ging schon beim Frühstück los, denn früher haben viele Profis einfach nicht gefrühstückt, weil ihnen der Aufwand zu groß war. Also hat der FC Bayern Frühstück auf dem Trainingsgelände angeboten. Und da hat man sich dann eben nicht irgendein vorgefertigtes Müsli mit viel zu viel Zucker schnell reingedrückt, sondern immer auch frisches Obst und Joghurt auf dem Tisch gehabt.

KOCHEN FÜR DIE NATIONALMANNSCHAFT

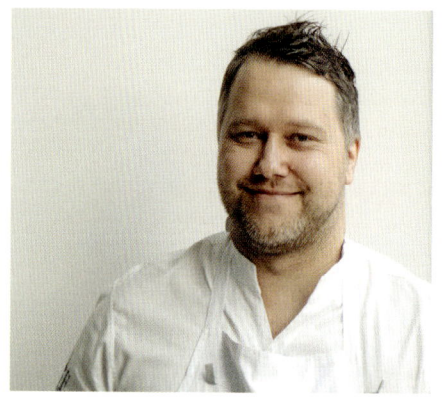

Anton Schmaus ist nicht nur Spitzen-koch in Regensburg mit mehreren Restaurants, unter anderem dem Ster-nelokal Storstad, sondern seit 2017 auch der Koch der Nationalmannschaft beim DFB. Wir haben ihn gefragt, ob Fußballer eigentlich besonders anspruchsvolle Gäste sind.

Philipp Lahm: Wie wird man eigentlich Koch der Nationalmannschaft?

Anton Schmaus: Dafür gibt es kein Rezept oder einen offiziellen Bewer-bungsmodus. Das geht auf Empfehlung, zumindest bei mir war das so. Mei-ne Tätigkeit als Koch und Ernährungsberater bei der Nationalmannschaft kam auf Empfehlung des damaligen Physiotherapeuten der Nationalmann-schaft, Klaus Eder, zustande. Oliver Bierhoff und ich haben dann eine bei-derseitige Probezeit für die Dauer des Confed Cups in Russland vereinbart, und aus der Probezeit wurde ein dauerhaftes Engagement, weil es eben sehr gut geklappt hat.

Philipp Lahm: Brauchen Fußballer eine besondere Ernährung?

Anton Schmaus: Fußballer benötigen – wie jeder Mensch – eine ausgewo-gene Ernährung, also ausreichend Proteine, gesunde Fette und Kohlenhy-drate, eine ausreichende Flüssigkeitszufuhr und einen guten Essensrhyth-mus. Wichtig ist im Speziellen, auf industriellen Zucker und zu viel tierisches Fett zu verzichten. Generell haben wir aber keine komplizierten Ernährungs-pläne.

Philipp Lahm: Bekommt jeder im Nationalteam seine Extrawurst?

Anton Schmaus: Nein, das ist nicht der Fall. In der Nationalmannschaft gibt es für alle Spieler das Gleiche zu essen. Natürlich berücksichtigen wir Wün-sche nach vegetarischen und auch veganen Speisen. Bei uns findet jeder etwas, das ihm schmeckt. Das Essensangebot besteht aus einem sehr vielschichtigen und umfangreichen Buffet, bei dem sich die Spieler individuell optimal versorgen können. Wichtig ist mir dabei, dass die Spieler selbst ein sicheres Gefühl dafür bekommen, was gut für sie ist und – natürlich – was ihnen schmeckt.

Philipp Lahm: Halten sich die aktuellen Fußballer der Nationalmannschaft auch privat an deine Empfehlungen?

Anton Schmaus: Das hoffe ich doch, weil es ja nicht nur um Leistung, sondern allgemein um einen gesunden Lebensstil geht und dass sich die Spieler wohl in ihrer Haut fühlen. Generell unterstütze ich die Spieler auch abseits der Nationalmannschaft, wenn Fragen aufkommen oder sie Hilfestellung benötigen. Aber um es noch mal zu sagen: Was die Grundprinzipien gesunder Ernährung betrifft, da würde ich einen Spitzensportler nicht von jedem ganz normalen Menschen unterscheiden.

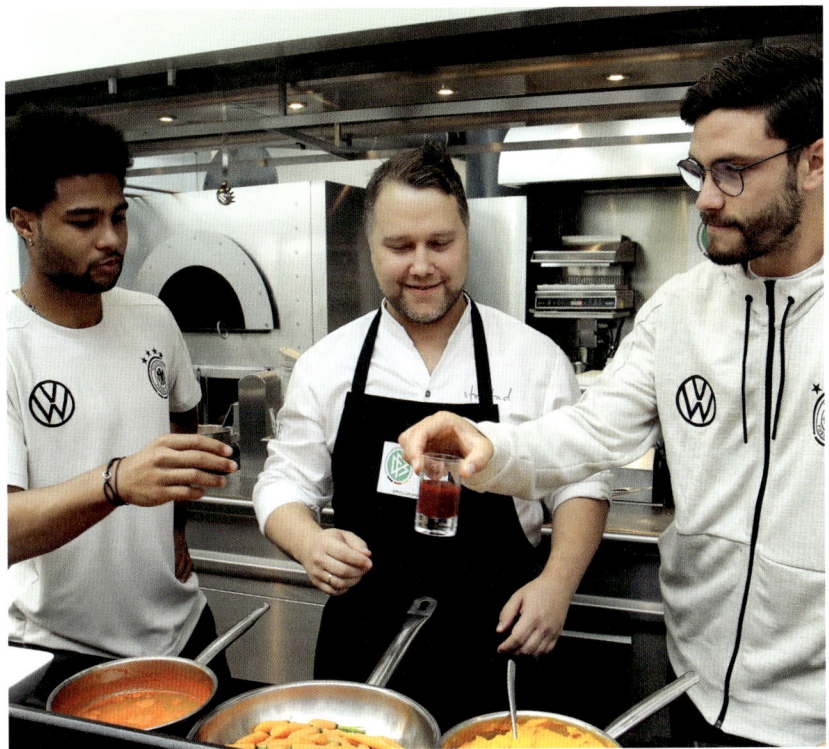

So viele
ERNÄHRUNGSKONZEPTE

Es gibt keine einzig wahre Zauberformel im Sinne von »Essen Sie genau das, und schon ist die Welt in Ordnung«. Erst muss ich meine eigene, richtige Einstellung zum Essen und zu meinem Körper finden. Sie bringt mich dazu, zu sagen: »Ich möchte mich gesund ernähren, ich möchte das jetzt wirklich angehen. Und ich will jetzt nicht nur eine kurzfristige Diät probieren, sondern ich möchte mich langfristig gesund ernähren.« Und dann kann man sich damit befassen, welche Ernährungsform sich für einen eignet. Die einen sagen, Low-Carb muss sein, am besten mit High-Protein, die anderen plädieren für High-Carb, aber mit Low-Fat und nur wenig Protein, und wieder andere schwören auf Steinzeiternährung beziehungsweise Paläo. Es wird immer Studien geben, die für jeden Ernährungsstil positive Effekte belegen. Und genauso wird es aber immer auch Studien geben, die genau das Gegenteil sagen.

Wenn Sie sich für bestimmte Ernährungsformen wie etwa vegane Ernährung interessieren, sollten Sie sich bei einer qualifizierten Ernährungsfachkraft oder einer Ärztin oder einem Arzt informieren, ob das für Sie geeignet ist und was Sie dann noch zuführen müssen, um Mangelerscheinungen vorzubeugen. Ich persönlich mag es unkompliziert, vollwertig und gerne esse ich auch ab und zu ein gutes Stück Fleisch. Wichtig ist mir hierbei immer die artgerechte Aufzucht, die regionale Herkunft und die handwerkliche Verarbeitung. Massentierhaltung ist nicht nachhaltig und die Qualität ist oft zweifelhaft. Wer auf Fleisch nicht verzichten will, sollte auf nachhaltigen Genuss achten. Bioqualität ist mir selbst sehr wichtig. Ganz sicher braucht man nicht jeden Tag Fleisch. Der Begriff »Sonntagsbraten« klingt vielleicht etwas altmodisch, aber sagt eigentlich schon alles. Weniger ist hier mehr.

Laut Stefanie Nann gibt es einen gewissen Konsens mit Blick auf die sogenannten Blue Zones (siehe die Seiten 18 und 19). Wie ernähren sich die Menschen dort? Sind es die pflanzlichen Lebensmittel, die kaum verarbeitet sind oder wie es heute oft genannt wird: Clean Eating? Die Vollwertkost? Ja, mit großer Sicherheit. Die sogenannte mediterrane Ernährung ist auch ein guter Wegweiser für einen gesunden Ernährungsstil. Mediterrane Ernährung beinhaltet täglichen Verzehr von Früchten, Gemüse, Vollkorngetreide und Milchprodukten, Olivenöl als hauptsächliches Koch- und Speisefett, moderaten Verzehr von Nüssen, Kartoffeln und Eiern, regelmäßigen Verzehr von Fisch und nur seltenen Verzehr von Fleisch.

Darmgesundheit
UND MIKROBIOM

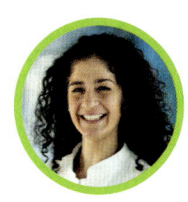

Mithilfe der Verdauung werden die Inhaltsstoffe der Nahrung im Körper verwertet. Frau Prof. Zopf forscht unter anderem zum Thema Verdauung und zu der für das Wohlbefinden enorm wichtigen Darmgesundheit. Sie hat hier für die Leser*innen ein paar grundlegende Informationen zum Thema Darm und Mikrobiom zusammengestellt.

Unser Darm beherbergt eine Vielzahl und auch eine Vielfalt an Mikroorganismen, hauptsächlich Bakterien, Pilze und Viren. Dieses sogenannte Mikrobiom ist äußerst flexibel und variiert von Mensch zu Mensch, sodass wir bei unterschiedlichen Menschen nie exakt dieselbe Zusammensetzung vorfinden. Direkt bei der Geburt kommen wir in Kontakt mit den Mikroorganismen, die unsere Haut, Schleimhäute und natürlich auch den Darm besiedeln, wobei der Magen-Darm-Trakt die höchste bakterielle Konzentration aufweist. Die Zusammensetzung unserer Mikroorganismen verändert sich im Laufe der Zeit. Das Alter, Erkrankungen, Medikamente und besonders auch unsere Ernährung haben einen großen Einfluss auf die Zusammensetzung unseres Darm-Mikrobioms. Eine ausgewogene Zusammensetzung der Mikroorganismen ist die Grundvoraussetzung für einen gesunden Darm. Da Darmbakterien zum Beispiel auch die für uns Menschen unverdaulichen Nahrungsbestandteile weiter fermentieren können, stellen sie eine wichtige Nahrungsquelle für uns dar. Um die Vielfalt an Mikroorganismen aufrechtzuerhalten, ist es daher wichtig, dass wir uns gesund und abwechslungsreich ernähren. Jede Diät geht mit einer Veränderung des Mikrobioms einher.

Unser Magen-Darm-Trakt ist aber nicht nur für die Nahrungsaufnahme zuständig, sondern beherbergt auch eine Vielzahl von Immunzellen. Hier findet ein steter Austausch des Immunsystems mit den Mikroorganismen statt. Der Mensch entwickelte effektive Maßnahmen, um zwischen Bakterien zu unterscheiden, die einen guten Effekt beziehungsweise eine negative Auswirkung auf unsere Gesundheit besitzen. Obwohl wir noch lange nicht alle Mikroorganismen kennen, die unseren Darm beherbergen, wird bei zahlreichen Erkrankungen, wie bei entzündlichen Darmerkrankungen oder Adipositas, eine Verschiebung des Mikrobioms vermutet. Diese sogenannte Dysbiose kann zu einer Entzündung oder einer erhöhten Darmdurchlässigkeit (Permeabilität) führen.

Prä- und Probiotika können ein gesundes Mikrobiom unterstützen beziehungsweise zur Verbesserung bei einer Verschiebung des Mikrobioms beitragen. Präbiotika, vor allem Ballaststoffe wie Getreide, Hülsenfrüchte, Nüsse, Obst und Gemüse, stellen hierbei die Nahrungsquelle für viele Darmbakterien

Gut für den Darm

Ballaststoffreiche Lebensmittel: Ballaststoffe werden in unserem Darm nur teilweise verdaut und stehen damit unserer Darmflora als wichtige Nahrungsquelle zur Verfügung. Bakteriell fermentierte Ballaststoffanteile stellen für unseren Darm wichtige Nährstoffe dar. Sie wirken sich positiv auf die Darmflora aus, regen die Verdauung an und sorgen für ein lang anhaltendes Sättigungsgefühl. Ballaststoffe kommen hauptsächlich in pflanzlichen Lebensmitteln vor. Die Deutsche Gesellschaft für Ernährung empfiehlt, täglich 30 Gramm Ballaststoffe aufzunehmen. Wichtig ist auch, auf eine ausreichende Trinkmenge zu achten, etwa 1,5 Liter Wasser täglich. Wer sich abwechslungsreich und ausgewogen ernährt, nimmt in der Regel schon ausreichend Ballaststoffe zu sich. Besonders ballaststoffreich sind Gemüse, Obst (frisch und getrocknet), Hülsenfrüchte (etwa Bohnen und Linsen), Vollkornprodukte (Vollkornbrot und -nudeln) oder Nüsse und Samen. Äpfel und Birnen sollten übrigens mit Schale verzehrt werden, da sonst die wichtigen Pektine – lösliche Ballaststoffe – verloren gehen.

Kefir, Joghurt, Sauerkraut enthalten Milchsäure und Milchsäurebakterien. Diese fermentierten Nahrungsmittel begünstigen die Ansiedlung von gesundheitsfördernden Bakterien und Mikroorganismen und fördern dadurch eine ausgewogene und gesunde Darmflora.

dar. Probiotika sind lebende Bakterien, denen positive Eigenschaften zugeschrieben werden. Probiotische Nahrungsmittel enthalten eine angereicherte Anzahl verschiedener probiotischer Bakterien wie Laktobazillen oder Bifidobakterien, die das Immunsystem des Menschen unterstützen und die Darmbarriere positiv beeinflussen (zum Beispiel in Kefir, stichfestem Joghurt, Sauerkraut). Die Kombination aus Prä- und Probiotika soll die Ansiedlung von gesundheitsfördernden Bakterien im Darm unterstützen und schädliche Bakterien reduzieren.

Bitte nur in Maßen

Zur Vermeidung von Darmerkrankungen gibt es ganz einfache Regeln: Bei Fleisch aus Mastzucht oder Massentierhaltung sollte man vorsichtig sein, es kann entzündungsfördernde Stoffe enthalten. Auch Purin, ein Stoff, der Erkrankungen wie Gicht fördert und sich schlecht auf den gesamten Fettstoffwechsel auswirkt, findet man leider oft in Fleisch. Niemand muss auf seinen Sonntagsbraten oder die Scheibe Schinken auf dem Brot verzichten. Darum geht es nicht. Man sollte aber reduzieren – vor allem bei stark verarbeiteten Produkten, in denen das Ursprungslebensmittel kaum noch zu erkennen ist. Stark zuckerhaltige Lebensmittel sind ebenfalls bedenklich, weil sie sich stark auf den Insulinspiegel auswirken. Insulin ist dafür da, im Körper den Zucker zur Energiegewinnung an die entsprechenden Stellen zu bekommen. Wenn ich etwas sehr Zuckerhaltiges esse, muss das Insulin hochschießen, damit dieser Zucker schnell transportiert und verwendet werden kann. Mache ich das zu häufig, wird die Insulinpumpe (Bauchspeicheldrüse) stark beansprucht. Das kann auf Dauer zu einer Erkrankung führen – erst zu einer Insulinresistenz (Ausbleiben der Insulinwirkung im Organismus) und dann zu Diabetes (gestörter Zuckerstoffwechsel durch Schwächung der Bauchspeicheldrüse). Ist es erst einmal so weit gekommen, kann nicht mehr ausreichend Insulin vom eigenen Körper produziert werden.

Zusatzstoffe in Fertigprodukten

Es ist keineswegs so, dass Tiefkühlprodukte schlecht sind. Aber seien Sie aufmerksam, lesen Sie die Angaben zu den Zusatzstoffen, die auf der Verpackung ausgewiesen sind. Nicht selten sind in Fertigprodukten eine Menge Zusatzstoffe, die eher für das Aussehen des Produkts oder dessen Haltbarkeit gut sind, aber nicht für unsere Gesundheit. Laut Stefanie Nann verlängern Konservierungsstoffe die Haltbarkeit von Lebensmitteln, Schwefeldioxid bei Trockenfrüchten und Wein, Benzoesäure bei Fischerzeugnissen und Natriumnitrit (E 250) in Nitritpökelsalz für die Wurstherstellung. Letzteres steht im Verdacht, krebserregend zu sein. Phosphorsäure (E 338) wird oft bei koffeinhaltigen Limonaden eingesetzt für erfrischenden Geschmack und Haltbarkeit, kann aber Herz-Kreislauf-Erkrankungen beeinflussen. Farbstoffe verbessern das Aussehen von Lebensmitteln. Titandioxid (E 171) wird häufig zur Weißfärbung in Kaugummis verwendet und steht im Verdacht, krebserregend zu sein, Betacarotin in Margarine, Ammoniumsulfit-Zuckercouleur (E 150c und E 150d) in koffeinhaltigen Limonaden stehen im Verdacht, krebserregend zu sein. Chinolingelb (E 104), Gelborange (E 110), Tartrazin (E 102) können zu Hyperaktivität (bei Kindern) führen, Aluminium wird teils bei Zuckerüberzügen von Backwaren oder als Trennmittel eingesetzt und kann das Nervensystem schädigen sowie die Knochenentwicklung und die Fruchtbarkeit einschränken.

Stefanie Nanns Credo: Seien Sie bitte misstrauisch, wenn Sie auf den Verpackungen von Fertiggerichten viele Zusatzstoffe aufgelistet finden, die Sie nicht kennen und die nach Chemiebaukasten klingen. Und überlegen Sie mal, ob ein einfaches Reis- oder Nudelgericht mit ein bisschen Gemüse in der Pfanne oder einer frischen Sauce nicht auch in einer Viertelstunde machbar ist. Das ist gesünder und geschmacklich sicher besser. Variieren Sie auch mit Gewürzen, dann kommt selbst bei sehr einfachen Gerichten keine Langeweile auf. Und Sie wissen immer, was in Ihrem Gericht wirklich drinsteckt.

Was passiert eigentlich
BEIM STOFFWECHSEL?

Der Stoffwechsel (Metabolismus) ist die Grundlage aller Vorgänge unseres Körpers und umfasst alles, was in unseren Zellen auf-, um- oder abgebaut wird. Der Körper benötigt Energie in Form von Kohlenhydraten, Proteinen beziehungsweise Eiweißen, Fett und Mineralstoffen, die über die Nahrung aufgenommen werden. Im Magen und Darm werden diese Nährstoffe in ihre Bestandteile zerlegt, sodass sie anschließend über den Blutkreislauf in die Zellen gebracht werden können, die sie gerade benötigen. Wichtige Nahrungsbestandteile sind Proteine beziehungsweise Eiweiße, die als Bausteine der Körperzellen fungieren. Fette dienen als langfristige Energiespeicher und unterstützen teilweise auch die Energiegewinnung der Zellen. Und Mineralstoffe sind essenziell für fast alle Körperfunktionen, zum Beispiel Kalzium für Muskelkontraktion und Blutgerinnung, Magnesium für den Energiestoffwechsel, Kalium für den Säure-Basen-Haushalt.

Kohlenhydrate spielen in der Ernährung des Menschen eine wesentliche Rolle. Durch den hohen Kohlenhydratgehalt weitverbreiteter Lebensmittel wie Getreide, Reis, Knollen, Kartoffeln, Obst, Gemüse sind sie leicht zugänglich. In Entwicklungs- und Schwellenländern werden circa 80 Prozent des Energiebedarfs über Kohlenhydrate gedeckt. Kohlenhydratreiche Lebensmittel sind kostengünstig und somit leicht zugänglich und lange lagerfähig, wie Getreide und einige Gemüse- und Obstsorten. Sie sind vom Körper leicht verwertbar und daher schnelle Energielieferanten. Sie liefern Energie in Form von Glukose. Kohlenhydrate unterscheiden sich in ihrer chemischen Struktur. Es gibt sehr kurzkettige Kohlenhydrate wie Saccharose (Haushaltszucker) und Einfachzucker wie zum Beispiel Glukose, die unser Stoffwechsel sofort in Energie umwandeln kann, und es gibt langkettige Kohlenhydrate, beispielsweise Stärke, die von unserem Körper erst in kurzkettige Kohlenhydrate umgewandelt werden müssen. Steht ausreichend Energie zur Verfügung, wird der Zucker in Leber und Muskeln gespeichert. Sind auch diese Speicherdepots gefüllt, kommt es zu einer Umwandlung und Einlagerung in Form von Körperfett.

Damit der Zucker direkt in unsere Zellen aufgenommen werden kann, ist ein passender Insulinspiegel nötig. Dafür ist die Bauchspeicheldrüse zuständig. Bei häufiger Aufnahme kurzkettiger Kohlenhydrate müssen ständig große Mengen an Insulin produziert werden. Auf lange Sicht kann dies zu einer Überlastung der Bauchspeicheldrüse führen und dies wiederum zu einer Insulinresistenz – das Insulin wirkt nicht mehr richtig – bis hin zu Diabetes. Es wird für die zugeführte Menge an Zucker nicht mehr ausreichend Insulin produziert. Das muss dann ärztlich und ernährungstherapeutisch behandelt werden. Je früher dies auffällt, desto besser kann die Krankheit durch eine Ernährungsumstellung behandelt werden, sodass kein oder nur ein geringer Medikamenteneinsatz erfolgen muss. Langkettige Kohlenhydrate mit einem hohen Ballaststoffanteil, wie zum Beispiel in Vollkornprodukten, werden langsamer verstoffwechselt, daher wird die Bauchspeicheldrüse hier deutlich weniger beansprucht.

Gönn deinem Körper eine Pause

Es ist nicht gut, andauernd zu essen, ohne dem Stoffwechsel eine Pause zu geben. Deswegen stellt das sogenannte Intervallfasten eine gute Möglichkeit dar, sich an Pausen zu gewöhnen. Wenn der Körper 14 bis 16 Stunden Pause hat, können die Zellen zur Ruhe kommen und Heilungsprozesse im ganzen Körper stattfinden. Der Körper ist nonstop dabei, sich zu modifizieren, zu heilen und zu reparieren, deswegen profitieren wir von längeren Essenspausen. Zu den Essintervallen gibt es unterschiedliche Studien und Ansätze. Die einen sagen, dass drei Hauptmahlzeiten gut sind, unabhängig vom Intervallfasten. Es gibt andere Studien, die besagen, ein konstant gehaltener Blutzuckerspiegel sei besser. Das hieße dann drei Hauptmahlzeiten mit zwei Zwischenmahlzeiten. Um die Selbstheilungskräfte im Körper zu unterstützen, reicht es in der Regel, sich an feste Essenszeiten zu halten.

Wenn man stark übergewichtig ist, macht eine Diät Sinn – in Absprache mit der Ärztin oder dem Arzt. Seien Sie allerdings vorsichtig bei modischen Diäten wie Low-Carb, High-Protein, Logi-Methode, Paläo-Diät oder ketogene Diät. Das sind alles Spielarten kohlenhydratreduzierter Diäten. Versprochen werden eine gesündere Lebensweise und ein gesünderer Stoffwechsel. Dafür liefern Studien jedoch keine verlässlichen Belege. Und viele kohlenhydratreiche Lebensmittel liefern gleichzeitig auch Ballaststoffe, Vitamine oder sekundäre Pflanzenstoffe. Das wird bei kohlenhydratarmen Diäten oft vernachlässigt. Lassen Sie sich nicht verrückt machen mit modischen Diäten, essen Sie bewusst, halten Sie Essenspausen ein und orientieren Sie sich an den Empfehlungen der Deutschen Gesellschaft für Ernährung e. V. (siehe Seite 160 und 161). Diese sind leicht umsetzbar und so vermeidet man auch den klassischen Jo-Jo-Effekt, den viele Diäten nach sich ziehen.

Emotionaler Hunger

Es gibt den physiologischen Hunger – er tritt nach einer längeren Essenspause auf, spätestens nach 14 Stunden Fasten –, und dann gibt es emotionalen Hunger. Wenn es emotionaler Hunger ist, dann stellt sich die Frage, was eigentlich das wahre Bedürfnis dahinter ist. Anfangs ist es schwierig zu sagen, welche Art von Hunger man empfindet. Und dann ist es wichtig innezuhalten. Man kann sich, wenn man Hunger schon kurz nach einer Mahlzeit spürt, fragen: »Habe ich wirklich Hunger, oder kann es sein, dass ich gerade einfach eine Pause brauche?« Bestimmt haben Sie schon mal von »emotionalem Essen« gehört. Im Englischen spricht man in diesem Zusammenhang auch immer mal wieder von *comfort food*. Das klassische Beispiel wäre etwa Schokolade. So wenig gegen ein gelegentliches Stück dunkle Schokolade einzuwenden ist, so bedenklich wird es, wenn man eine ganze Tafel in zehn Minuten mit vermeintlichem Heißhunger verschlingt. Da geht es nicht wirklich um Hunger, sondern um einen unausgewogenen Gemütszustand. Hier ist es wichtig, mal kurz innezuhalten, in sich reinzuhören und zu fragen: »Brauche ich das gerade wirklich? Will ich unbedingt einen Schokoriegel? Oder brauche ich gerade eine Pause?« Wenn es nicht der Hunger ist, muss man überlegen, ob man diesen Appetit nicht anders stillen kann. Kann ich eine Runde um den Block gehen? Kann ich mich kurz mit jemandem unterhalten, im Homeoffice mit meiner Familie oder im Büro mit meinen Kolleg*innen? Brauche ich gerade ein gutes Gefühl und kann ich es mir anders holen als über einen Schokoriegel?

Gemeinsam essen und selber kochen!

Am schönsten ist das Essen gemeinsam mit anderen. Die besten Zeiten des Tages sind für mich die gemeinsamen Mahlzeiten. Dann fühle ich mich richtig wohl. Essen ist ein Grundbedürfnis, genau wie Liebe und soziale Nähe. Verbinde ich Essen und soziale Nähe, erfülle ich zwei Grundbedürfnisse auf einmal. Man verabredet sich zum Brunchen, zum Picknick, zu einem Restaurantbesuch. Gemeinsam zu essen verbindet uns und schafft Verständnis füreinander. Das gilt auch für die Küche eines anderen Landes. Allein in Deutschland gibt es ja schon in den einzelnen Bundesländern so viele unterschiedliche kulturelle Einflüsse, was das Thema Kochen angeht. Essen ist selbst von Region zu Region verschieden, von Land zu Land mal ganz zu schweigen. Da gibt es ein großes, vielfältiges und inspirierendes Angebot.

Kochen ist eine Kultur, die viele Leute heute leider nicht mehr so pflegen, wie sie es verdient hätte. Früher war es ein bisschen einfacher, da hat man es in der Regel von der Mama gelernt, genauso wie das Grundwissen zur Lagerung von Lebensmitteln. Da herrscht heute zum Teil eine große Unsicherheit: Was mache ich, wenn ein Mindesthaltbarkeitsdatum abgelaufen ist? Sofort im Restmüll entsorgen oder noch nutzen? Stefanie hat mir erzählt, dass sie manchmal den Eindruck hat, dass sie in ihren Kursen eine Generation Menschen vor sich hat, die teilweise überhaupt nicht kochen konnte. Sie hat schon Fortbildungen erlebt, in denen selbst teilnehmende Ökotropholog*innen nicht mehr wirklich die Grundtechniken der Nahrungsmittelzubereitung beherrschten. Offenbar ändert sich das aber gerade wieder, weil durch Corona die Leute viel mehr zu Hause waren. Klar, die einen haben fortwährend den Lieferservice in Anspruch genommen, aber sehr viele haben sich endlich mal wieder selbst an den Herd gestellt und Rezepte ausprobiert, auch weil man ja die ganzen guten Restaurants nicht besuchen konnte.

Lange ging es beim Thema Ernährung in Richtung Convenience-Food. Nahrung sollte möglichst schnell und einfach zubereitet werden können. Allerdings sind inzwischen viele misstrauisch wegen der oft langen Listen der Inhaltsstoffe, die sich auf den Verpackungen befinden. Viele Konsument*innen wollen wissen, was eigentlich drin ist in der Pizza oder dem Schlemmerfilet mit Sauce (siehe dazu Seite 155). Bei vielen ist inzwischen die Botschaft angekommen, dass nicht alle Inhaltsstoffe von Fertiggerichten wie etwa Tütensuppen gesund sind. Und so ist aus diesem Convenience-Trend heraus auch wieder ein Gegentrend zum Selberkochen entstanden, der jetzt deutlich stärker wird.

Zu gesunder Ernährung gehört auch, dass mehr Rohkost gegessen wird. Manchmal brauchen die Leute nur ganz konkrete Tipps und Inspiration, wie Rohkost (zum Beispiel ein Salat) in eine Mahlzeit eingebaut wird. Allein das Thema Salat ist so vielfältig. Trotzdem greifen viele Leute immer wieder zum Standardsalatkopf mit Tomate, Gurke, Paprika. Stefanie erzählt stattdessen, wie toll Rohkost eigentlich sein kann und welche tollen Geschmäcker man damit zustande bekommt. Aus diesem Grund stellen wir in diesem Buch auch ein Baukastensystem vor, aus dem man ganz individuell eigene Rezepte kreieren kann. Die Auswahl an Lebensmitteln ist heutzutage riesengroß. In den Supermärkten gibt es einige Hundert Obst- und Gemüsesorten. Das Angebot ist extrem divers: frisch, getrocknet, in Dosen oder Gläsern, tiefgekühlt. Es gibt Hunderte von Möglichkeiten, köstliche Gerichte zusammenzustellen. Das macht es allen möglich, das »Richtige« zu finden und gleichzeitig die eigenen Essensvorlieben nicht zu kurz kommen zu lassen. Seien Sie neugierig, probieren Sie etwas aus! Ab Seite 168 finden Sie schöne Rezepte, die sich ganz einfach umsetzen lassen. Sie werden sehen, dass man wirklich schnell ein leckeres Gericht auf den Tisch zaubern kann.

Gesunde Ernährung ist keine Geheimwissenschaft und man muss auch nicht zu speziellen Ernährungsformen greifen, um sich gut und vollwertig zu ernähren. Hierbei kann man auf die Arbeit der Deutschen Gesellschaft für Ernährung hinweisen, die es sich zum Ziel gesetzt hat, umfassend und allgemein verständlich darzustellen, wie gesunde Ernährung aussieht. Auf der Website der DGE findet man allgemeine Ernährungsgrundsätze und auch neueste Erkenntnisse rund um die Ernährung. Die folgenden zehn Leitsätze geben schon eine sehr gute Orientierung, worauf bei Ernährung geachtet werden sollte.

VOLLWERTIG ESSEN UND TRINKEN

NACH DEN 10 REGELN DER DEUTSCHEN GESELLSCHAFT FÜR ERNÄHRUNG E. V.

1. Lebensmittelvielfalt genießen

Nutzen Sie die Lebensmittelvielfalt und essen Sie abwechslungsreich. Wählen Sie überwiegend pflanzliche Lebensmittel. Kein Lebensmittel allein enthält alle Nährstoffe. Je abwechslungsreicher Sie essen, desto geringer ist das Risiko einer einseitigen Ernährung. Treffen Sie eine bunte Auswahl aus allen Lebensmittelgruppen. So gelingt es Ihnen leicht, vollwertig zu essen und zu trinken. Pflanzliche Lebensmittel wie Gemüse, Obst, Getreide und Kartoffeln liefern viele Nährstoffe, Ballaststoffe sowie sekundäre Pflanzenstoffe und gleichzeitig wenige Kalorien. Pflanzenöle und Nüsse sind zwar kalorienreich, aber auch wertvolle Nährstofflieferanten. Um die ausreichende Versorgung mit Nährstoffen zu erleichtern, ist es sinnvoll, die pflanzlichen Lebensmittel durch tierische Lebensmittel wie Milch, Milchprodukte, Fisch, Fleisch und Eier zu ergänzen.

2. Gemüse und Obst – nimm »5 AM TAG«

Genießen Sie mindestens drei Portionen Gemüse und zwei Portionen Obst am Tag. Zur bunten Auswahl gehören auch Hülsenfrüchte wie Linsen, Kichererbsen und Bohnen sowie (ungesalzene) Nüsse. Gemüse und Obst versorgen Sie reichlich mit Nährstoffen, Ballaststoffen sowie sekundären Pflanzenstoffen und tragen zur Sättigung bei.

3. Vollkorn wählen

Bei Getreideprodukten wie Brot, Nudeln, Reis und Mehl ist die Vollkornvariante die beste Wahl für Ihre Gesundheit. Lebensmittel aus Vollkorn sättigen länger und enthalten mehr Nährstoffe als Weißmehlprodukte. Ballaststoffe aus Vollkorn senken das Risiko für Diabetes mellitus Typ 2, Fettstoffwechselstörungen, Dickdarmkrebs und Herz-Kreislauf-Erkrankungen. Die DGE empfiehlt, mindestens 30 Gramm Ballaststoffe aus Vollkornprodukten, Gemüse, Hülsenfrüchten und Obst pro Tag aufzunehmen.

4. Mit tierischen Lebensmitteln die Auswahl ergänzen

Essen Sie Milch und Milchprodukte wie Joghurt und Käse täglich, Fisch ein- bis zweimal pro Woche. Wenn Sie Fleisch essen, dann nicht mehr als 300 bis 600 Gramm pro Woche.

5. Gesundheitsfördernde Fette nutzen

Bevorzugen Sie pflanzliche Öle wie beispielsweise Rapsöl und daraus hergestellte Streichfette. Vermeiden Sie versteckte Fette. Fett steckt oft »unsichtbar« in verarbeiteten Lebensmitteln wie Wurst, Gebäck, Süßwaren, Fast Food und Fertigprodukten.

6. Zucker und Salz einsparen

Mit Zucker gesüßte Lebensmittel und Getränke sind nicht empfehlenswert. Vermeiden Sie diese möglichst und setzen Sie Zucker sparsam ein. Sparen Sie Salz und reduzieren Sie den Anteil salzreicher Lebensmittel. Würzen Sie kreativ mit Kräutern und Gewürzen.

7. Am besten Wasser trinken

Trinken Sie rund 1,5 Liter jeden Tag. Am besten Wasser oder andere kalorienfreie Getränke wie ungesüßten Tee. Zuckergesüßte und alkoholische Getränke sind nicht empfehlenswert.

8. Schonend zubereiten

Garen Sie Lebensmittel so lange wie nötig und so kurz wie möglich, mit wenig Wasser und wenig Fett. Vermeiden Sie beim Braten, Grillen, Backen und Frittieren das Verbrennen von Lebensmitteln. Eine schonende Zubereitung erhält den natürlichen Geschmack und schont die Nährstoffe.

9. Achtsam essen und genießen

Gönnen Sie sich eine Pause für Ihre Mahlzeiten und lassen Sie sich Zeit beim Essen. Langsames, bewusstes Essen fördert den Genuss und das Sättigungsempfinden. Das Sättigungsgefühl tritt erst circa 15 bis 20 Minuten nach Beginn der Mahlzeit ein. Wer zu schnell isst, kann gar nicht bemerken, dass er vielleicht schon genug gegessen hat. Langsames, bewusstes Essen und gründliches Kauen können den Genuss fördern, entspannen und dabei helfen, das Körpergewicht zu regulieren.

10. Auf das Gewicht achten und in Bewegung bleiben

Vollwertige Ernährung und körperliche Aktivität gehören zusammen. Dabei ist nicht nur regelmäßiger Sport hilfreich, sondern auch ein aktiver Alltag, indem Sie zum Beispiel öfter zu Fuß gehen oder Fahrrad fahren.

(Quelle und Link für weitergehende Informationen zu den Empfehlungen: www.dge.de/10regeln)

Ökologische
GESUNDHEITSFÖRDERUNG

Laut Stefanie Nann berücksichtigt eine nachhaltige Ernährung drei Kernaspekte: eine ökologische, eine ökonomische und eine soziale Dimension. So ist die Landwirtschaft für 19 Prozent der weltweiten Treibhausgasemissionen verantwortlich und damit nach der Industrieproduktion mit 31 Prozent und der Stromerzeugung mit 27 Prozent die drittgrößte Verursacherin von Treibhausgasen. Und auch für die Gesundheitsausgaben spielt die Ernährung eine wesentliche Rolle, Herz-Kreislauf-Erkrankungen und Erkrankungen des Verdauungssystems sind unter den Top 3 der Krankheiten, die die Menschen am häufigsten treffen und das Gesundheitssystem am meisten kosten. Und natürlich spiegelt sich in diesem Zusammenhang zwischen Ernährung und Gesundheit auch die soziale Verfassung ganzer Bevölkerungsschichten oder Länder wider. In Entwicklungsländern ist Unterernährung in mangelhafter Nahrungsmittelverfügbarkeit begründet. In Industrieländern gibt es wachsende Gesundheitsprobleme durch die Zunahme von ernährungsbedingten Erkrankungen wegen Übergewicht, Bewegungsmangel und Stress.

Weltweite Probleme durch Nahrungsmittelproduktion

Insgesamt stellt uns die Nahrungsmittelüberproduktion vor massive Probleme: Luft, Wasser und Böden werden mit Schadstoffen belastet. Bei der Lebensmittelproduktion entstehen große Mengen an Treibhausgasen. Die CO_2-Speicher der Wälder schwinden durch maßlose Abholzung für die Produktion von Futtermitteln oder für Weideflächen. Böden werden durch Erosion und Versalzung zerstört und die Überfischung der Meere sorgt für ein rasantes Artensterben. Wenn man in die ganzen Details der Welternährungssituation einsteigt und sich die Produktionsbedingungen und die Vermarktung von Lebensmitteln ansieht, kann einem ganz schwindlig werden oder auch der Appetit vergehen. Von der sozialen Komponente mal ganz zu schweigen: Das weltweite Bevölkerungswachstum und die zunehmenden Klimaextreme lassen die Ernährungssicherheit in vielen Regionen sinken. Lebensräume in Entwicklungsländern werden zugunsten landwirtschaftlicher Monokulturen (zum Beispiel für das Futtermittel Soja) zerstört und Landflucht ist oft eine unmittelbare Folge.

Eines der wesentlichen Probleme bei diesen weltweiten Entwicklungen ist der starke Anstieg des Verzehrs von Fleisch, tierischen Produkten und stark verarbeiteten Lebensmitteln. Für die »Produktion« von Fleisch wird deutlich mehr Fläche benötigt als für die Produktion von pflanzlichen Lebensmitteln. Kritisch ist es auch, wenn beispielsweise das Futtersoja aus Entwicklungsländern stammt, denn dadurch steht dort weniger nutzbare Anbaufläche zur Verfügung, was die dortige Nahrungsversorgung verschlechtert. In Industrieländern hingegen gibt es mehr ernährungsbedingte Erkrankungen durch übermäßigen Fleischkonsum. Aus gesundheitlicher, sozialer und wirtschaftlicher Sicht und aus Umweltschutzgründen spricht vieles für eine Ernährung mit weniger Fleisch oder auch für eine vegetarische oder sogar vegane Ernährung.

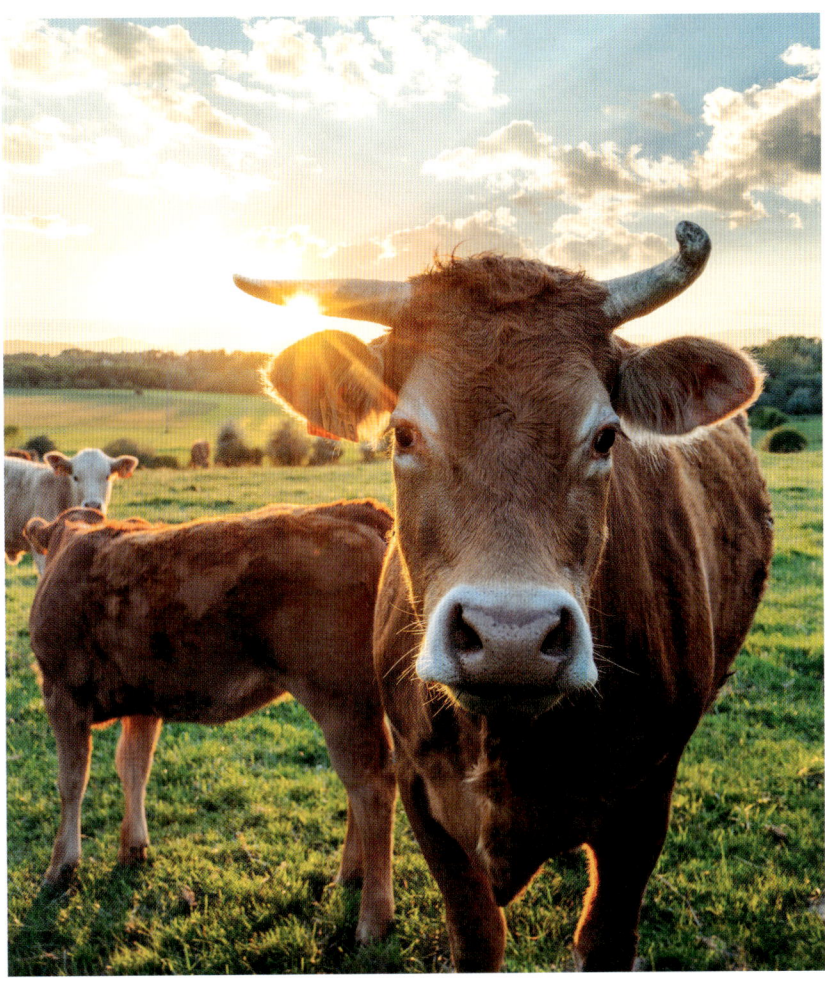

Vorteile biologischer Lebensmittelproduktion

- Bei tierischen Erzeugnissen ist sichergestellt, dass das Futter von heimischen Höfen oder überwiegend aus der Region kommt.
- Die Tiere haben mehr Auslauf, die Haltung ist artgerechter.
- Der Einsatz von Antibiotika ist nur in absoluten Ausnahmen gestattet, so werden Antibiotikarückstände im Fleisch vermieden.
- Für den Anbau biologisch erzeugter Lebensmittel dürfen weniger bis keine Düngemittel eingesetzt werden, deren Herstellung besonders energieintensiv ist. Gleichzeitig werden Rückstände in Lebensmitteln verhindert.
- Die Bodenfruchtbarkeit wird sichergestellt durch Mistkompost und Gründüngung statt energetisch aufwendig hergestelltem Dünger. So wird Energie gespart und gleichzeitig CO_2 im Boden gebunden, da die fruchtbare Humusschicht deutlich ausgeprägter ist.
- Die Wasserbelastung von Grund- und Oberflächenwasser durch Nitrat ist deutlich geringer. Da die Viehhaltung an die Fläche gebunden ist, fällt nicht mehr Mist an, als benötigt wird, um die eigenen Felder zu düngen. Auf ökologischen Betrieben muss im Kreislauf gewirtschaftet werden.
- Ökolandbau sorgt für eine größere Artenvielfalt und Biodiversität, da auf chemisch-synthetische Pflanzenschutzmittel verzichtet wird.

Planetary Health Diet

Um alle Menschen dieser Erde bis zum Jahr 2050 nachhaltig und gesund zu ernähren, ist eine grundlegende Veränderung unserer Ernährungsweise nötig. Das zeigt ein im Januar 2019 veröffentlichter Report der EAT-Lancet-Kommission. Der Kommission gehören 37 Wissenschaftler aus unterschiedlichen Disziplinen und 16 Ländern an, darunter Klimaforscher und Ernährungswissenschaftler. Das Ziel der Forscher war es, eine wissenschaftliche Grundlage für einen Wandel des globalen Ernährungssystems zu schaffen. Herausgekommen ist die »Planetary Health Diet«, ein Speiseplan, der die Gesundheit des Menschen und des Planeten gleichermaßen schützen könnte.

- Die EAT-Lancet-Kommission hat einen Speiseplan erstellt, der die Gesundheit des Menschen und der Erde gleichermaßen schützen soll.

- Der Konsum von Obst und Gemüse, Hülsenfrüchten und Nüssen müsste ungefähr verdoppelt werden, der Verzehr von Fleisch und Zucker dagegen halbiert.

- Neben der veränderten Ernährungsweise müsste die Lebensmittelproduktion verbessert und Lebensmittelabfälle müssten reduziert werden.

- Der Report zeigt, dass es machbar ist, bis zum Jahr 2050 etwa zehn Milliarden Menschen auf der Erde gesund zu ernähren, ohne den Planeten zu zerstören.

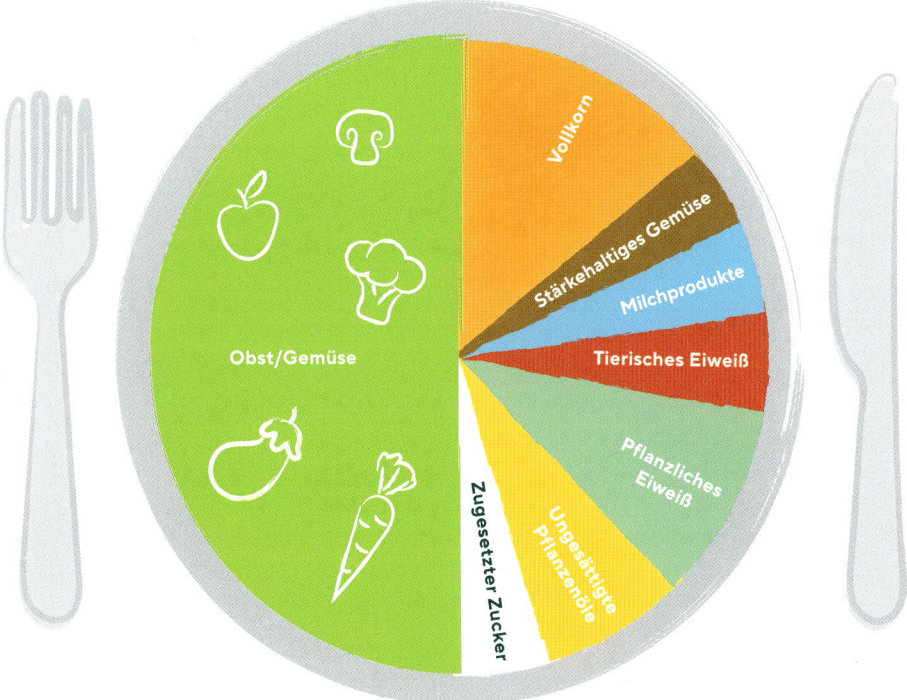

Vollkorn: Getreide, das nach der Ernte kaum verarbeitet wurde. Hier bleiben Ballaststoffe, Mineralstoffe, Öle und Vitamine in Schale und Keimling erhalten.
Stärkehaltiges Gemüse: Kartoffeln, Bohnen, Süßkartoffeln, Erbsen, Linsen, Mais
Milchprodukte: Milch, Joghurt, Frischkäse, Käse, Sahne
Tierisches Eiweiß: Ei, Fleisch, Fisch, Geflügel
Pflanzliches Eiweiß: Bohnen, Erbsen, Linsen, Nüsse, Saaten
Ungesättigte Pflanzenöle: Olivenöl, Rapsöl, Leinöl
Zugesetzter Zucker: Nicht bereits im Lebensmittel enthaltener Zucker (zum Beispiel Fruchtzucker in Obst), sondern bei der Herstellung oder Verarbeitung zugesetzter Zucker

Gutes
AUF VORRAT

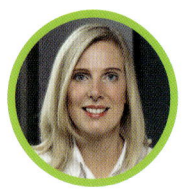 Der Zeitfaktor ist heute einer der wichtigsten Aspekte bei der Zubereitung gesunder Speisen. Wenn es ganz schnell gehen muss, greifen viele zum Smartphone und ordern eine Mahlzeit beim Lieferservice. Klar kann man das mal machen, aber wirklich befriedigend ist das selten. Wenn man Pech hat, kommen die Speisen lauwarm zu Hause an, günstig sind sie selten und so richtig gesund ebenfalls nicht immer, zumal man nicht weiß, wie sie zubereitet wurden. Wie viel Zucker befindet sich in dem bestellten Gericht, wie viel und welches Fett? Und hinterher haben Sie auch noch den ganzen Verpackungsmüll im Haus. Umweltfreundlich ist das nicht. Bereiten Sie sich doch lieber selbst etwas zu. Wenn Sie davor zurückschrecken, den Kühlschrank mit leicht verderblicher Frischware zu füllen, so können Sie sich dauerhaft einen Vorratsschrank einrichten, in dem sich immer etwas Passendes findet. Stefanie Nann hat dazu eine Liste zusammengestellt mit Zutaten für eine kreative, abwechslungsreiche und genussvolle Vollwertküche, damit man sich jederzeit zu Hause etwas Schnelles, Leckeres und Gesundes kochen kann.

Vorratsliste für eine vollwertige Ernährung

Getrocknete Hülsenfrüchte (wenn's schnell gehen muss, auch mal fertig gekocht aus dem Glas oder aus der Dose)
- Linsen – rote und braune Linsen
- Kichererbsen
- Bohnen – Kidneybohnen, weiße Bohnen,
- Nudeln aus Hülsenfrüchten, z. B. aus Erbsen, Linsen oder Kichererbsen

Getreide
- Flocken – Basis-, Früchte- oder Nuss-Müslimischung, Haferflocken
- (Vollkorn-)Dinkelnudeln
- Vollkorn-/Naturkornreis
- Vollkorn-Couscous
- Pseudogetreide: Hirse, Polenta, Quinoa

Nüsse, Samen und Trockenfrüchte
- Walnüsse, Erdnüsse, Mandeln, Cashewkerne, Haselnüsse
- Leinsamen oder Chiasamen
- Sonnenblumenkerne, Kürbiskerne, Sesam, Pinienkerne
- Trockenfrüchte, zum Beispiel Aprikosen, Feigen, Datteln, Rosinen, Cranberrys
- Nussmus aus 100 Prozent Nuss (Erdnuss-, Mandel- oder Cashewmus)

Fette & Öle
- Kalte Küche: Olivenöl, Leinöl (im Kühlschrank aufbewahren) oder Rapsöl
- Zum Erhitzen: Bio-Oliven-Bratöl, High-Oleic-Sonnenblumenöl

Kräuter & Gewürze
- Kräuter: Petersilie, Gartenmischung, italienische Mischung, Rosmarin, Basilikum, Thymian, Kräuter der Provence,
- Gewürze: Chili, Paprika, Paprika geräuchert, Kurkuma, Zimt, Ingwer, Curry, Vanille, Pfeffer, Piment
- Kakao

Backen & Kochen
- Vollkorn-Dinkelmehl, Stärke, Backpulver, Trockenhefe
- Zum Süßen: Agavendicksaft, Honig, Zucker
- Zum Würzen: Apfelessig, Balsamico, Zitronensaft, Senf, Tomatenmark, Gemüsebrühe

Gemüse- und Obstkonserven
- Im Glas/in der Dose: Tomaten, Mais, Essiggurken, Rote Bete, Oliven, Artischocken, Apfelmus
- Vakuumiert: Mais, Rote Bete

Tiefkühler
- Gemüsemischungen, Spinat, Erbsen, Brechbohnen, Brokkoli, Beeren

Frische Zutaten, die zu Hause immer vorrätig sein sollten

Gemüse und Obst
- Winter: Kartoffeln, Kürbis (Hokkaido), Karotten, Pastinake, Champignons, Zwiebeln, Knoblauch, Äpfel, Birnen, Orangen, Mandarinen
- Sommer: Kartoffeln, Tomaten, Zucchini, Aubergine, Zwiebeln, Knoblauch, Pfirsiche/Nektarinen, Melone, Beeren

Milchprodukte und Milchersatzprodukte
- Milch(ersatz) nach Gusto, zum Beispiel Haferdrink
- Joghurt natur (oder Ersatz zum Beispiel aus Cashew, Hafer, Kokos)
- Quark, Halbfett- oder Magerstufe (alternativ aus Soja)
- Herzhafte Aufstriche und Dips

Geschmackgeber
- Geräucherter Tofu
- Tempeh

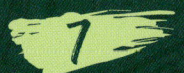

GENUSSVOLLE UND GESUNDE

Rezepte

Unser Ansatz bei der Zubereitung von Speisen ist es, Kompetenzen zu stärken und Ängste abzubauen! Gesundes Kochen ist nicht schwierig und kompliziert, sondern kreativ, individuell, bunt und voller Geschmack! Deswegen hat Stefanie Nann Zutatenbaukästen entworfen, aus denen man sich das picken kann, was einer oder einem schmeckt. Und wer noch etwas Inspiration braucht, erhält zum Start ein paar Beispielrezepte. Variationen und Weiterentwicklungen sind definitiv erwünscht.

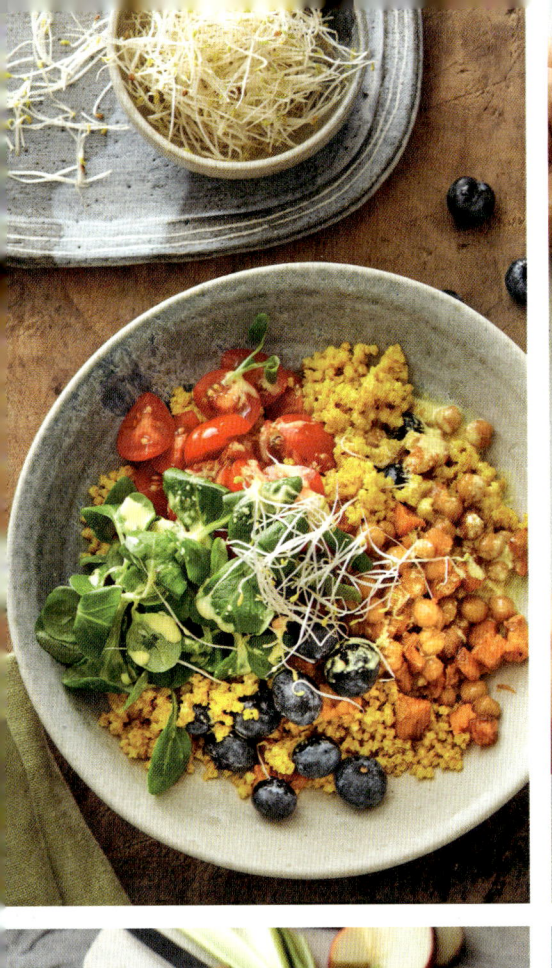

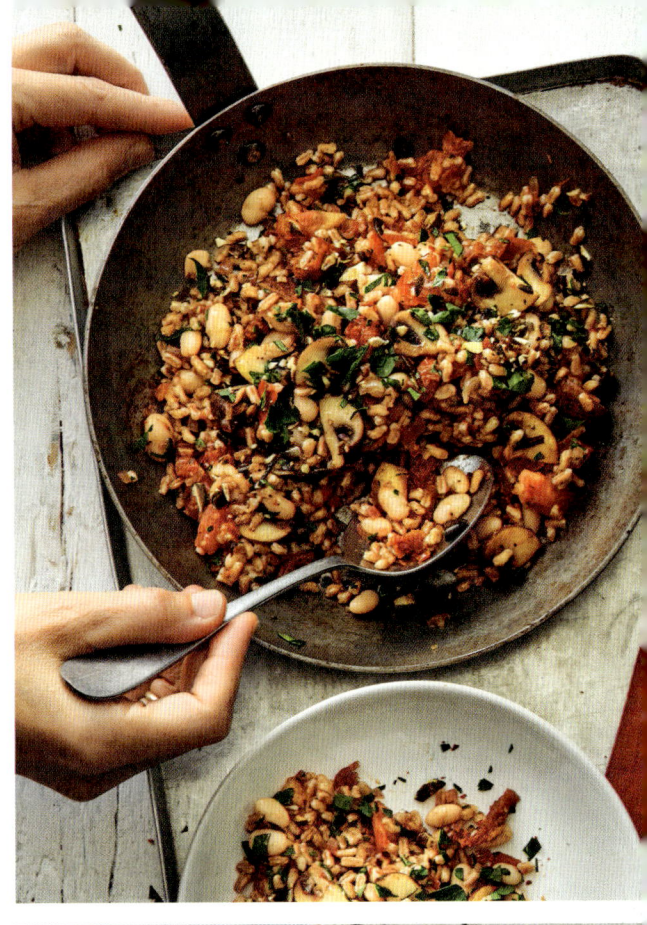

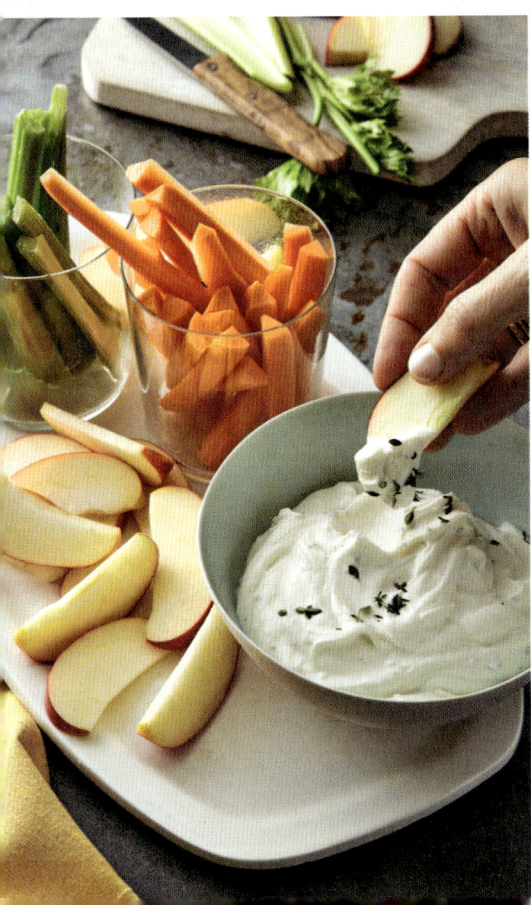

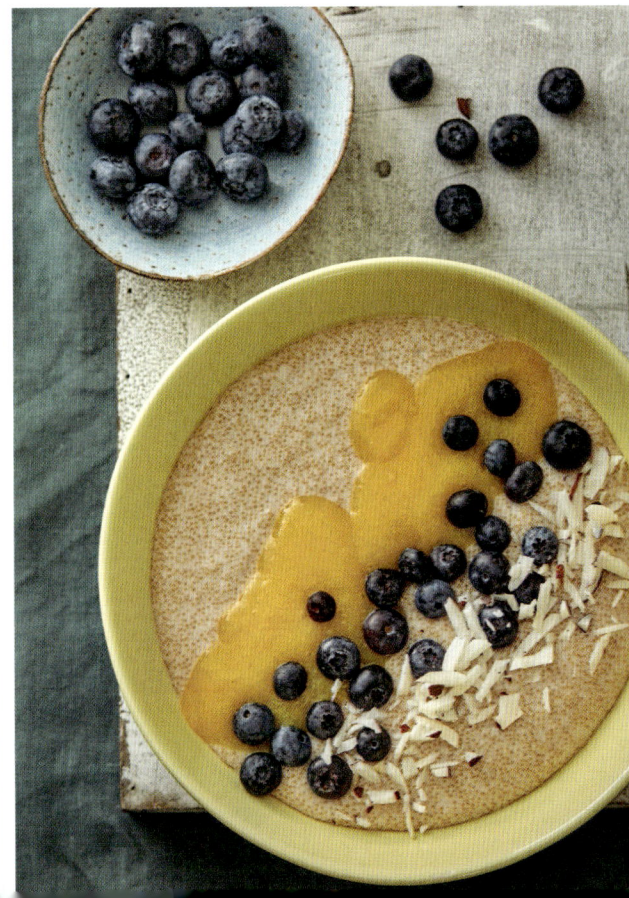

SALATE und Bowls

Das sind perfekte Gerichte, wenn es schnell gehen muss und man sich trotzdem leicht und gesund ernähren will. Hier sind beliebige Kombinationen von Zutaten möglich – Abwechslung garantiert! Salate und Bowls sind auch perfekt zum Mitnehmen an den Arbeitsplatz, in die Uni oder in die Schule.

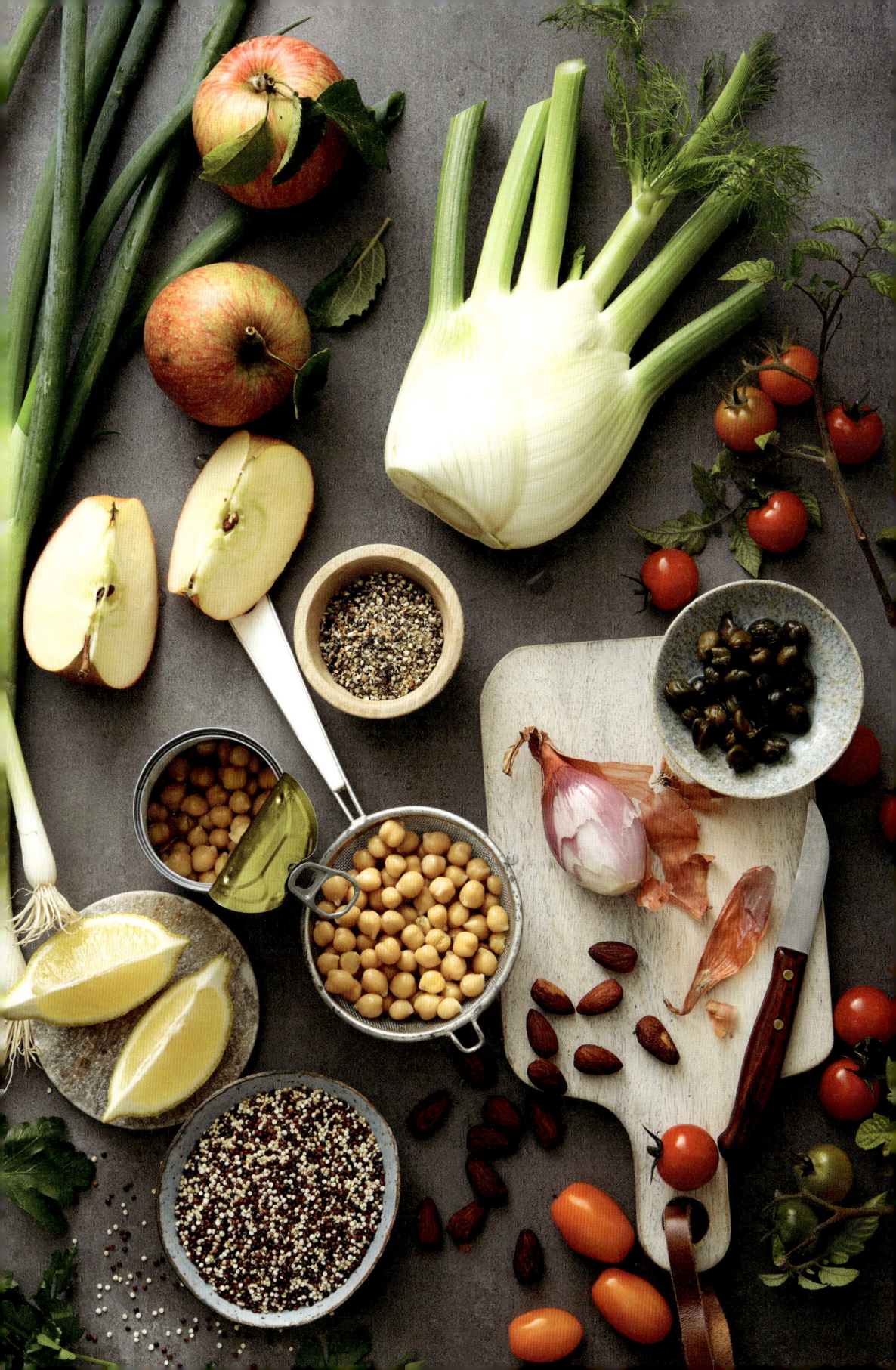

Salat dient als Grundlage für Salatrezepte und als knackige Ergänzung für Bowls. Salat liefert frischen Geschmack und viele wertvolle Ballaststoffe für unsere Darmgesundheit. Wählen Sie nach Möglichkeit aus jeder Kategorie mindestens eine Zutat aus für vielfältigen Genuss.

- Eisberg, Lollo rosso, Kopfsalat, Mangold, Feldsalat
- Rucola und Löwenzahn fügen wertvolle Bitterstoffe hinzu
- Radieschen- und Kohlrabiblätter – hier kann die ganze Pflanze verwendet werden

---

Sättigung:

Getreide, Hülsenfrüchte und Co. werden immer vorab gegart und gerne auch bunt gemischt für viele unterschiedliche wertvolle Ballaststoffe und köstlichen Geschmack.

- Vollkornnudeln, Vollkornreis, Quinoa, Hirse, Bulgur
- Kartoffeln, Süßkartoffeln
- Hülsenfrüchte wie Bohnen und Linsen
- Brechbohnen

Gemüse:

Je vielfältiger, desto mehr Vitamine, Mineralstoffe, sekundäre Pflanzenstoffe und wertvolle Ballaststoffe werden unserem Körper zur Verfügung gestellt und desto höher ist die Geschmacksvielfalt.

- z. B. Gurke, Tomate, Paprika, Zucchini, Fenchel, Karotte, Radieschen, Kohlrabi, Champignons (roh oder angebraten), Zwiebeln (roh oder angebraten)
- Mais, Rote Bete (eingelegt aus dem Glas oder vorgegart)

Geschmacksbringer machen den Unterschied zu einem »langweiligen« Salat.

- Oliven, Kapern, getrocknete Tomaten, eingelegte gegrillte Paprika
- Obst der Saison, (TK-)Beeren, Trockenfrüchte
- Bereits angemachte Salate (auf Vorrat vorbereiten): Krautsalat, Rotkohl, Karottensalat, Fenchelsalat, Gurkensalat

---

Toppings machen den Salat zum Highlight.

- Nährstoffwunder Sprossen: von Kresse bis zu Saatensprossen
- Topping mit Eiweiß: Tofu oder Tempeh, Hähnchen, Eier
- Topping für viel Geschmack: Halloumi, Feta, Lachs
- Topping mit Crunch: Nüsse und Saaten (angeröstet)
- Topping fürs Mundgefühl: Hummus, Aufstriche, Dips

Saucen sind entscheidend für den Geschmack des Salats. Hier kräftig würzen und mit Säure und Süße abschmecken. Außerdem liefern die Öle wertvolle Omega-3-Fettsäuren, die uns gesund erhalten.

Basis
- Milchprodukte (Joghurt oder Buttermilch)
- Gemüse, püriert (Karotte, gekochte Kartoffel, Zucchini, Pastinake)

Ölkomponente
- Olivenöl oder Rapsöl (oder auch Nuss- oder Saatenöle)
- Nussmus (Mandel-, Cashew-, Sesammus)
- Pesto

Säurekomponente
- Essig: Apfelessig, weißer Balsamico, dunkler Balsamico, weitere Obstessige
- Zitronen-/Limettensaft

Würze
- Salz, Kräutersalz, Pfeffer, Senf, Zwiebeln, Knoblauch, getrocknete Kräuter

Süße
- etwas Süße zum Abrunden, z. B. Agavendicksaft oder Honig

BULGUR-*Bowl*

Zutaten

- 100 g Bulgur
- 3 Frühlingszwiebeln
- 30 g getrocknete Aprikosen
- 1 EL Olivenöl
- 220 ml Wasser
- Salz
- 1 Apfel, z. B. Elstar
- 125 g Karotte
- 100 g Feta
- 30 g Walnusskerne
- ½ Bund glatte Petersilie

Für das Dressing:

- Saft von ½ Zitrone, 1 TL flüssiger Honig, 1 EL Joghurt, 1 TL getrocknete Minze, 2 EL kaltes Wasser, 3 EL Olivenöl, Salz, frisch gemahlener schwarzer Pfeffer

Zubereitung

- Den Bulgur in ein kleines Sieb geben und unter kaltem Wasser kurz abbrausen. Die Frühlingszwiebeln waschen und putzen, anschließend in feine Ringe schneiden. Die getrockneten Aprikosen in kleine Würfel schneiden.

- In einem kleinen Topf 1 EL Olivenöl erhitzen und die Frühlingszwiebeln für 1–2 Minuten anschwitzen. Bulgur und Aprikosen dazugeben und kurz mit anschwitzen. 220 ml Wasser und ½ TL Salz dazugeben und den Bulgur zugedeckt einmal aufkochen, anschließend bei kleiner Hitze circa 10 Minuten köcheln lassen. Den Herd ausschalten und den Bulgur ausquellen lassen.

- Den Apfel waschen, entkernen und in kleine Stücke schneiden. Die Karotten schälen und fein raspeln. Den Feta würfeln, die Walnüsse grob hacken, die Petersilie waschen und trocken schütteln, die Blättchen abzupfen und fein hacken.

- Alle Zutaten für das Dressing verrühren und mit Salz und Pfeffer abschmecken.

- 2 EL von dem Dressing abnehmen und mit dem Bulgur vermischen. Den Bulgur auf 2 Schalen verteilen und mit Apfel, geraspelter Karotte, Feta, gehackten Walnüssen und Petersilie anrichten. Das restliche Dressing darübergeben und sofort servieren.

- **Meal-Prep:** Alle Zutaten vorbereiten und anrichten, das Dressing erst kurz vor dem Servieren darübergeben.

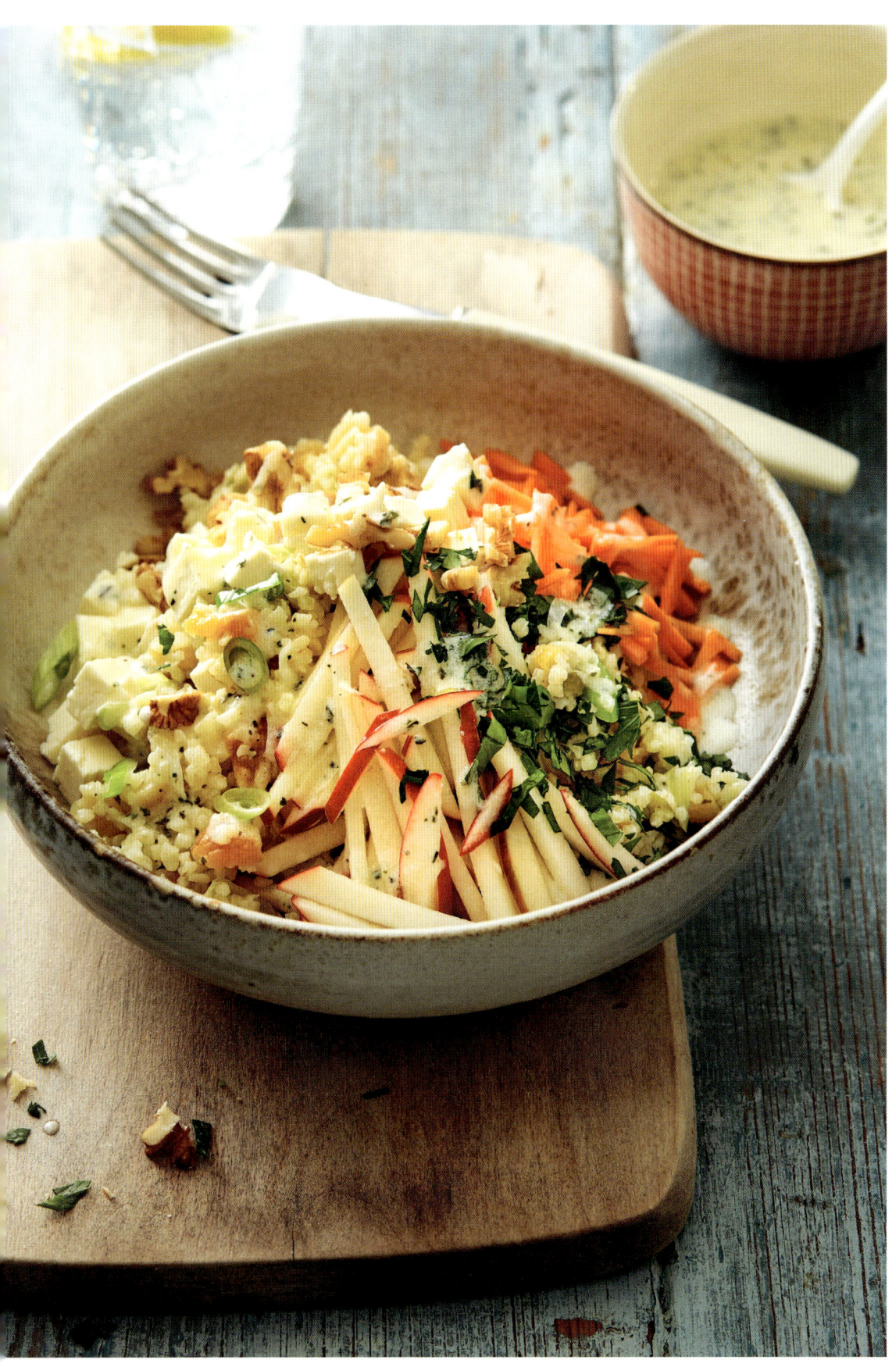

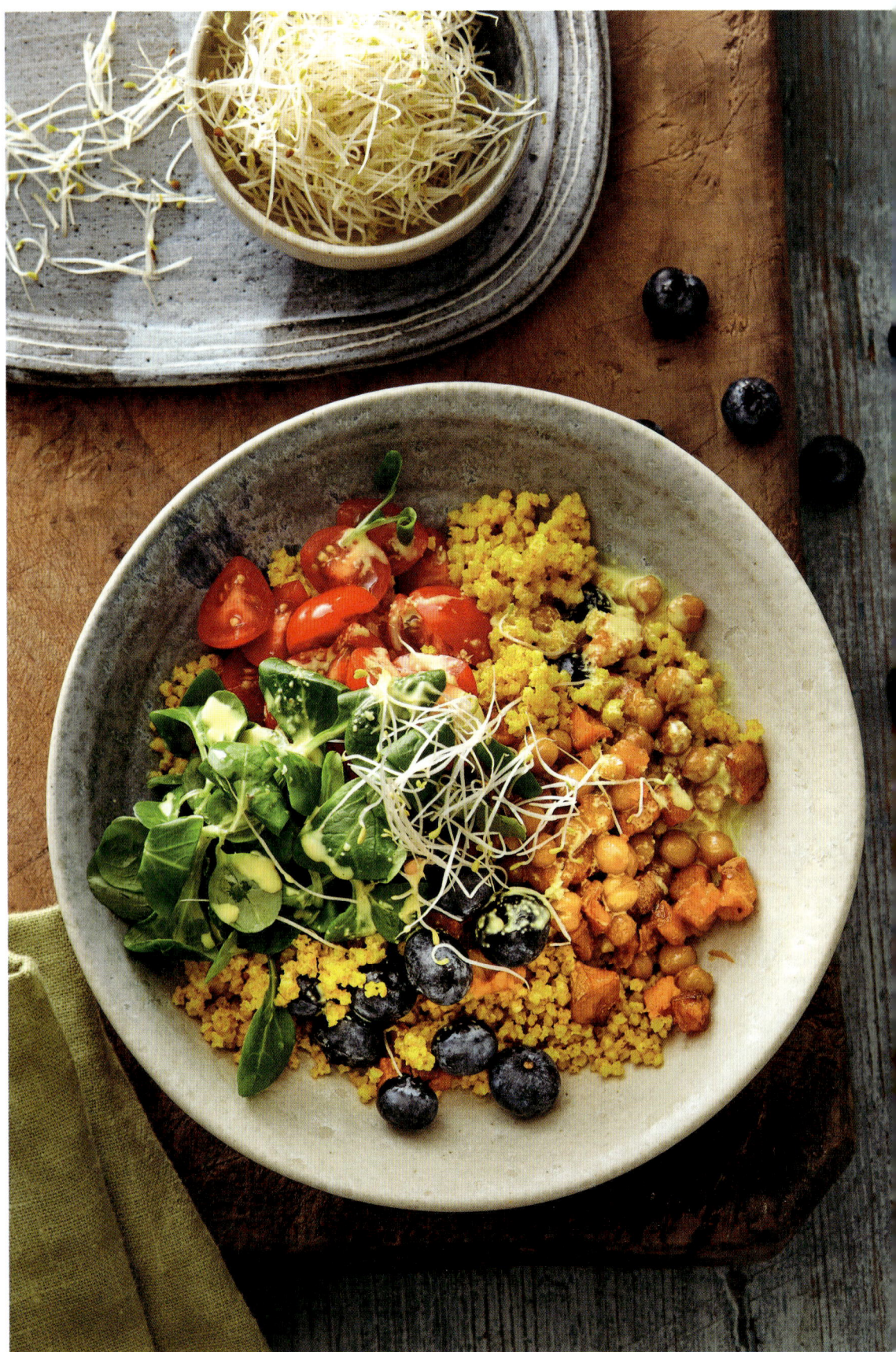

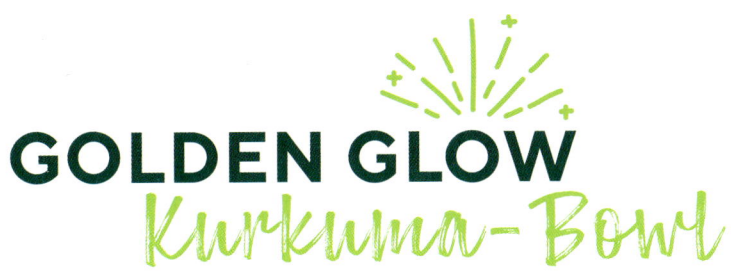

GOLDEN GLOW
Kurkuma-Bowl

Zutaten

- 250 g Süßkartoffel
- 2 EL Olivenöl
- ¼ TL Chiliflocken
- Salz
- 125 g Kichererbsen aus der Dose
- 100 g Hirse
- 1 TL Kurkuma
- 250 ml Wasser
- 125 g Kirschtomaten
- 100 g Blaubeeren
- 50 g Feldsalat
- Sprossen für das Topping, z. B. Alfalfa- oder Radieschensprossen

Für das Dressing:

- 1 Stück Ingwer (ca. 2 cm), ½ TL Kurkuma, Saft von ½ Zitrone, 3 EL Kokosmilch, 3 EL Olivenöl, Salz, frisch gemahlener schwarzer Pfeffer

Zubereitung

- Den Backofen auf 200 °C Ober-/Unterhitze vorheizen. Die Süßkartoffel schälen und in circa 1 cm große Würfel schneiden. In eine feuerfeste Form geben und mit 1 EL Olivenöl, ¼ TL Chiliflocken und etwas Salz vermengen. Im vorgeheizten Ofen auf der zweiten Schiene von oben circa 25 Minuten garen, bis die Süßkartoffel weich und leicht geröstet ist. Zwischendurch umrühren.

- Die Kichererbsen in ein kleines Sieb geben und unter fließend kaltem Wasser gründlich abspülen. Gut abtropfen lassen und für die letzten 10 Minuten der Garzeit zu den Süßkartoffeln geben.

- In einem kleinen Topf 1 EL Olivenöl erhitzen, Hirse und Kurkuma 2–3 Minuten anschwitzen. 250 ml Wasser und ½ TL Salz dazugeben und einmal aufkochen. Hirse zugedeckt bei kleiner Hitze 15–20 Minuten quellen lassen, anschließend den Herd ausschalten und offen lauwarm abkühlen lassen.

- Die Kirschtomaten waschen und je nach Größe halbieren oder vierteln. Die Blaubeeren ebenfalls waschen, den Feldsalat putzen, waschen und gut abtropfen lassen.

- Für das Dressing den Ingwer schälen und grob hacken. Zusammen mit den restlichen Zutaten in ein hohes Gefäß geben und mit dem Pürierstab zu einem cremigen Dressing pürieren.

- Die Hirse mit 2 EL von dem Dressing vermischen und auf 2 Schalen verteilen. Süßkartoffeln, Kichererbsen, Tomaten, Blaubeeren und Feldsalat darauf anrichten und das restliche Dressing sowie die Sprossen darübergeben.

- **Tipp:** Kokosmilch kommt in der Regel aus der Dose. Wenn sie nur selten Kokosmilch brauchen, bleibt hiervon viel übrig. Alternativ können Sie auch 3 EL Milch oder einen Pflanzendrink mit 4 EL Öl verwenden.

QUINOA-BOWL MIT
Fenchel und Avocado

Zutaten

- 1 kleine Fenchelknolle + Fenchelgrün
- 1 EL Zitronensaft
- 1 EL Olivenöl + 1 TL zum Anbraten des Hühnchenfleischs
- 75 g Quinoa (bunt)
- 200 ml Wasser
- Salz
- 1 Avocado
- 50 g Babyspinat
- 2 EL Kürbiskerne
- 150 g Hühnchenbrustfilet
- frisch gemahlener schwarzer Pfeffer

Für das Dressing:

- 200 g Seidentofu, 2 EL Tahin, 2 EL Zitronensaft, 2 EL Olivenöl, Wasser, Salz, frisch gemahlener schwarzer Pfeffer

Zubereitung

- Den Fenchel der Länge nach halbieren, den Strunk keilförmig herausschneiden. Den Fenchel in dünne Streifen hobeln und waschen, das Grün ebenfalls waschen und fein hacken. Alles zusammen mit je 1 EL Zitronensaft und Olivenöl in eine kleine Schüssel geben und vermischen, 10 Minuten ziehen lassen.

- Die Quinoa unter fließendem Wasser waschen und abtropfen lassen. Zusammen mit 200 ml Wasser und etwas Salz in einem kleinen Topf aufkochen und zugedeckt bei mittlerer Hitze circa 20 Minuten garen. Gelegentlich umrühren. Den Herd ausschalten und die Quinoa noch weitere 10 Minuten ziehen lassen, anschließend mit einer Gabel auflockern.

- Die Avocado halbieren und den Kern entfernen, das Fruchtfleisch mit einem Löffel aus der Schale heben und quer in dünne Scheiben schneiden. Den Spinat ebenfalls waschen und gut abtropfen lassen. Die Kürbiskerne in einer kleinen beschichteten Pfanne ohne Fett bei mittlerer Hitze rösten, bis sie leicht gebräunt sind. Vom Herd nehmen und abkühlen lassen, anschließend grob hacken.

- In der gleichen Pfanne 1 TL Olivenöl erhitzen. Das Hühnchenbrustfilet unter kaltem Wasser abwaschen, trocken tupfen, anschließend in Streifen schneiden. In der heißen Pfanne rundherum kräftig anbraten und mit wenig Salz und Pfeffer würzen.

- Für das Dressing den Seidentofu in eine Schüssel geben und mit einer Gabel zerdrücken. Tahin, Zitronensaft, Olivenöl und einen kleinen Schuss Wasser dazugeben und glatt rühren. Mit Salz und Pfeffer würzen.

- Quinoa auf 2 Schalen verteilen und mit dem Fenchel, dem angebratenen Hühnchenbrustfilet, der Avocado und dem Spinat anrichten. Das Dressing darübergeben und zum Schluss die gerösteten Kürbiskerne darüberstreuen.

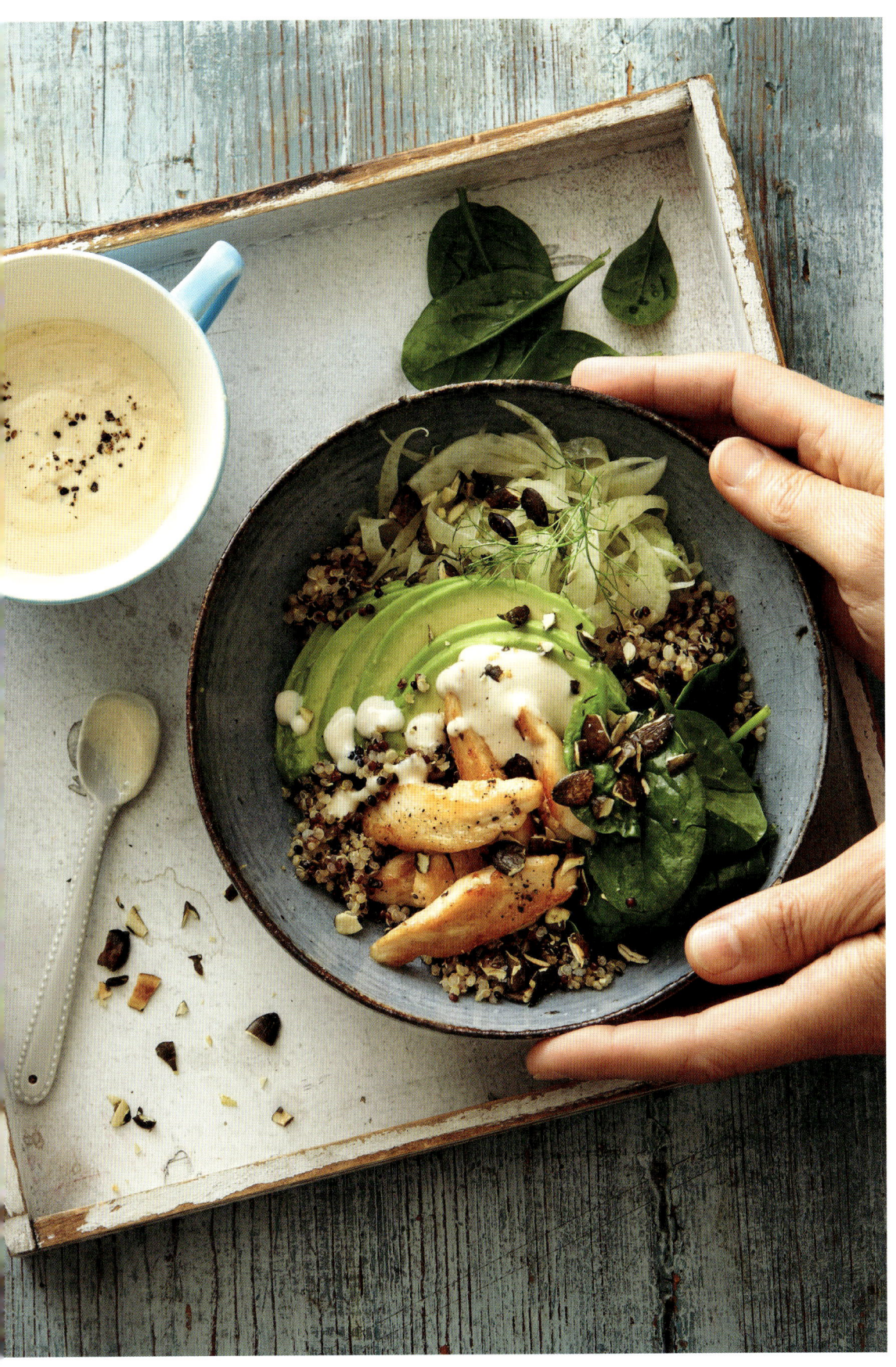

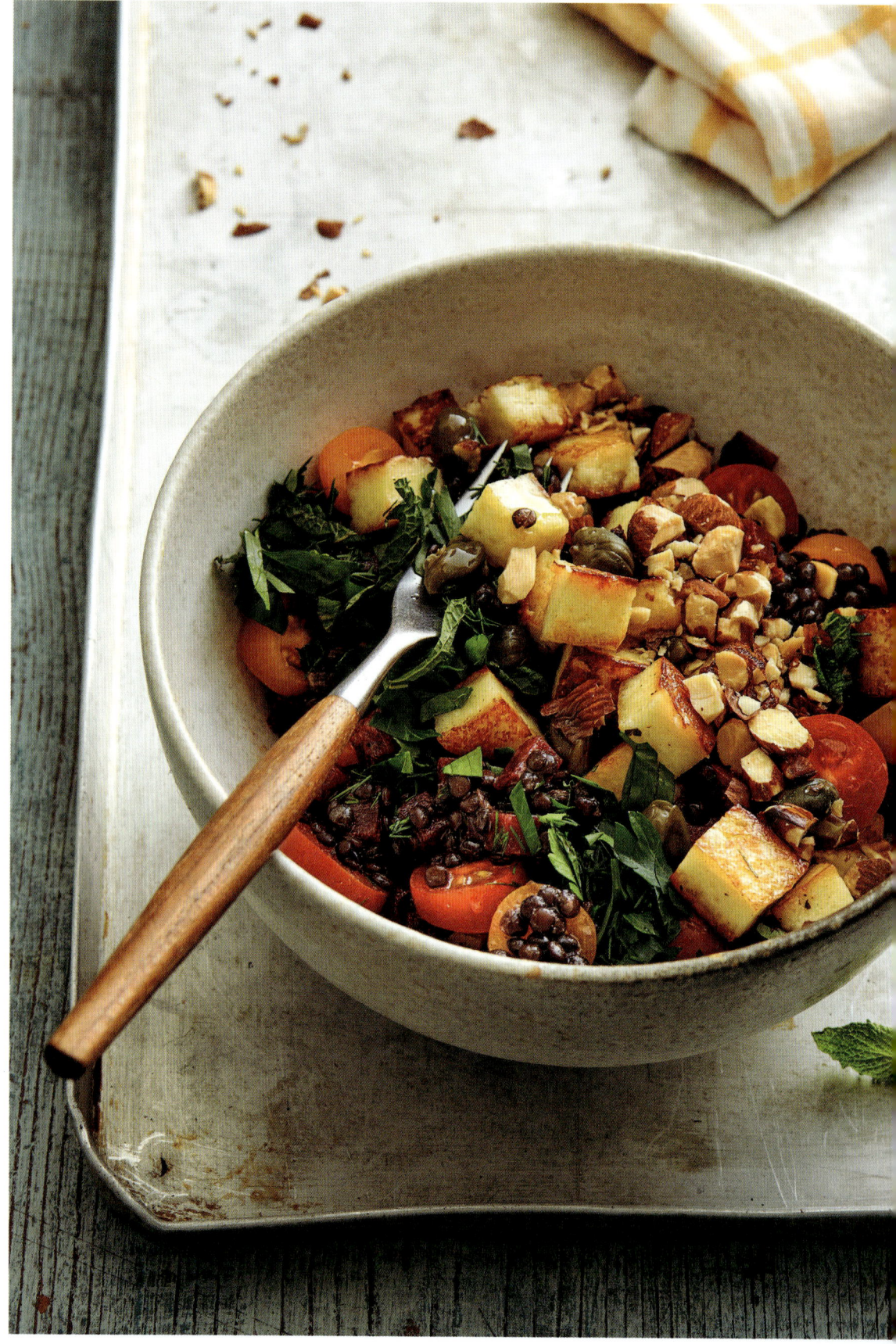

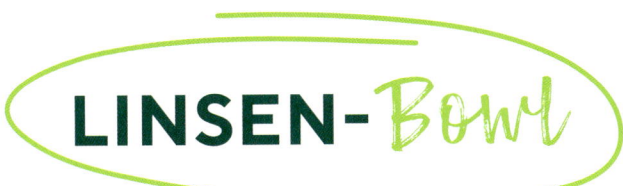

LINSEN-Bowl

Zutaten

- 100 g Beluga-Linsen
- 200 ml Wasser
- 2 Knollen vorgegarte Rote Bete
- 125 g gelbe und rote Kirschtomaten
- 100 g Halloumi
- 1 EL Olivenöl
- 40 g geröstete und gesalzene Mandeln
- je ½ Bund glatte Petersilie und Dill
- 2–3 Stängel Minze
- 1 EL Kapern

Für das Dressing:

- 1 TL Dijonsenf, 1 TL Agavendicksaft, 2 EL weißer Balsamico, 2 EL Wasser 3 EL Olivenöl, Salz, frisch gemahlener schwarzer Pfeffer

Zubereitung

- Die Linsen in ein kleines Sieb geben und unter fließendem Wasser gründlich abspülen. Zusammen mit 200 ml Wasser in einen kleinen Topf geben und einmal aufkochen. Anschließend zugedeckt bei kleiner Hitze 20–25 Minuten garen. Überschüssiges Wasser abgießen und die Linsen gut abtropfen und abkühlen lassen.

- Die vorgegarte Rote Bete würfeln, die Kirschtomaten waschen und je nach Größe halbieren oder vierteln.

- Den Halloumi in circa 1 cm große Würfel schneiden und in einer kleinen beschichteten Pfanne mit 1 EL Olivenöl bei starker Hitze rundherum knusprig braun anbraten. Pfanne vom Herd nehmen.

- Die Mandeln grob hacken, die Kräuter waschen und trocken schütteln, die Blättchen abzupfen und alles fein hacken. Alle Zutaten für das Dressing verrühren.

- Die Linsen mit der Roten Bete, den Kirschtomaten und dem Dressing vermengen und auf 2 Schalen verteilen. Halloumi, gehackte Mandeln, Kapern und Kräuter darüber verteilen und servieren.

- **Tipp:** Wenn es schnell gehen sollen, können auch Linsen aus dem Glas oder der Dose verwendet werden.

KNACKIGE SALAT-BOWL*
à la Niçoise

Zutaten

- 2 kleine Köpfe Romanasalat
- 150 g Pellkartoffeln, gegart
- 200 g Kirschtomaten, gelb und rot gemischt
- 200 g grüne Prinzessbohnen
- Salz
- 2 hart gekochte Eier
- 150 g geräuchertes Forellenfilet
- 1 EL Kapern
- frisch gemahlener schwarzer Pfeffer
- 1 EL geröstete Sonnenblumenkerne

Für das Dressing:

- 1 Schalotte, 1 TL Dijonsenf, 1 Spritzer Agavendicksaft, 2 EL Weißweinessig, etwas Wasser, 3 EL Olivenöl, Salz

- optional: frisch gemahlener schwarzer Pfeffer und eine Handvoll geröstete Sonnenblumenkerne

Zubereitung

- Den Salat putzen und waschen, anschließend die Blätter trocken schütteln und fächerförmig auf 2 Teller verteilen oder die Blätter einfach klein schneiden, wie auf dem Foto rechts. Die Pellkartoffeln schälen und in mundgerechte Stücke schneiden.

- Die Kirschtomaten waschen und halbieren, die Bohnen putzen und in kochendem Salzwasser für 3–4 Minuten blanchieren, abgießen und unter sehr kaltem, fließendem Wasser abschrecken. Gut abtropfen lassen und zusammen mit den Tomaten und den Kartoffeln auf den Salatblättern anrichten.

- Die hart gekochten Eier schälen und der Länge nach vierteln. Das Forellenfilet grob zerpflücken. Eier, Forellenfilets und Kapern auf die 2 Teller verteilen.

- Für das Dressing die Schalotte schälen und sehr fein hacken. Den Senf, einen Spritzer Agavendicksaft, den Weißweinessig und 1 Schuss kaltes Wasser verrühren. Zuletzt das Olivenöl unterrühren. Die Schalotten dazugeben und das Dressing mit wenig Salz abschmecken.

- Das Dressing über den Salat träufeln und nach Wunsch mit frisch gemahlenem Pfeffer und gerösteten Sonnenblumenkernen bestreuen und servieren.

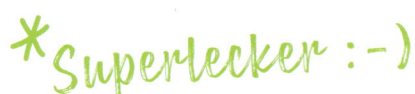

*Superlecker :-)

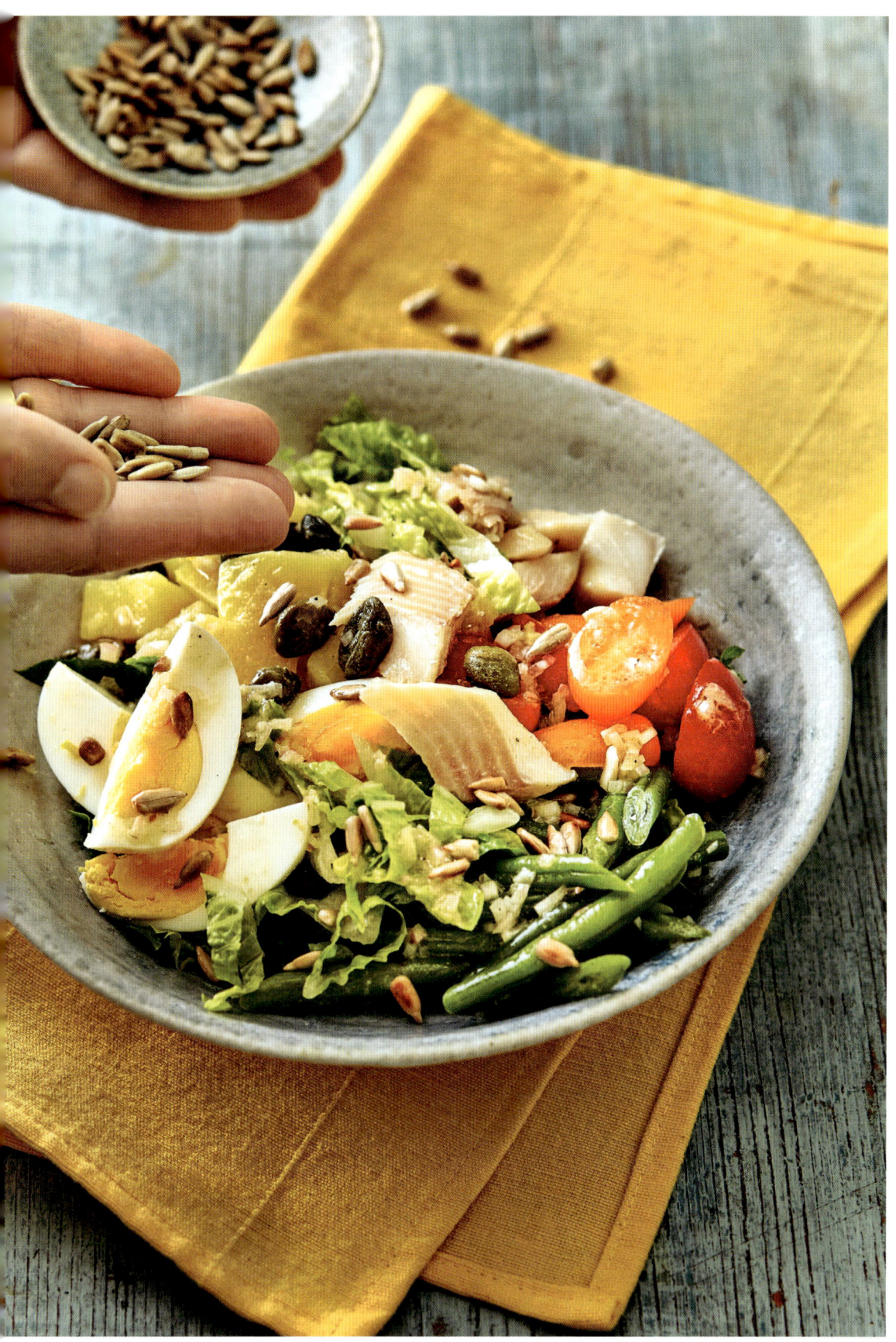

ABWECHSLUNGSREICHE
Gemüsepfannen

Gemüsepfannen gehen schnell, lassen sich aus allem zaubern, was noch vorrätig ist, sind abwechslungsreich und supergesund. Gemüse bildet die Basis der Pfanne und wird durch die Sättingungsbeilage ergänzt, das Grundrezept kann geschmacklich auf jede erdenkliche Art abgerundet werden. Zum Start immer etwas Öl erhitzen, erst eine Zwiebel und je nach Geschmack etwas Knoblauch zugeben, dann das klein geschnittene Gemüse zufügen.

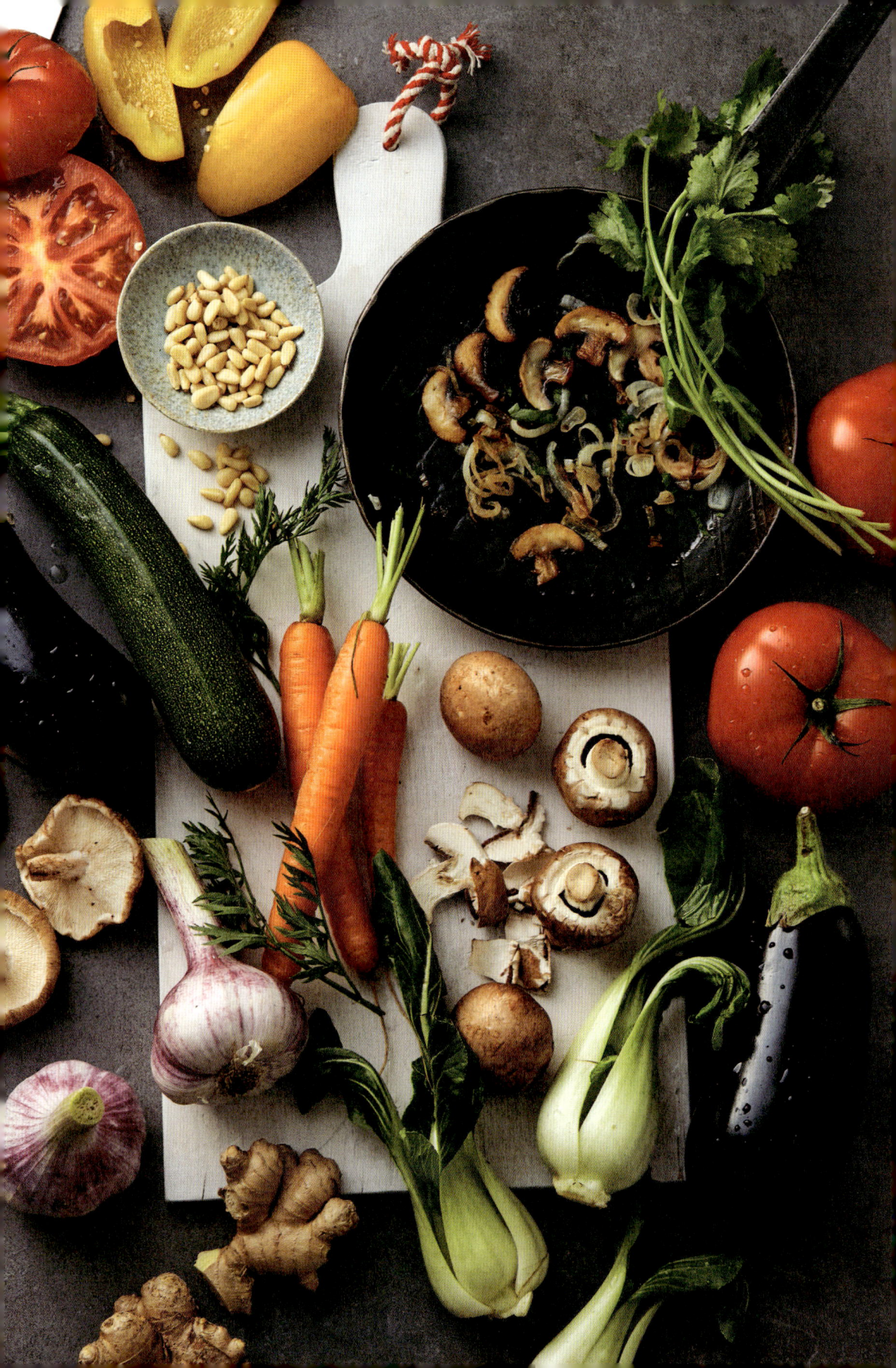

Gemüse-Grundlage:

Die festen Gemüsesorten brauchen etwas länger, die weichen sind schneller gar. Durch das Anbraten erhält das Gemüse leckere Röstaromen, es sollte noch leicht bissfest sein.

- Sommer: z. B. Aubergine (bitte immer weich garen), Zucchini, Paprika, Tomaten, Blumenkohl, Brokkoli, Champignons, Karotte, Mangold, Zuckerschoten, Zwiebeln
- Winter: z. B. Champignons, Chicorée, Grünkohl, Wirsing, Schwarzwurzel, Rosenkohl, Lauch, Karotten, Pastinake, Kürbis, Zwiebel, Fenchel
- TK-Gemüse zur Ergänzung: Erbsen, Blattspinat, Brechbohnen, Edamame
- Wenn es ganz schnell gehen muss, sind ungewürzte TK-Gemüsemischungen besonders praktisch und nährstoffreich.

Sättigungsbeilage:

Sie wird immer vorab gegart. Entweder wird die Gemüsepfanne auf die Beilage gegeben oder die Beilage zum Schluss unter die Gemüsepfanne gehoben. Je häufiger hier durchgewechselt wird, desto mehr unterschiedliche Ballaststoffe erhält der Darm und hält uns rundum gesund.

- Vollkornnudeln, Vollkornreis
- Quinoa, Hirse
- Kartoffeln, Süßkartoffeln
- Bohnen, Linsen

Geschmacksbringer:

Nach Lust und Laune wird so das Gericht verfeinert – mal mediterran, mal asiatisch, mal orientalisch und mal ganz klassisch

- Balsamico- oder Apfelessig (direkt zum Ablöschen oder einreduzieren lassen)
- Oliven, Kapern, getrocknete Tomaten, gegrillte Paprika
- Knoblauch, Ingwer
- Geröstete Nüsse und Saaten
- Angebratener Tofu oder Tempeh, Feta oder Halloumi-Käse
- Kräuter (frisch, TK oder getrocknet), Gewürze, Hefeflocken
- Salz, Pfeffer und etwas Süße (z. B. Agavendicksaft) zum Abschmecken

---

Öl zum Anbraten

- Oliven-Bratöl
- Kokosöl, Sesamöl (für orientalische oder asiatische Rezepte)

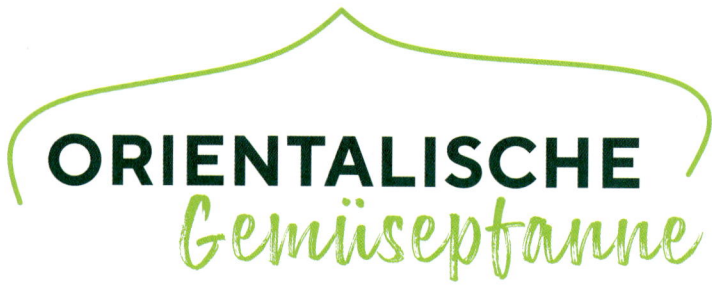

ORIENTALISCHE *Gemüsepfanne*

Zutaten

- 300 g Blumenkohl
- 2 TL mildes Currypulver
- 1 kleine Zwiebel
- 1 Knoblauchzehe
- 1 Stück Ingwer (ca. 2 cm)
- 2 Karotten
- 1 Zucchini
- 1 EL Kokosöl
- 100 g TK-Erbsen
- Salz
- frisch gemahlener schwarzer Pfeffer
- ½ Bund frischer Koriander

Tipp: Als Sättigungsbeilage passen hier wunderbar ein einfaches Naan-Brot sowie ein cremiger Hummus-Dip. Wenn man wenig Zeit hat, kann man auch gekauftes Naan-Brot oder Fladenbrot dazu reichen.

Zubereitung

- Den Backofen auf 200 °C Ober-/Unterhitze vorheizen. Den Blumenkohl waschen, putzen und in Röschen teilen, anschließend mit einem großen Messer sehr fein hacken. Den Blumenkohl mit 2 TL mildem Currypulver vermengen, auf ein mit Backpapier ausgelegtes Backblech geben und glatt streichen. Im vorgeheizten Ofen auf der zweiten Schiene von oben circa 20 Minuten garen. Zwischendurch einmal umrühren.

- Die Zwiebel und den Knoblauch schälen und fein hacken, den Ingwer schälen und reiben. Die Karotten schälen, Zucchini waschen und putzen. Beides in mundgerechte Stücke schneiden.

- Das Kokosöl in einer großen Pfanne erhitzen. Zwiebel, Knoblauch und Ingwer 2 Minuten darin anschwitzen, dann das Gemüse dazugeben und 3–4 Minuten mit anbraten. Den Blumenkohlreis dazugeben und unterrühren, gegebenenfalls 1 Schuss Wasser dazugeben. Kräftig mit Salz und Pfeffer würzen.

- Den Koriander waschen und trocken schütteln, die Blättchen abzupfen und grob hacken. Vor dem Servieren über die Gemüsepfanne streuen.

- **Naan-Brot:** 200 g Vollkornmehl, 125 ml lauwarme Pflanzenmilch, 1 EL Olivenöl, 1 gute Prise Salz, 1 gehäufter TL Backpulver. Alle Zutaten etwa 5 Minuten zu einem glatten Teig verkneten. Anschließend den Teig in 2 große oder 4 kleine Stücke teilen und mit den Handflächen flach drücken und etwas auseinanderziehen. Eine beschichtete Pfanne heiß werden lassen und die Teigfladen von beiden Seiten backen, bis sie leicht gebräunt sind.

- **Hummus-Dip:** 1 Dose Kichererbsen (400 g, circa 265 g Abtropfgewicht), 2 EL Tahini, Saft von 1 Zitrone, 1 Knoblauchzehe, ½ TL gemahlener Kreuzkümmel, ½ TL Salz, 2 EL Olivenöl, circa 100 ml eiskaltes Wasser. Alle Zutaten bis auf das Wasser mit dem Pürierstab oder im Mixer glatt mixen. Nach und nach das eiskalte Wasser hinzufügen und unterrühren, bis der Hummus schön cremig ist.

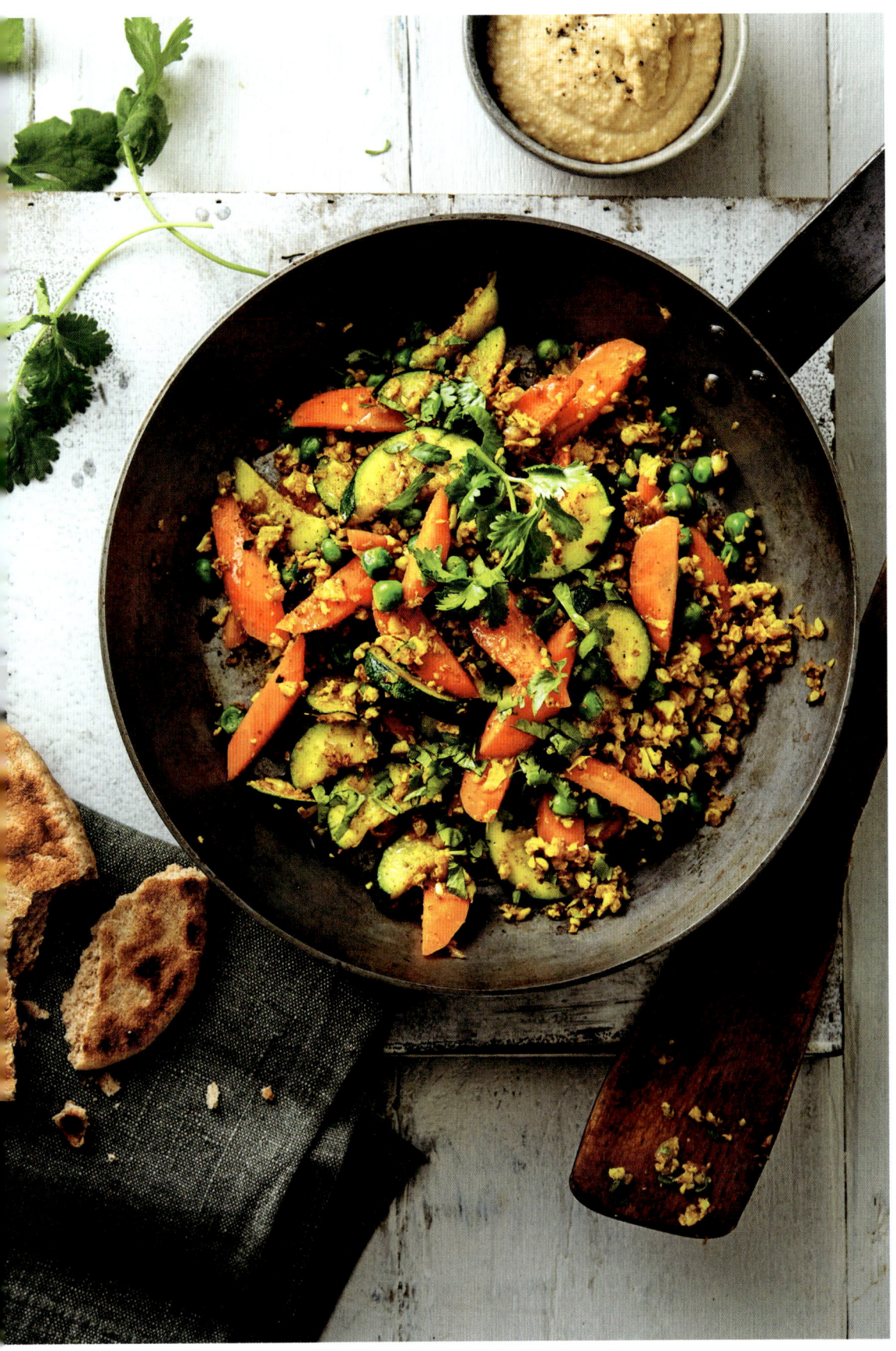

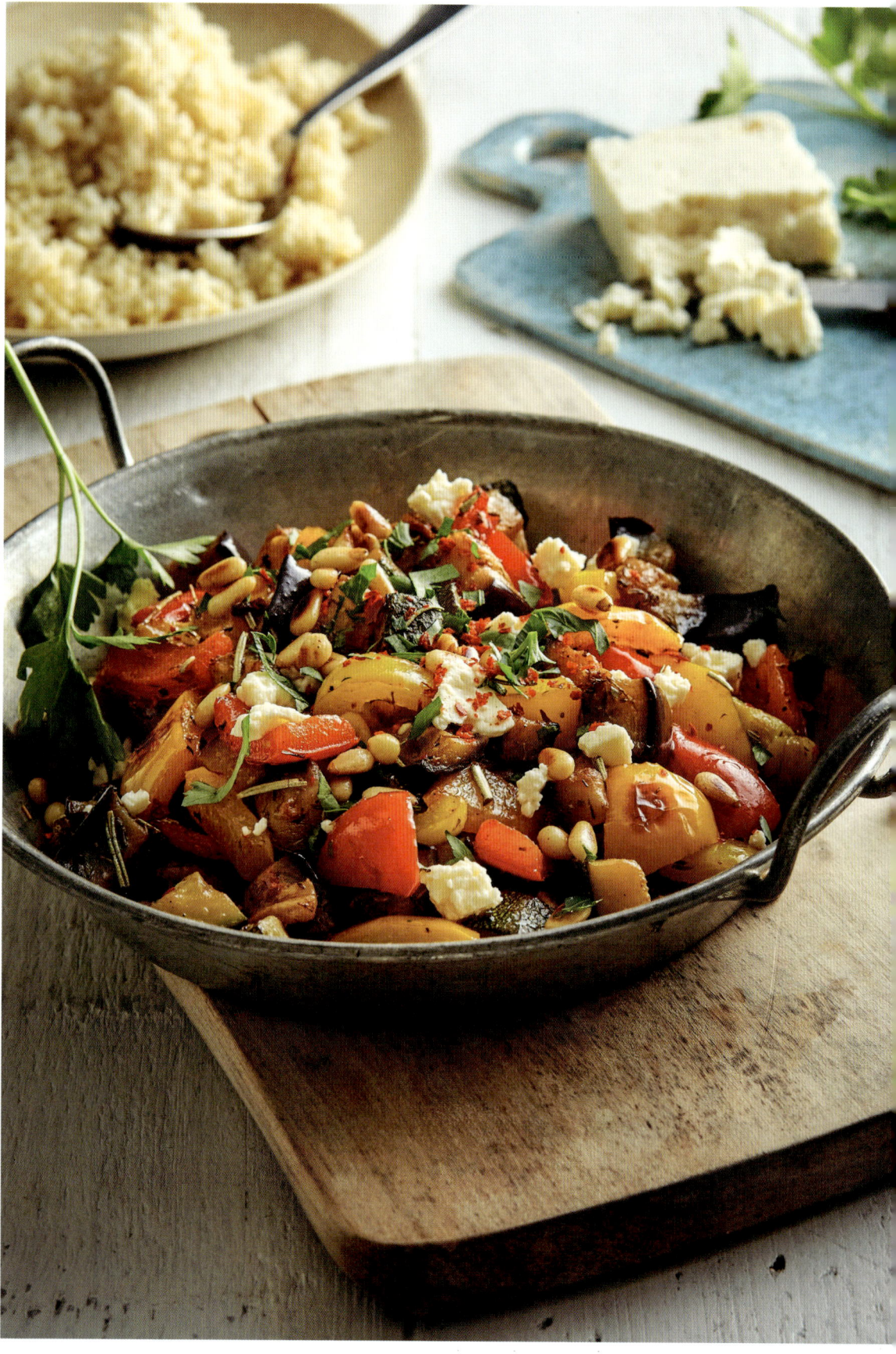

SOMMERLICHE
Mittelmeerpfanne

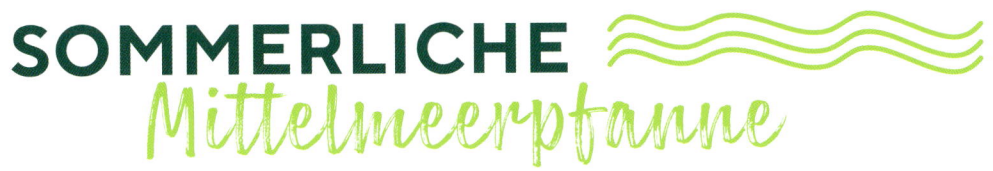

Zutaten

- je 1 rote und 1 gelbe Paprika
- 1 kleine Aubergine
- 1 Zucchini
- 2 Knoblauchzehen
- 2 EL Olivenöl
- je 1 TL getrockneter Thymian und Rosmarin
- Salz
- frisch gemahlener schwarzer Pfeffer
- ¼ TL Chiliflocken
- 1 TL Agavendicksaft
- 1 EL Pinienkerne
- ½ Bund glatte Petersilie
- 100 g Fetakäse

Zubereitung

- Das Gemüse waschen, putzen und in möglichst gleich gro-ße mundgerechte Stücke schneiden. Die Knoblauchzehen schälen und im Ganzen mit der flachen Seite eines Messers andrücken.

- 2 EL Olivenöl in einer großen beschichteten Pfanne erhit-zen. Das Gemüse circa 10 Minuten darin kräftig anbraten, dabei gelegentlich umrühren. Anschließend die Hitze redu-zieren, den Knoblauch und die getrockneten Kräuter hinzu-fügen und für mindestens weitere 10–15 Minuten garen, bis die Auberginenstücke richtig weich sind. Mit Salz, Pfeffer und Chiliflocken würzen und 1 TL Agavendicksaft unterrühren.

- In der Zwischenzeit die Pinienkerne in einer kleinen beschich-teten Pfanne ohne Fett goldbraun rösten. Die Petersilie wa-schen und trocken schütteln, die Blättchen abzupfen und fein hacken. Den Fetakäse grob zerbröckeln.

- Das Gemüse auf 2 Tellern verteilen und vor dem Servieren mit Pinienkernen, Petersilie und Feta bestreuen.

- **Tipp:** Hier eignet sich Hirse hervorragend als Sättigungsbei-lage. Für 2 Personen werden etwa 80 Gramm Hirse im unge-garten Zustand berechnet. Die Hirse nach Packungsangabe in Wasser garen und zum Gemüse servieren.

ASIA-*Pfanne*

Zutaten

- 100 g Räuchertofu
- 2 EL Sesamöl + 1 TL extra
- 4 EL helle Sojasauce
- 100 g Shiitakepilze, ersatzweise braune Champignons
- 100 g Brokkoli
- 100 g Pak Choi
- 1 Stück Ingwer (ca. 2 cm)
- 1 Knoblauchzehe
- 80 g Sojasprossen
- 50 g TK-Edamame-Bohnen
- 200 g gekochten Vollkorn-Basmatireis (entspricht ca. 70 g trockener Reis)
- 50 ml Gemüsebrühe
- 2 EL Mirin (Reiswein, ersatzweise Weißweinessig + 1 TL Honig)
- Salz
- frisch gemahlener schwarzer Pfeffer
- ½ Bund frischer Koriander
- 1 TL schwarzer Sesam

Zubereitung

- Den Räuchertofu in mundgerechte Stücke schneiden. 1 TL Sesamöl in einer Pfanne erhitzen und den Tofu darin rundherum kräftig anbraten. Mit 1 EL heller Sojasauce ablöschen. Den Tofu aus der Pfanne nehmen und zur Seite stellen.

- Die Pilze (Shiitake oder Champignons) und den Brokkoli waschen und putzen. Die Pilze in Scheiben schneiden, den Brokkoli in kleine Röschen teilen. Den Pak Choi waschen, trocken schütteln und die Blätter in Streifen sowie die Stiele klein schneiden. Ingwer und Knoblauch schälen, den Ingwer reiben, den Knoblauch fein hacken. Die Sprossen in ein kleines Sieb geben und unter fließendem Wasser gründlich abspülen, gut abtropfen lassen.

- 1 EL Sesamöl in einem Wok oder einer Pfanne erhitzen. Zunächst die Pilze bei großer Hitze für 1 Minute anbraten. Anschließend die Brokkoli-Röschen sowie Ingwer und Knoblauch dazugeben und mit den klein geschnittenen Stielen des Pak Choi für 2–3 Minuten mit anbraten. Die aufgetauten Edamame-Bohnen und die grünen Blätter des Pak Choi hinzufügen und für weitere 2 Minuten anbraten. Anschließend das Gemüse aus der Pfanne nehmen und zur Seite stellen.

- In der gleichen Pfanne das restliche Sesamöl (1 EL) erhitzen und den Reis darin kräftig anbraten. Gemüsebrühe mit den restlichen 3 EL Sojasauce und Mirin verrühren und über den Reis geben. Kurz untermischen, dann das Gemüse, den angebratenen Tofu und die Sojasprossen hinzufügen. Vorsichtig untermengen und mit wenig Salz und Pfeffer würzen.

- Koriander waschen und trocken schütteln, die Blättchen abzupfen und grob hacken. Den Gemüsereis auf 2 Teller verteilen und vor dem Servieren mit schwarzem Sesam und dem gehackten Koriander bestreuen.

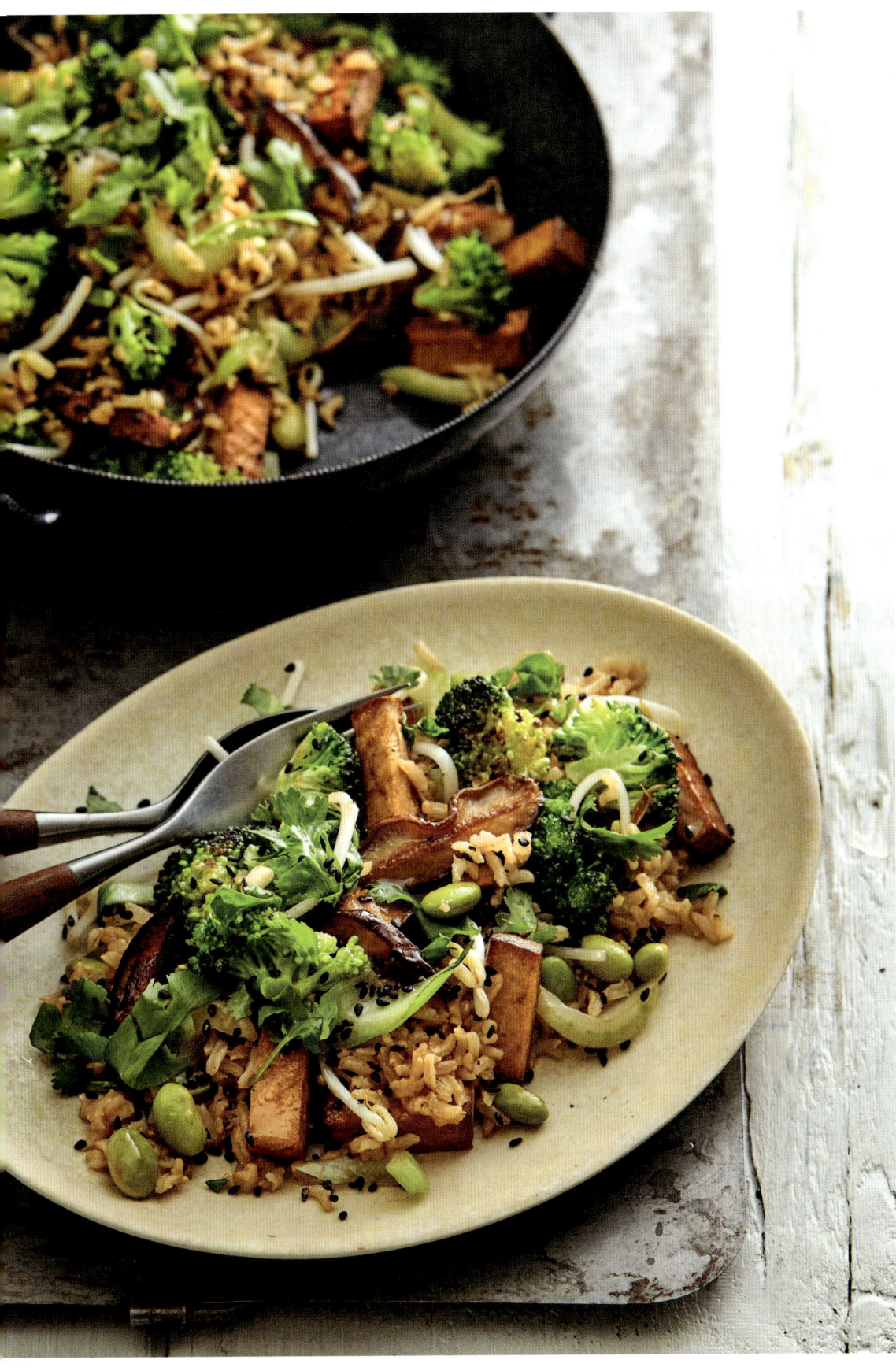

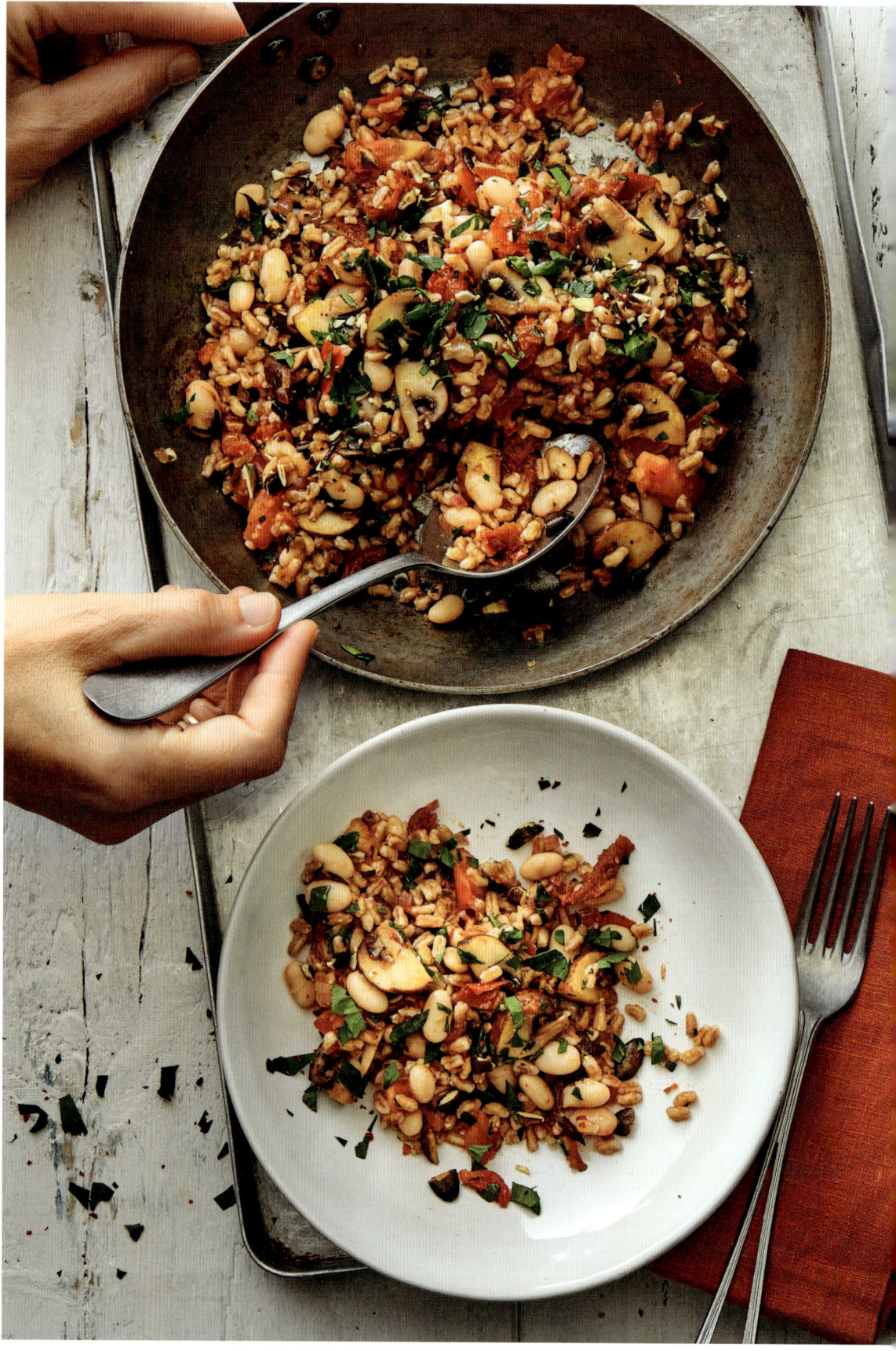

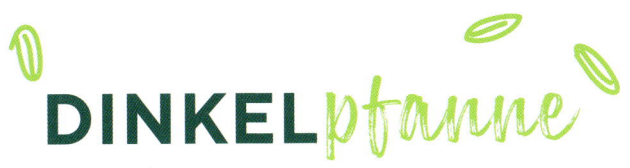

DINKELpfanne

Zutaten

- 125 g Dinkel zum Kochen
- 2 EL Kürbiskerne
- 1 große Fleischtomate
- 100 g braune Champignons
- 1 kleine rote Zwiebel
- 1 Knoblauchzehe
- 6 in Olivenöl eingelegte getrocknete Tomaten + 1 EL Öl davon
- 100 g weiße Bohnen aus der Dose
- Salz
- frisch gemahlener schwarzer Pfeffer
- Chiliflocken
- ½ Bund glatte Petersilie

Zubereitung

- Den Dinkel nach Packungsangabe garen, abgießen und abtropfen lassen. Die Kürbiskerne in einer kleinen beschichteten Pfanne ohne Fett goldbraun rösten, anschließend grob hacken.

- Die Tomate waschen und halbieren, Stielansatz und Kerne entfernen und das Fruchtfleisch würfeln. Die Champignons waschen und putzen und je nach Größe vierteln oder halbieren. Die Zwiebel und die Knoblauchzehe schälen und fein hacken. Die in Öl eingelegten Tomaten etwas abtropfen lassen, dann in feine Streifen schneiden. Die Bohnen in ein kleines Sieb geben, unter kaltem Wasser abwaschen und ebenfalls gut abtropfen lassen.

- 1 EL Tomatenöl in einer großen Pfanne erhitzen. Zunächst die Champignons darin 2–3 Minuten kräftig anbraten. Zwiebel und Knoblauch dazugeben und bei mittlerer Hitze für weitere 2–3 Minuten anbraten. Die eingelegten getrockneten Tomaten sowie die frische Tomate und den Dinkel mit in die Pfanne geben. Bei mittlerer Hitze garen, bis die Tomaten etwas zerfallen. Ab und zu umrühren.

- Die weißen Bohnen zur Dinkelpfanne geben und alles mit Salz, Pfeffer und Chiliflocken würzen.

- Die Petersilie waschen und trocken schütteln, die Blättchen abzupfen und fein hacken.

- Die Petersilie und gehackte Kürbiskerne unter die Dinkelpfanne mischen, anschließend auf 2 Teller verteilen und servieren.

SCHNELLE

Nudeln

Pasta geht immer, ist schnell zubereitet,
unglaublich vielseitig und einfach immer lecker.
Im Zusammenspiel mit großartigen Saucen und
viel Gemüse wird es bunt, abwechslungsreich,
nahrhaft und gibt uns jede Menge Energie.

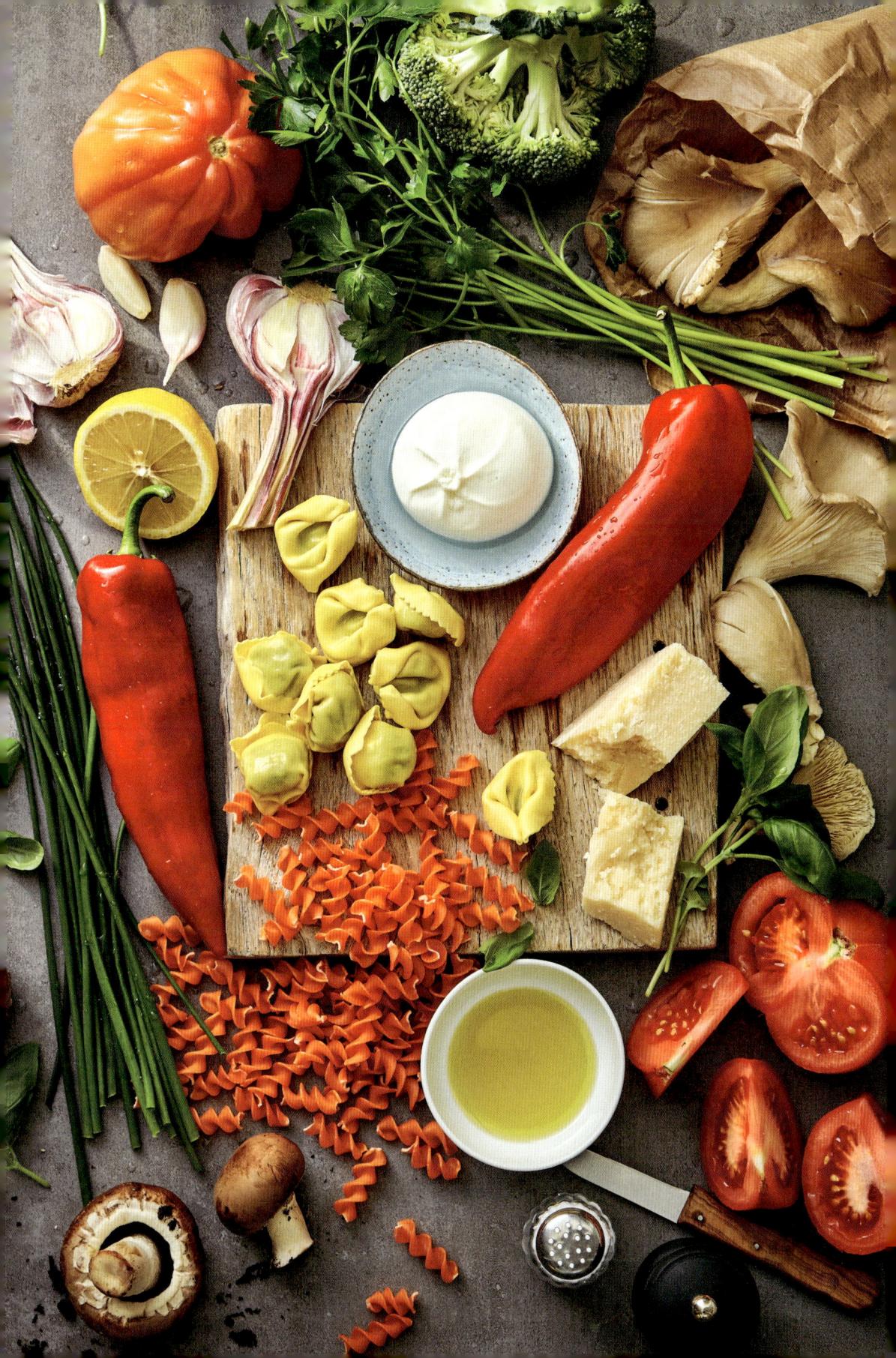

Nudeln:

Hier können Sie alle Sorten wählen – wie es Ihnen beliebt. Je vielfältiger die Auswahl der Nudelbasis ausfällt, desto mehr freuen sich die Darmbakterien über unterschiedliche Ballaststoffe. Zu Beginn macht es Sinn, herkömmliche Nudeln mit Vollkornnudeln, Hülsenfruchtnudeln oder anderen Nudelalternativen zu mischen, um sich an den Geschmack zu gewöhnen und auch den Darm an die zusätzlichen Ballaststoffe vorsichtig zu gewöhnen. Auch lecker: Vollkornnudeln mit Hülsenfruchtnudeln mischen, so erhalten Sie den leckeren süßlichen Geschmack der klassischen Pasta und kombinieren ihn mit dem wertvollen Eiweiß aus der Hülsenfruchtnudel.

• Vollkornnudeln aller Formen
• Hülsenfrucht: Kichererbsen-, Erbsen- oder Linsennudeln
• Für asiatische Gerichte: Reisnudeln
• Alternativen: Buchweizen-, Hirse- oder Maisnudeln

Gemüse-Grundlage:

Zu Nudeln passt eigentlich jedes Gemüse, ob angebraten, mitgegart oder als Basis für die Sauce. Als Sauce eignen sich nicht nur Tomaten, auch eine pürierte Zucchini oder Kürbis lassen sich lecker würzen und optimal als Sauce verwenden.

• Sommer: z. B. Aubergine (bitte immer weich garen), Zucchini, Paprika, Tomaten, Blumenkohl, Brokkoli, Champignons, Karotten, Mangold, Zuckerschoten, Zwiebeln
• Winter: z. B. Champignons, Chicorée, Grünkohl, Wirsing, Schwarzwurzel, Rosenkohl, Lauch, Karotte, Pastinake, Kürbis, Zwiebel, Fenchel
• TK zur Ergänzung: Erbsen, Blattspinat, Brechbohnen, Edamame
• Wenn es ganz schnell gehen muss, sind ungewürzte TK-Gemüsemischungen besonders praktisch und nährstoffreich.

Geschmacksbringer:

Die Geschmacksrichtung wird durch die Gewürze und geschmacksgebenden Zutaten festgelegt. Mit Kapern, Oliven und Parmesan wird es mediterran; mit Ingwer, Knoblauch und Sojasauce asiatisch.

- Oliven, Kapern, getrocknete Tomaten, gegrillte Paprika
- Knoblauch, Ingwer
- Geröstete Nüsse und Saaten
- Hülsenfrüchte: Bohnen, Kichererbsen, Linsen
- Hähnchen, Garnelen, Lachs
- Feta, Mozzarella, Parmesan
- Kräuter (frisch, TK oder getrocknet), Gewürze, Hefeflocken, Sojasauce
- Salz, Pfeffer und etwas Süße (z. B. Apfeldicksaft oder Agavensirup) zum Abschmecken

---

Optional mit Sauce:

Nudeln mit Gemüse und ergänzt um einige Geschmacksbringer schmecken schon fantastisch, noch intensiver wird es mit einer leckeren Sauce.

- Saucen auf Gemüsebasis, wie (Dosen-)Tomaten, Zucchini, Paprika, Karotte, Pastinake (püriert)
- Cremige Saucen: Mandelmus, Cashewmus, Erdnussmus oder Tahin mit Wasser vermischen und mit Vollkornmehl andicken
- Pesto auf Kräuter- oder Nussbasis
- Verfeinern mit Kräutern, Gewürzen, Hefeflocken, etwas Süße, Salz, Pfeffer

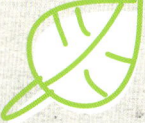

PAPRIKA-TOMATEN-PASTA-
Topf mit Burrata

Zutaten
- 2 rote Paprika
- 500 g Fleischtomaten
- 1 Zwiebel
- 2 Knoblauchzehen
- 1 kleiner Zweig Rosmarin
- 2 EL Olivenöl
- 200 g Kichererbsen- oder Linsenpasta
- Salz
- frisch gemahlener schwarzer Pfeffer
- Chiliflocken
- 125 g Burrata
- 2–3 Stiele Basilikum

Zubereitung
- Den Backofen auf 200 °C Ober-/Unterhitze vorheizen.

- Die Paprika und die Tomaten waschen, entkernen und klein würfeln. Zwiebel und Knoblauch schälen, die Zwiebel fein hacken, den Knoblauch mit der flachen Seite eines großen Messers andrücken. Den Rosmarin waschen, die Nadeln abzupfen und fein hacken.

- In einem großen Topf 2 EL Olivenöl erhitzen. Zwiebel und Knoblauch bei mittlerer Hitze 3–4 Minuten anschwitzen. Paprika, Tomaten und Rosmarin dazugeben und für weitere 2–3 Minuten andünsten. Anschließend den Topf ohne Deckel in die Mitte des vorgeheizten Ofens stellen und das Gemüse 40 Minuten garen, dabei gelegentlich umrühren.

- Die Pasta nach Packungsangabe al dente garen. Anschließend abgießen und gut abtropfen lassen.

- Den Ofen ausschalten und die Pasta unter das Gemüse heben. Kräftig mit Salz, Pfeffer und Chiliflocken würzen. Den Burrata grob zerzupfen, das Basilikum waschen und trocken schütteln, die Blättchen abzupfen und grob hacken.

- Zum Servieren die Pasta auf 2 Teller verteilen und den Burrata und das Basilikum darübergeben.

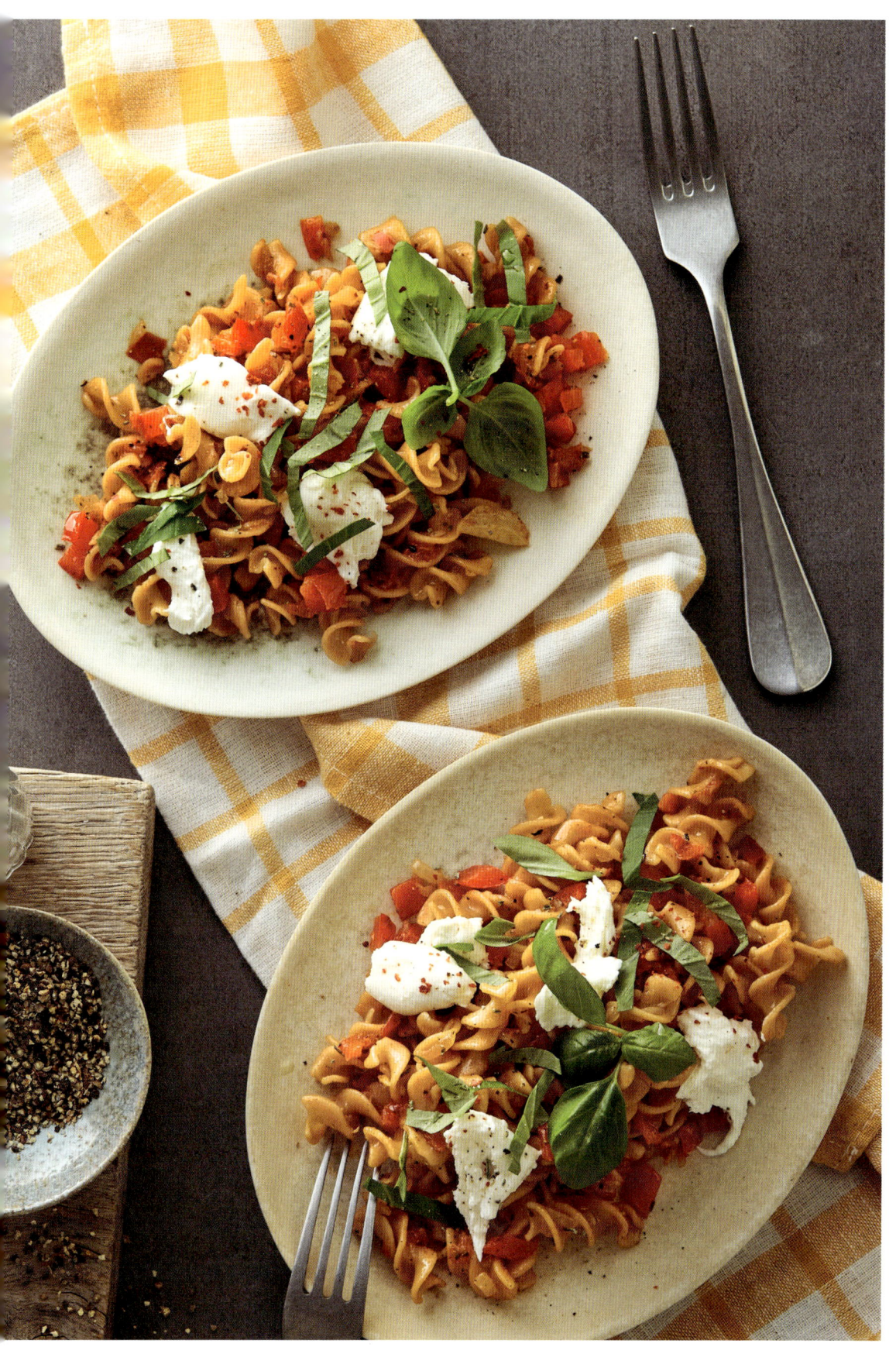

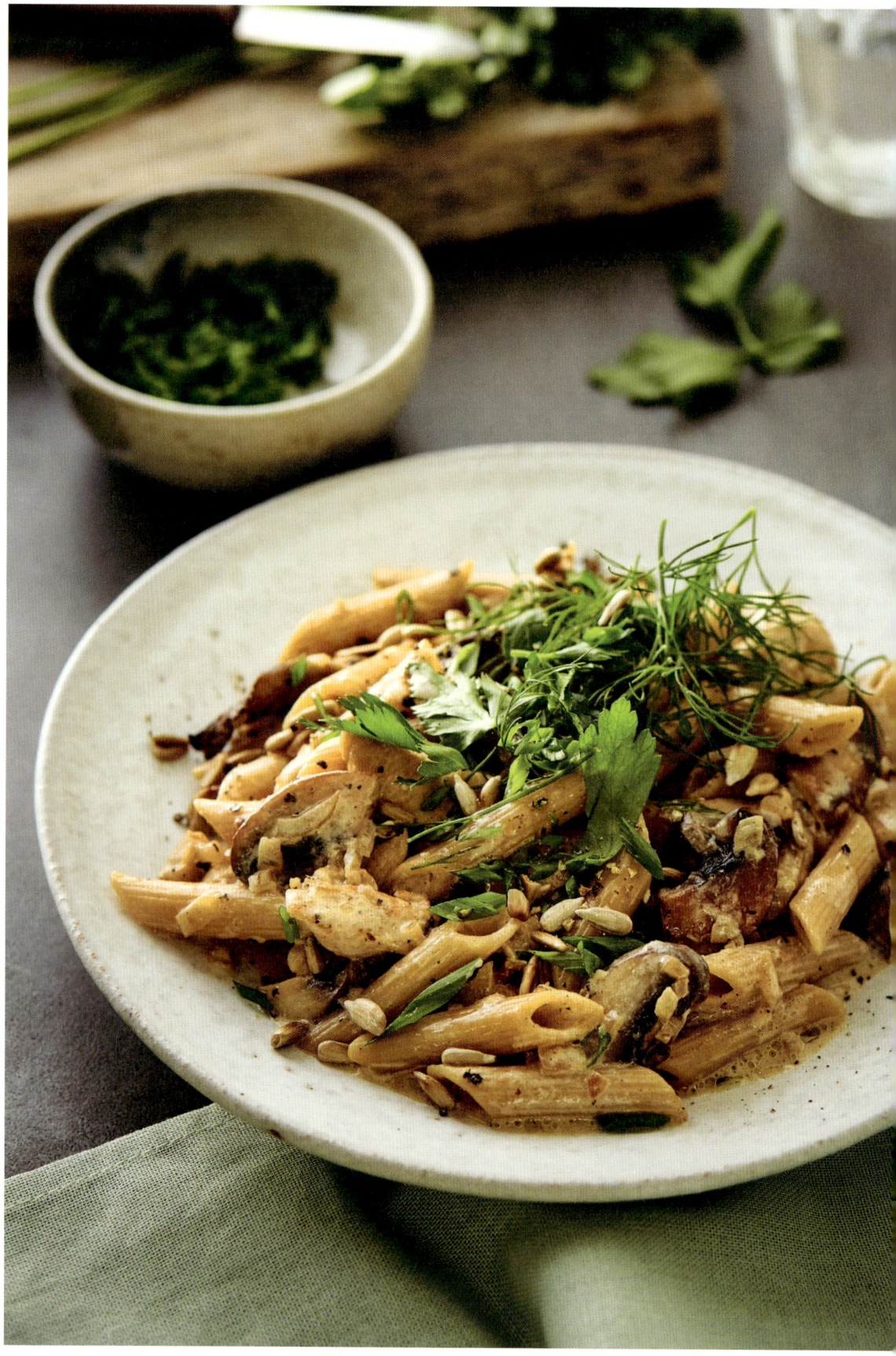

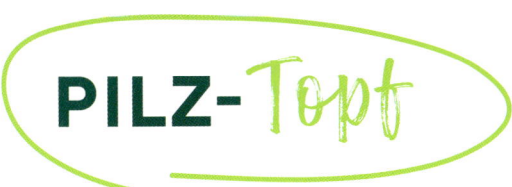

PILZ-Topf

Zutaten

- 150 g Bio-Hühnchen-brustfilet
- 2 EL Olivenöl
- 200 g gemischte Pilze, z. B. Champignons, Austernpilze, Shiitake
- 1 Zwiebel
- 1 Knoblauchzehe
- 1 EL helle Misopaste
- 200 ml heißes Wasser
- 2 EL Crème fraîche
- Salz
- frisch gemahlener schwarzer Pfeffer
- 150 g kurze Vollkorn-nudeln, z. B. Penne
- ½ Bund gemischte Kräuter, z. B. Petersilie, Dill, Schnittlauch
- 50 g Sonnenblumenkerne

Zubereitung

- Das Hühnchenfleisch waschen und trocken tupfen, anschließend in Streifen schneiden. 1 EL Olivenöl in einer beschichteten Pfanne erhitzen und das Hühnchenfleisch darin rundherum kräftig anbraten. Anschließend aus der Pfanne nehmen und zur Seite stellen.

- Die Pilze vorsichtig säubern und putzen, anschließend in mundgerechte Stücke schneiden. Zwiebel und Knoblauch schälen und fein hacken.

- Das restliche Olivenöl in der gleichen Pfanne, in der zuvor das Hühnchenfleisch angebraten wurde, erhitzen und die Pilze darin rundherum kräftig 3–4 Minuten anbraten. Die Hitze reduzieren und Zwiebel und Knoblauch hinzufügen. Für weitere 2–3 Minuten anbraten.

- Die Misopaste in dem heißen Wasser auflösen. Über die Pilze geben und einmal aufkochen, anschließend die Hitze wieder reduzieren. Das Hühnchenfleisch und 2 EL Crème fraîche hinzufügen und alles kräftig mit Salz und Pfeffer würzen und abschmecken.

- Die Vollkornnudeln nach Packungsangabe in reichlich Salzwasser al dente garen.

- Die Kräuter waschen und trocken schütteln, die Blättchen abzupfen und fein hacken.

- Sobald die Nudeln gar sind, diese abgießen, mit dem Hühnchen-Pilz-Gemüse vermengen und auf 2 Teller verteilen. Sonnenblumenkerne sowie reichlich gehackte Kräuter darübergeben und sofort servieren.

GRÜNER NUDELTOPF
mit Minzpesto

Zutaten
- 1 Zwiebel
- 1 Knoblauchzehe
- 1 Zucchini
- 250 g Brokkoli
- 100 g TK-Erbsen
- 1 EL Olivenöl
- 1 l Gemüsebrühe
- 250 g Tortellini aus dem Kühlregal (Füllung nach Wunsch)
- Salz
- frisch gemahlener schwarzer Pfeffer
- 50 g frisch geriebener Parmesan

Für das Minzpesto:
- 50 g Minzblätter
- 1 EL Pinienkerne
- 50 g frisch geriebener Parmesan
- abgeriebene Schale von ½ unbehandelten Zitrone
- 100 ml Olivenöl
- Salz
- frisch gemahlener schwarzer Pfeffer

Zubereitung
- Alle Zutaten für das Minzpesto, bis auf Salz und Pfeffer, in ein hohes Gefäß geben und mit dem Pürierstab zu einem cremigen Pesto pürieren. Mit Salz und Pfeffer abschmecken.

- Zwiebel und Knoblauch schälen und fein hacken. Die Zucchini waschen und putzen, anschließend der Länge nach vierteln und jedes Viertel quer in dünne Scheiben schneiden. Den Brokkoli ebenfalls waschen und putzen und in kleine Röschen teilen. Die Erbsen aus dem Kühlfach nehmen und bereitstellen.

- 1 EL Olivenöl in einem großen Topf mit Deckel erhitzen. Zwiebel und Knoblauch bei mittlerer Hitze 3–4 Minuten darin anschwitzen. Zucchini und Brokkoli dazugeben und für weitere 3–4 Minuten anbraten. Anschließend die Brühe angießen und einmal aufkochen. Die Hitze reduzieren und das Gemüse bei schräg aufgelegtem Deckel circa 5 Minuten garen.

- Die Erbsen und Tortellini hinzufügen und alles nur noch bei kleiner Hitze 3–4 Minuten gar ziehen lassen, keinesfalls mehr kochen. Die Suppe mit Salz und Pfeffer würzen und auf 2 Teller verteilen. Mit frisch geriebenem Parmesan und einem Klecks Minzpesto servieren.

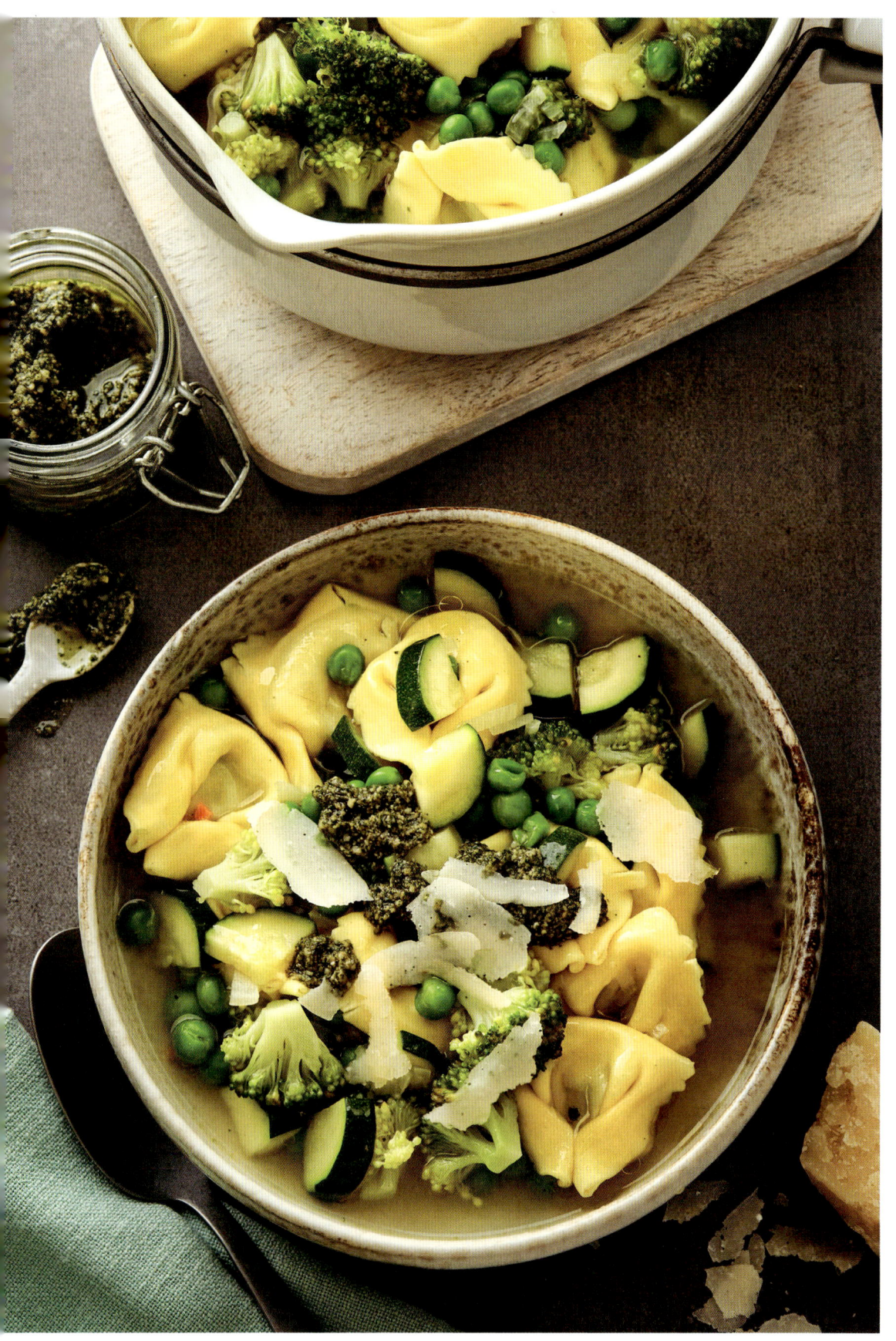

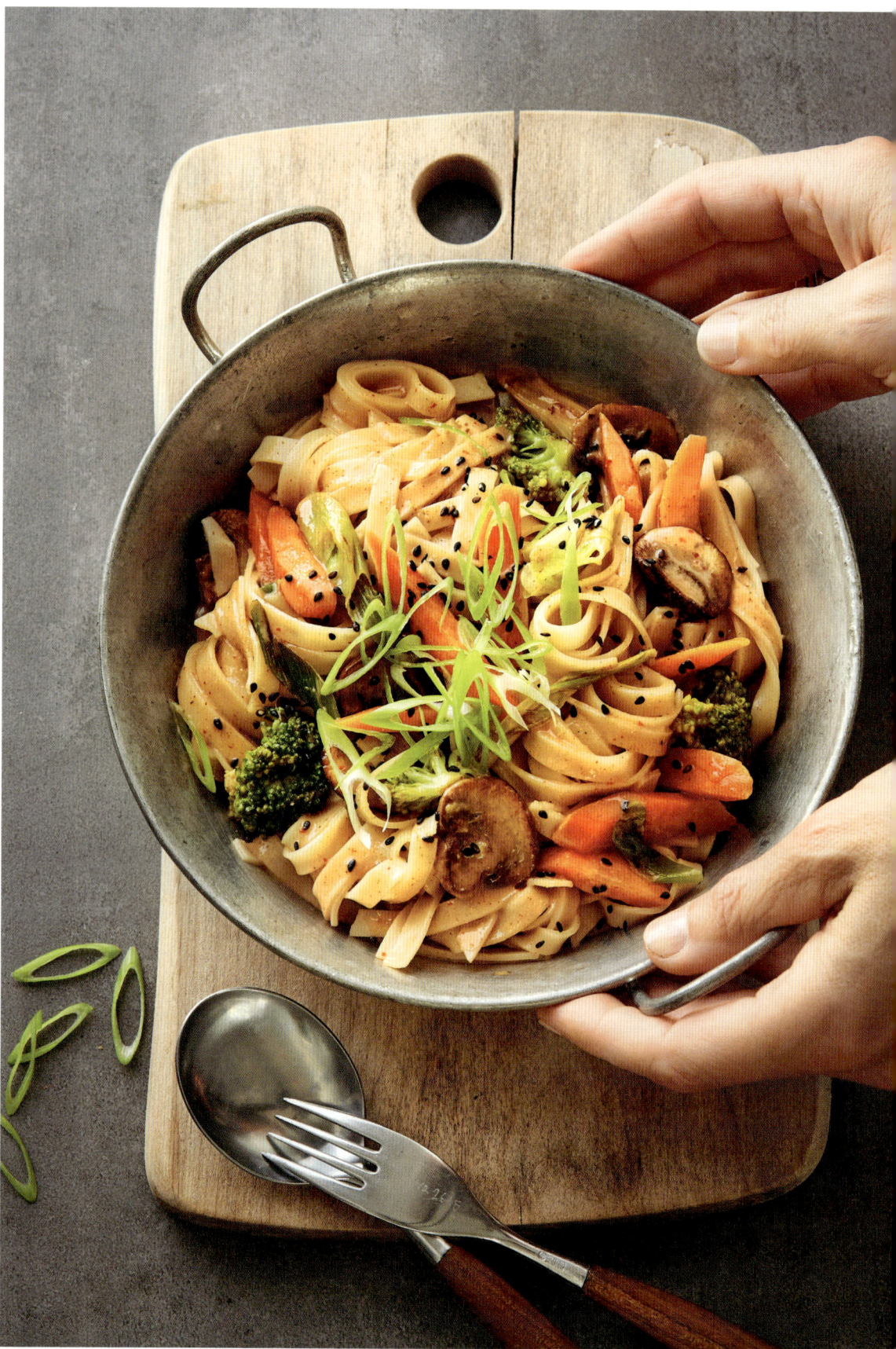

ASIATISCHE FEIERABEND-
Nudelpfanne

Zutaten

- 150 g breite Reisnudeln
  (Bandnudeln)
- 300 g gemischtes
  Gemüse, z. B. Karotten,
  Frühlingszwiebeln,
  Brokkoli, TK-Erbsen, Pilze
- 1 EL Sesamöl
- 1 Knoblauchzehe
- 4 EL Erdnussmus
  (100 % Erdnuss)
- 1 EL helle Sojasauce
- 1 TL Sriracha (optional/
  ersatzweise ½ TL Chili-
  flocken)
- 1 TL Ahornsirup
- 1 EL Zitronensaft
- 100 ml Wasser

Optionale Ergänzung
beziehungsweise Topping:

- gebratene Garnelen
  oder Tofu, geröstete und
  gehackte Erdnüsse
  (ungesalzen), Sesam

Zubereitung

- Die Nudeln nach Packungsangabe garen. Anschließend abgießen und abtropfen lassen.

- Das Gemüse waschen, putzen und in gleich große mundgerechte Stücke schneiden. 1 EL Sesamöl in einem Wok oder einer großen Pfanne erhitzen und das Gemüse darin kräftig 3–4 Minuten anbraten. Den Knoblauch schälen und mit der flachen Seite eines großen Messers andrücken. Zum Gemüse geben und für 1–2 Minuten mit anbraten.

- Erdnussmus, Sojasauce, Sriracha (optional), Ahornsirup, Zitronensaft und Wasser im Mixer oder mit dem Pürierstab zu einer cremigen Sauce verarbeiten. Gegebenenfalls noch etwas mehr Wasser hinzufügen, falls die Sauce zu dick erscheint.

- Die Nudeln zusammen mit der Sauce zum Gemüse in den Wok geben. Alles gut vermengen und sofort auf 2 Teller verteilen und servieren.

- Nach Wunsch mit gebratenen Garnelen, Tofu, gehackten Erdnüssen oder Sesam servieren.

MÜSLI UND Porridge

In der Zusammensetzung unterscheiden sich Müsli und Porridge kaum. Müsli wird kalt gegessen, Porridge warm. Für Porridge werden die Flocken mit der dreifachen Menge an Flüssigkeit kurz köcheln gelassen oder 2 Minuten in der Mikrowelle erwärmt, bis es aufgekocht hat. Eine Portion besteht aus circa 40 Gramm Flocken und 120 Milliliter Flüssigkeit. Vielseitig wird es, wenn Obst, Nüsse und Gewürze immer wieder neu zusammengestellt werden, je nach Saison, je nach Lust und Laune. Hübsch sieht das Ganze aus, wenn es mit Obst, Nüssen und etwas Nussmus garniert wird.

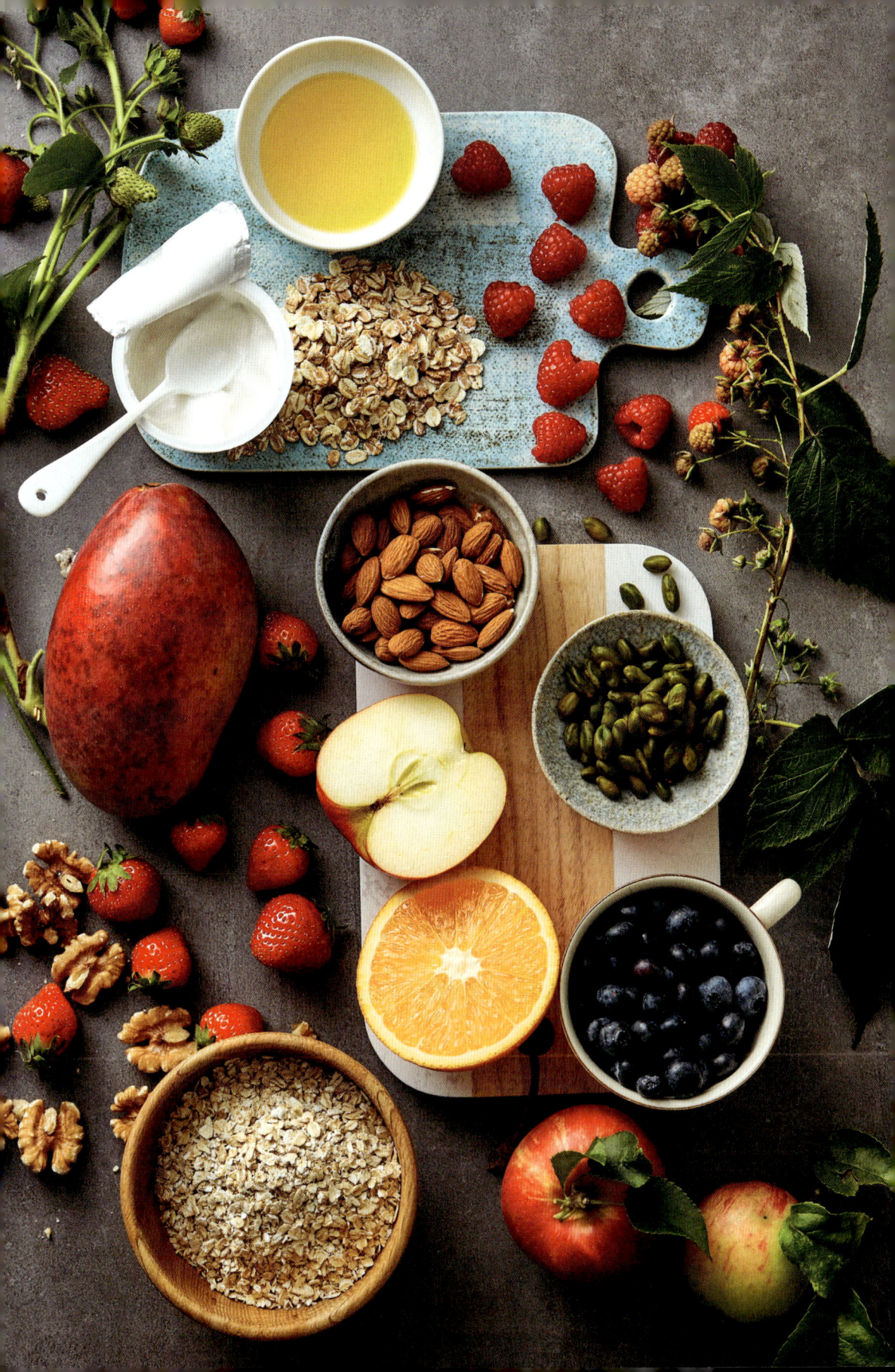

Getreideflocken:

Eine Wohltat für unseren Darm mit vielen Ballaststoffen und für lang anhaltende Energie am Morgen ...

- Haferflocken
- Basis-Müsli
- Porridge-Basis-Mischung (muss nur mit heißer Flüssigkeit aufgegossen
  werden)
- Hirse, Amaranth

Flüssigkeit:

So können die Ballaststoffe aus dem Getreide optimal quellen.

- Wasser
- Milch
- Pflanzendrinks wie Hafer-, Mandel-, Soja-, Kokosnuss- oder Nussdrink
- Joghurt oder Kokos-/Mandel-Joghurt fürs Müsli oder als Topping
  fürs Porridge

Gesundes Fett/Öl:

An Omega-3-Fettsäuren reiche Öle wirken entzündungshemmend und beugen Herzerkrankungen vor. Wichtig: erst nach dem Erwärmen unterrühren.

- Leinöl oder Hanföl
- Walnussöl

Obst:

Es liefert uns neben vielen Vitaminen auch wertvolle Ballaststoffe und sekundäre Pflanzenstoffe für einen gesunden Darm und einen guten Stoffwechsel.

- Sommer: z. B. Beeren, Nektarinen, Pfirsiche, Aprikosen, Kirschen, Pflaumen, Mirabellen, Trauben, Feigen
- Winter: z. B. Apfel, Birne, Orange
- TK: Beeren
- Getrocknet: Aprikosen, Feigen, Datteln, Pflaumen

Geschmacksbringer:

Für großen Genuss schon am Morgen.

- Walnüsse, Haselnüsse, Mandeln, Cashews, Pistazien
- Kokoschips (geröstet)
- Mandelmus, Cashewmus, Haselnussmus
- Zimt, Porridge-Gewürzmischungen
- Roh-Kakao/Back-Kakao, Kakaonibs, Zartbitterschokolade (mindestens 75 % Kakao)

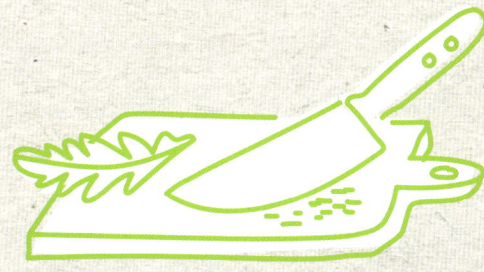

BEEREN-*Porridge*

Zutaten

- 80 g zarte Haferflocken
- 240 ml Wasser
- 250 g TK-Himbeeren
- 50 ml Pflanzenmilch
- 250 g frische Beeren, z. B. Blaubeeren, Himbeeren, Erdbeeren
- 50 g ganze Mandeln
- 2 EL Leinöl
- 1 EL Zartbitter-Schokoraspel

Zubereitung

- Die Haferflocken zusammen mit dem Wasser in einen kleinen Topf geben, verrühren und einmal aufkochen. Die Hitze reduzieren und köcheln lassen, bis das Wasser fast vollständig verkocht ist.

- Die gefrorenen Himbeeren zu den Haferflocken geben. Sobald die Himbeeren etwas weich sind, den Topf vom Herd nehmen und 50 ml Pflanzenmilch unterrühren.

- Die frischen Beeren vorsichtig säubern, die Erdbeeren je nach Größe halbieren oder vierteln. Die Mandeln grob hacken und in einer kleinen beschichteten Pfanne ohne Fett goldbraun rösten.

- 2 EL Leinöl unter den Himbeer-Haferbrei rühren und diesen auf 2 Schalen verteilen. Frische Beeren, geröstete Mandeln und Schokoraspel darübergeben und sofort servieren.

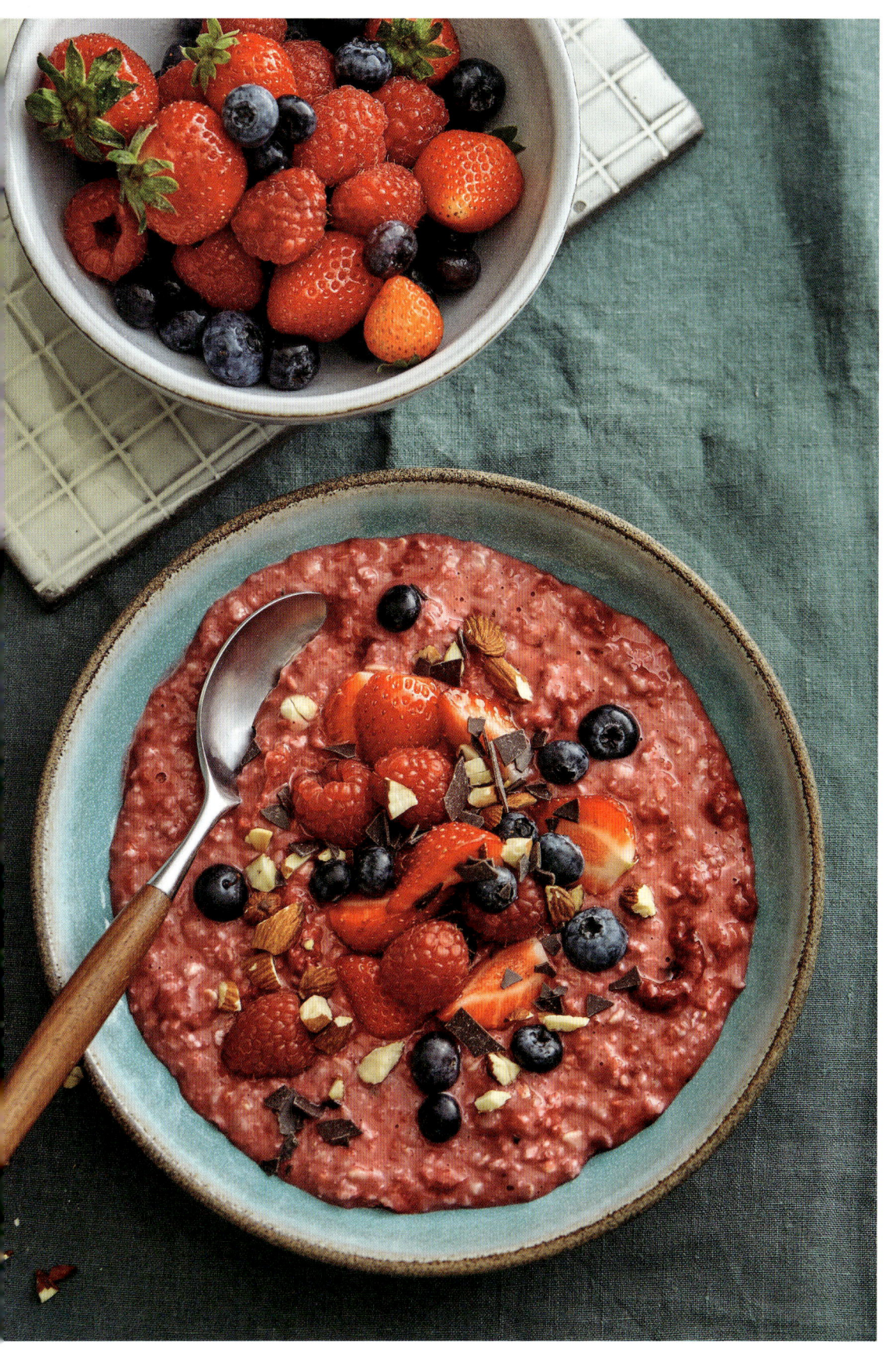

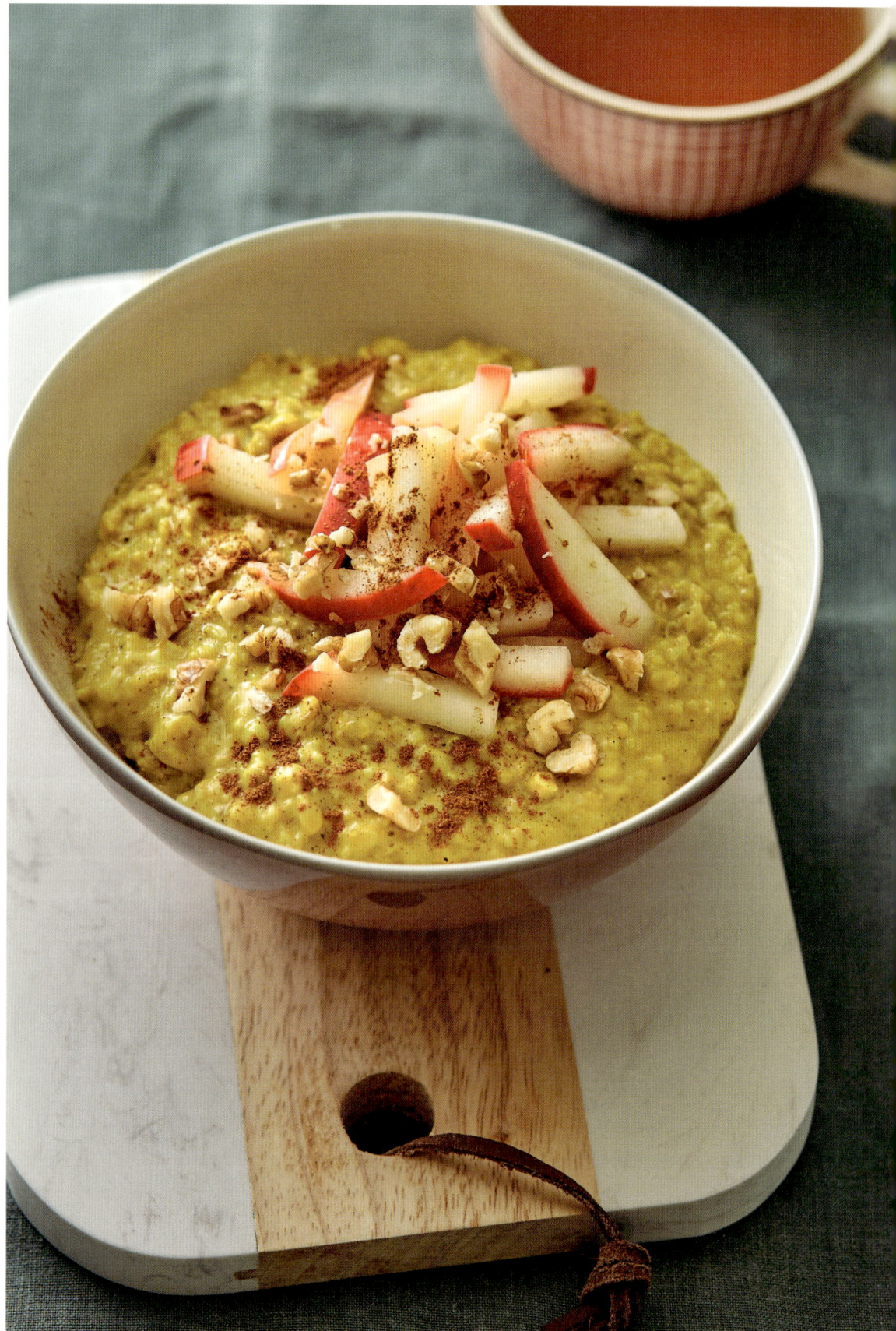

GEWÜRZ-PORRIDGE
mit Apfel

Zutaten

- je ½ TL Kurkuma, gemahlener Koriander, gemahlener Kardamom und gemahlene Fenchelsamen
- 80 g zarte Haferflocken
- 120 ml Pflanzenmilch
- 120 ml Wasser + 1 EL extra
- 2 kleine Äpfel, z. B. Elstar
- 2 EL Hanföl
- 1 EL gehackte Walnusskerne
- 1 TL Zimt

Zubereitung

- Kurkuma, Koriander, Kardamom und Fenchel in einer kleinen beschichteten Pfanne bei mittlerer Hitze 3–4 Minuten rösten, bis es herrlich duftet. Die Pfanne vom Herd nehmen.

- Die Haferflocken in einen kleinen Topf geben und zusammen mit der Gewürzmischung, 120 ml Pflanzenmilch und 120 ml Wasser bei milder Hitze aufkochen. Die Hitze reduzieren und leicht köcheln lassen, bis der Brei eindickt. Gelegentlich umrühren.

- Die Äpfel waschen, entkernen und klein schneiden. In einer kleinen beschichteten Pfanne zusammen mit 1 EL Wasser circa 3–4 Minuten andünsten, dann vom Herd nehmen.

- 2 EL Hanföl unter den Gewürzbrei rühren und diesen auf 2 Schälchen verteilen. Die Äpfel sowie die gehackten Walnusskerne darübergeben und mit jeweils ½ TL Zimt bestreut servieren.

HIRSEBREI MIT
Orangen und Feigen

Zutaten
- 100 ml Wasser
- 140 ml Pflanzenmilch
- 80 g Hirse
- 2 EL geschroteter Leinsamen
- 2 kleine Orangen (falls verfügbar: Blutorangen)
- 150 g Kokosjoghurt
- 4 getrocknete Feigen
- 2 EL ungesalzene Pistazienkerne

Zubereitung
- 100 ml Wasser zusammen mit 140 ml Pflanzenmilch in einem kleinen Topf aufkochen. Die Hirse einrühren, die Hitze reduzieren und alles zugedeckt circa 10 Minuten garen. Den Topf vom Herd nehmen und 2 EL geschrotete Leinsamen unterrühren. Zugedeckt lauwarm abkühlen lassen.

- Die (Blut-)Orangen filetieren, dabei den Saft auffangen. Den Saft mit dem Kokosjoghurt verrühren.

- Die getrockneten Feigen würfeln, die Pistazienkerne hacken.

- Den Hirsebrei auf 2 Schälchen verteilen und mit dem Kokosjoghurt, den (Blut-)Orangenfilets und den Feigen anrichten. Die gehackten Pistazien darüberstreuen und sofort servieren.

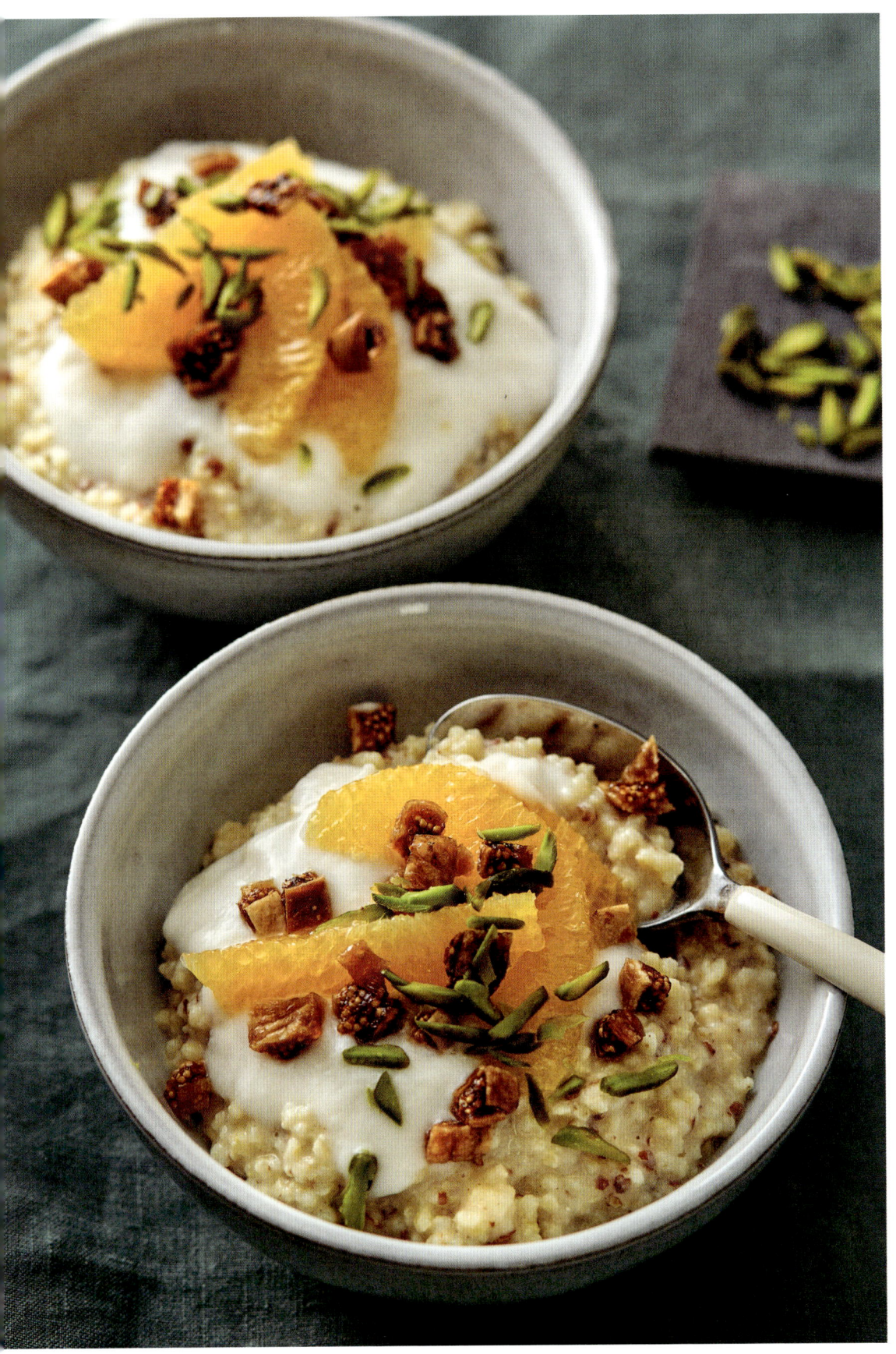

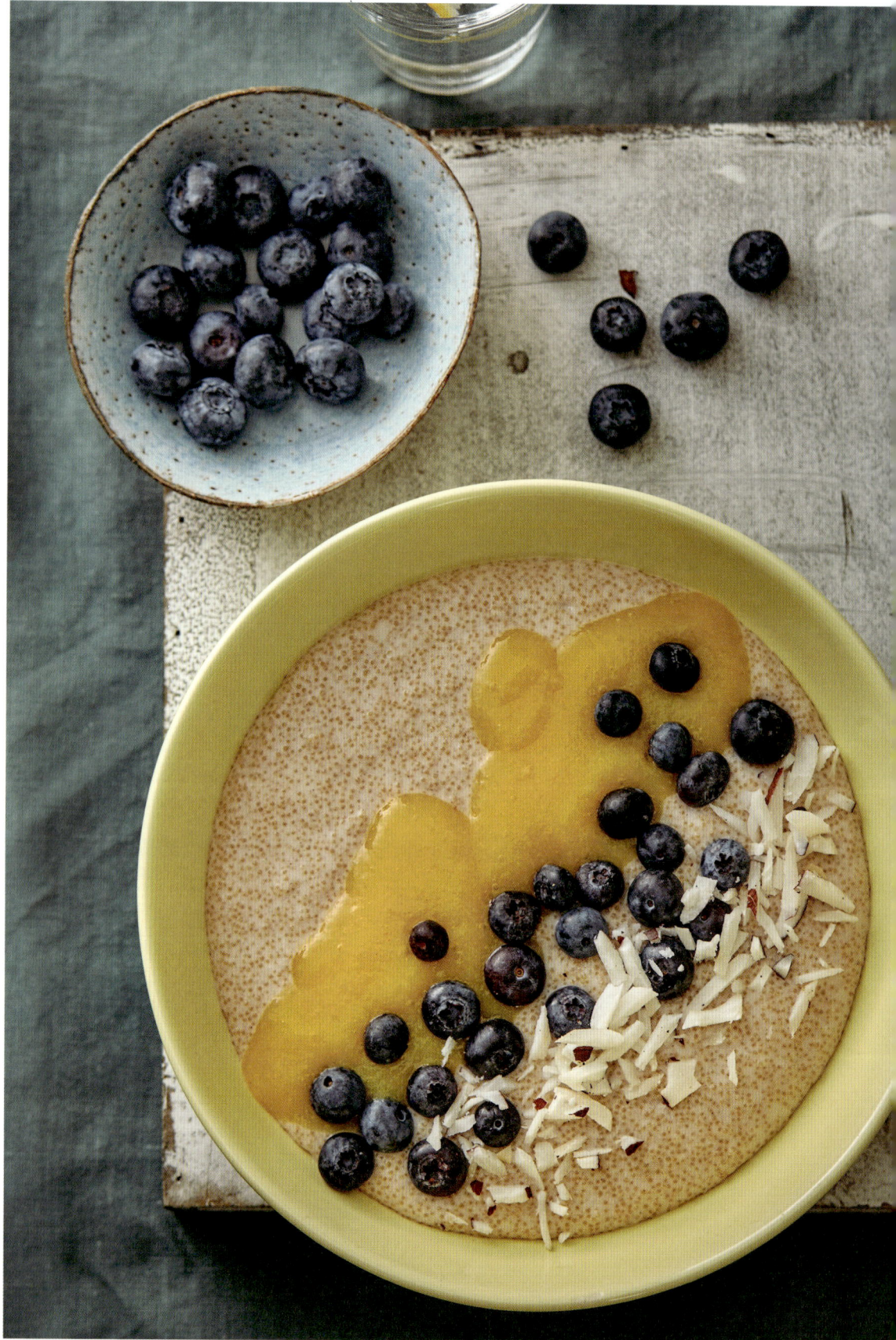

AMARANTH-KOKOS-
*Porridge mit Mangomus**

Zutaten
- 80 g Amaranth
- 240 ml Kokos-Pflanzendrink
- je 1 Messerspitze Zimt und Kardamom
- 1 Mango
- 100 g Blaubeeren
- 2 EL Kokosflocken
- 2 EL Hanföl

Zubereitung
- Den Amaranth in ein kleines Sieb geben und unter fließend kaltem Wasser gründlich abspülen. Gut abtropfen lassen. Den Kokos-Pflanzendrink zusammen mit je 1 Messerspitze Zimt und Kardamom in einen kleinen Topf geben und einmal aufkochen. Unter Rühren den Amaranth dazugeben, kurz aufkochen, dann bei kleiner Hitze etwa 15 Minuten weiterköcheln. Gelegentlich umrühren. Nach 15 Minuten vom Herd nehmen und zugedeckt 10 Minuten ruhen lassen.

- In der Zwischenzeit die Mango schälen, das Fruchtfleisch vom Stein schneiden und grob würfeln. In ein hohes Gefäß geben und mit dem Pürierstab fein cremig pürieren. Die Blaubeeren waschen und abtropfen lassen. Die Kokosflocken in einer kleinen beschichteten Pfanne ohne Fett goldbraun rösten.

- 2 EL Hanföl unter den Amaranth-Porridge rühren und diesen auf 2 Schälchen verteilen. Das Mangomus jeweils auf eine Hälfte geben und Blaubeeren und Kokosflocken streifenförmig in der Mitte anrichten. Sofort servieren.

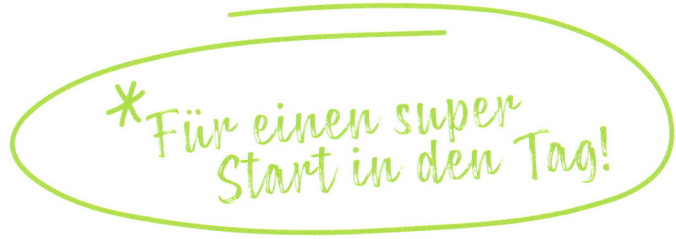

*Für einen super Start in den Tag!

OVERNIGHT-PORRIDGE
mit Bananen

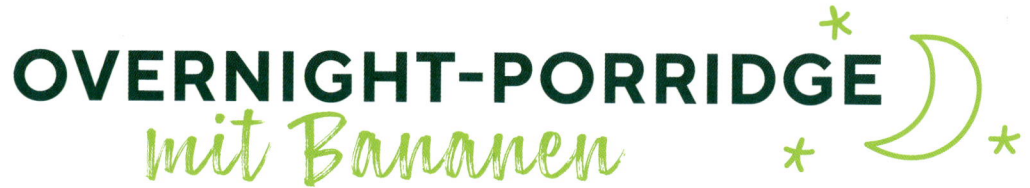

Zutaten

- 80 g Basis-Müsli
  (5-Korn-Flocken)
- 2 EL geschroteter
  Leinsamen
- 120 ml Wasser
- 120 ml Pflanzenmilch +
  ca. 50 ml extra
- 2 EL Mandelmus
- 2 EL Mandeln
- 2 Bananen

Zubereitung

- Das Basis-Müsli auf 2 Gläser oder Schälchen verteilen. Jeweils 1 EL geschrotete Leinsamen untermischen und mit jeweils 60 ml Wasser und 60 ml Pflanzenmilch bedecken. Mit Frischhaltefolie abdecken und über Nacht in den Kühlschrank stellen.

- Am nächsten Morgen je 1 EL Mandelmus zusammen mit je 25 ml Pflanzenmilch unterrühren. Die Mandeln grob hacken und in einer kleinen beschichteten Pfanne kurz anrösten. Diesen Schritt kann man auch am Abend vorher machen.

- Den Porridge mit in Scheiben geschnittenen Bananen und gehackten Mandeln servieren.

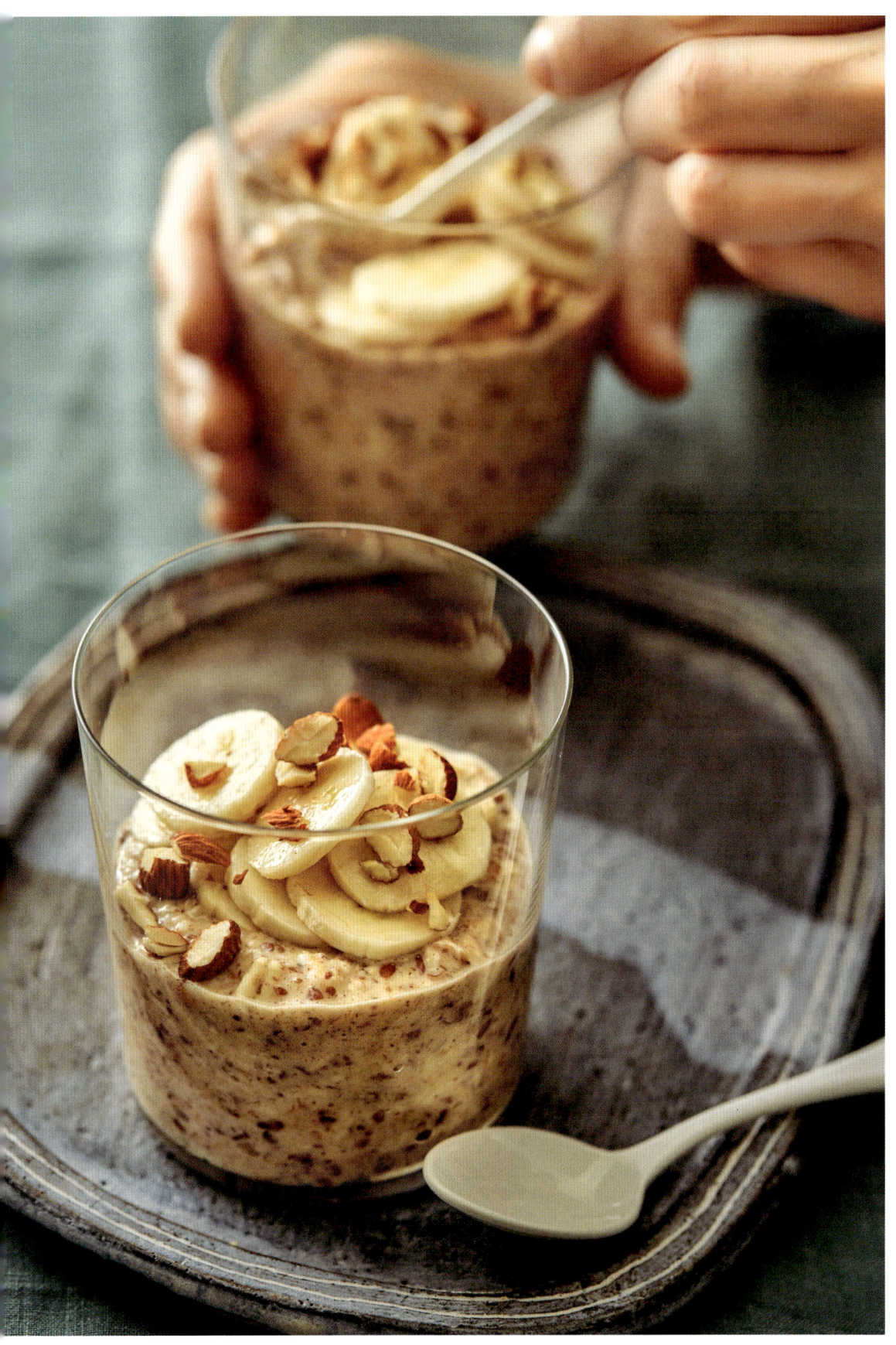

DAS GEHT IMMER:
Snacks

Manchmal braucht man einfach etwas zwischendurch. Und dann ist es gut, wenn es nicht gleich ein Schokoriegel ist oder ein fettes Croissant. Mit gesunden Inhaltsstoffen kann man ganz einfach selbst Snacks zubereiten, die Energie geben und nicht dick machen.

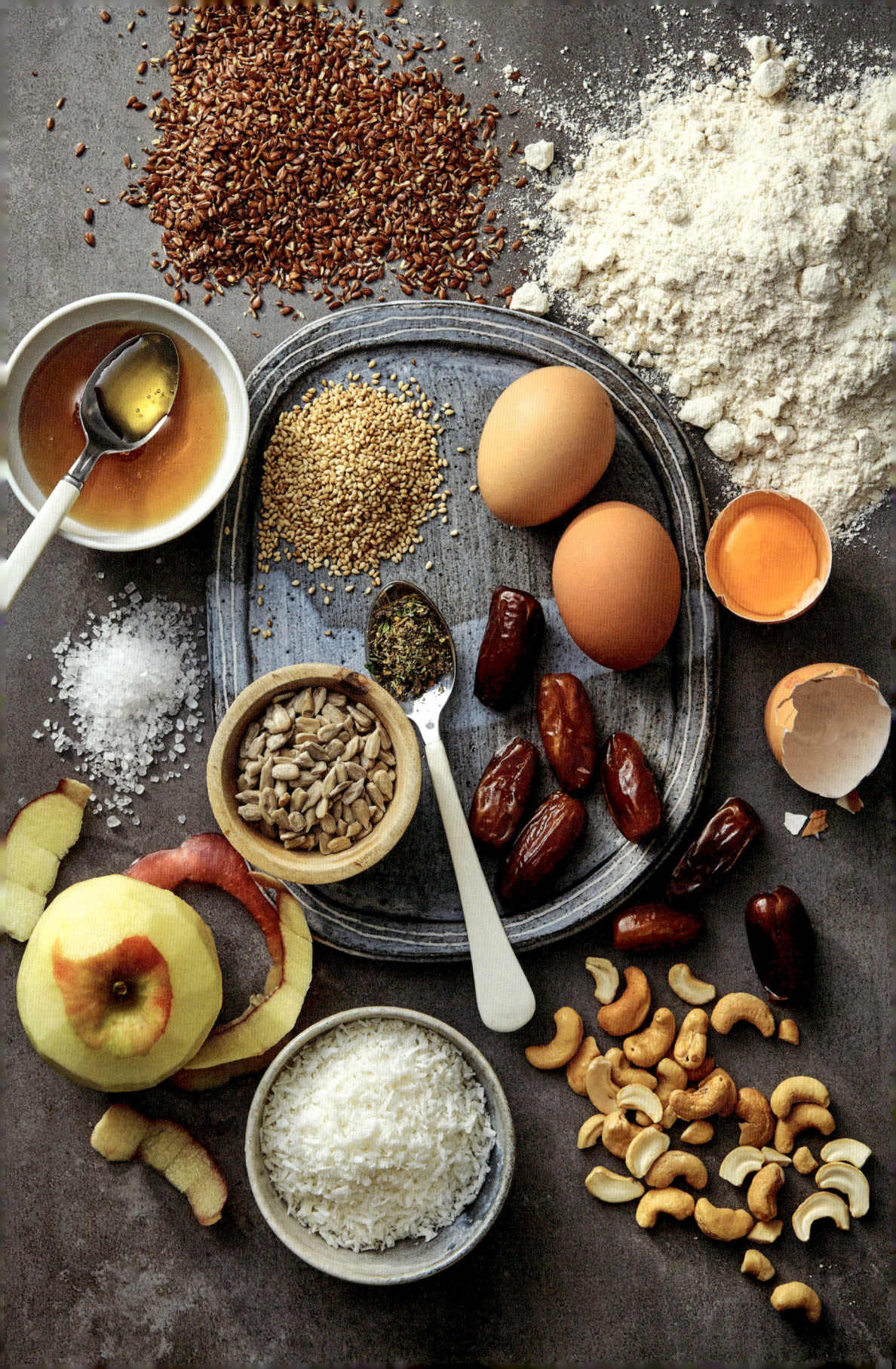

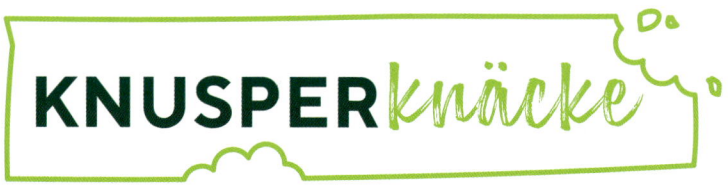

KNUSPERknäcke

Zutaten

- 60 g Dinkelvollkornmehl
- 50 g Leinsamen, geschrotet
- 50 g Sesam
- 50 g Sonnenblumenkerne
- 1 EL Chiasamen
- ½ TL Meersalz
- 1 TL getrocknete Kräuter der Provence
- 1 EL Olivenöl
- 200 ml Wasser

Zubereitung

- Den Backofen auf 200 °C Ober-/Unterhitze vorheizen.

- Alle Zutaten in eine große Schüssel geben und mit einem Löffel zu einer homogenen Masse vermischen.

- Ein Backblech mit Backpapier auslegen. Die Masse daraufgeben und mit einem Spatel oder Löffel möglichst dünn glatt streichen.

- Im vorgeheizten Ofen auf der zweiten Schiene von oben 25–30 Minuten backen. Das Knäckebrot nach etwa 5 Minuten Backzeit mit einem scharfen Messer in die gewünschte Form schneiden, dann zu Ende backen. Alternativ das Knäckebrot nach dem Backen in Stücke brechen.

- Vor dem Verzehr vollständig erkalten lassen. Möglichst trocken lagern.

- **Tipp:** Lecker mit Kräuterquark oder herzhaften Brotaufstrichen!

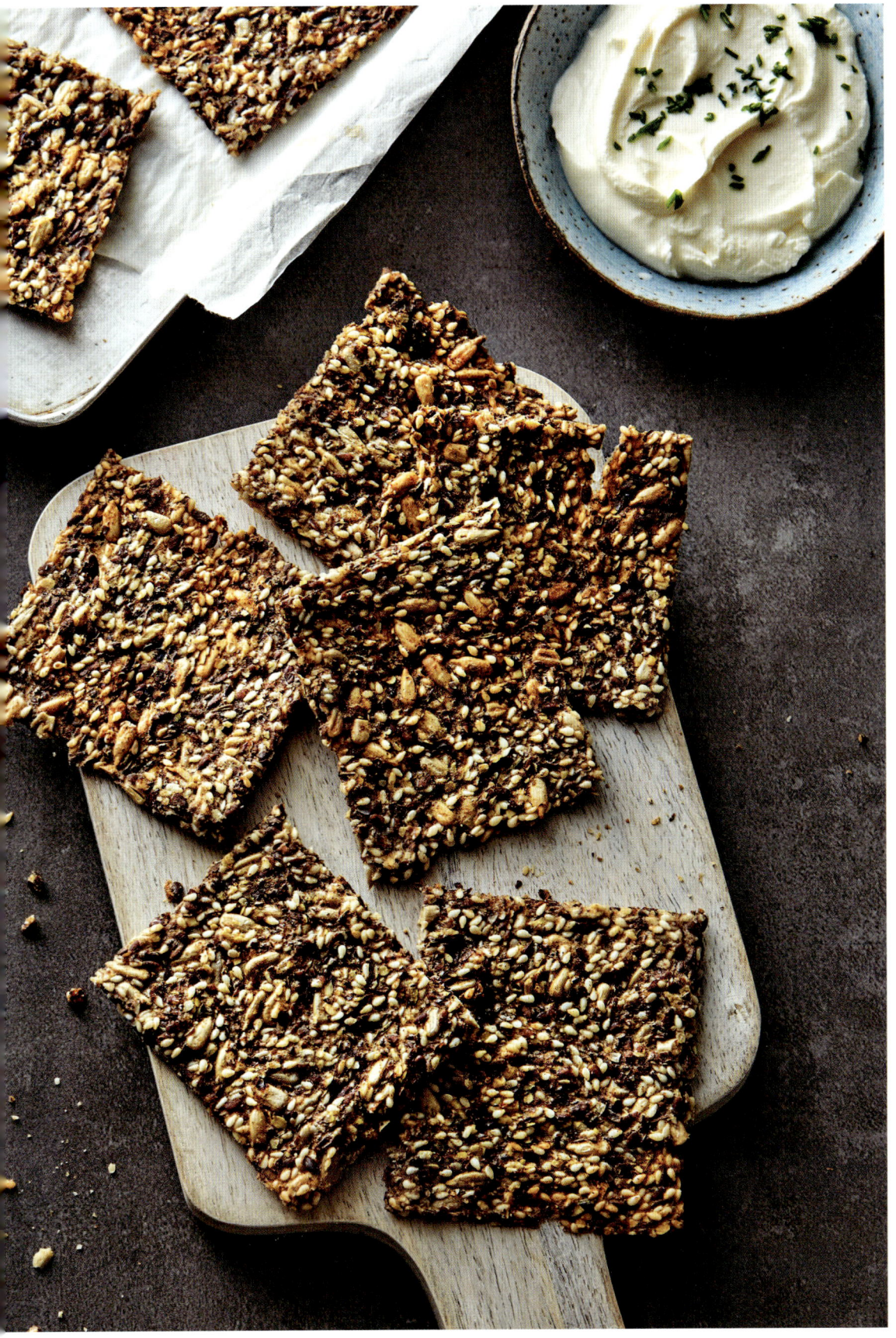

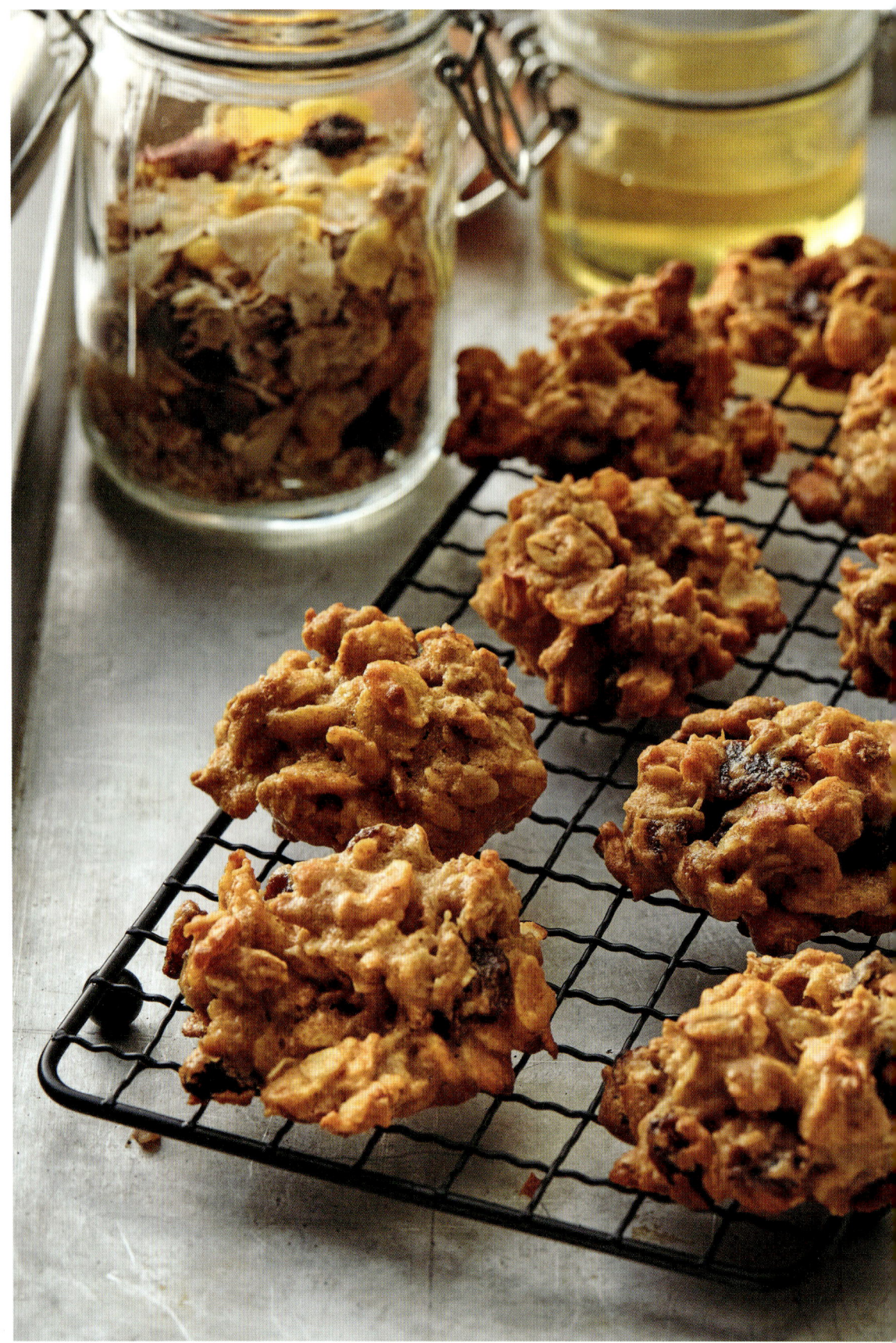

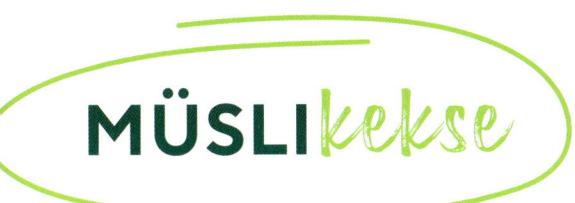

MÜSLI *kekse*

Zutaten

- 2 Eier
- 70 g flüssiger Honig
- 1 Prise Salz
- 1 TL abgeriebene Schale von 1 Bio-Orange
- 75 g Butter
- 200 g Früchtemüsli ohne Zuckerzusatz
- 100 g Dinkelmehl
- ½ TL Backpulver

Zubereitung

- Den Backofen auf 180 °C Ober-/Unterhitze vorheizen.

- Die Eier in eine Schüssel geben und zusammen mit dem Honig, 1 Prise Salz und der abgeriebenen Orangenschale cremig aufschlagen.

- Die Butter in einem kleinen Topf schmelzen und abkühlen lassen. Zusammen mit dem Müsli zu der Eier-Honig-Mischung geben und unterrühren.

- Das Mehl mit dem Backpulver vermischen und ebenfalls unterrühren.

- Ein Backblech mit Backpapier auslegen. Mit den Händen oder einem Esslöffel jeweils 1 Klecks Teig auf das Backpapier geben, dabei ausreichend Abstand zwischen den einzelnen Keksen lassen.

- Die Kekse in der Mitte des vorgeheizten Ofens circa 15–20 Minuten backen, bis sie goldbraun sind. Vor dem Verzehr abkühlen lassen.

OBST- UND GEMÜSEPLATTE
mit Honig-Ziegenkäse-Dip

Zutaten

- 200 g Ziegenkäserolle
  ohne Rinde
  (Ziegenfrischkäse)
- 100 g Frischkäse
- 1 EL Sahne, alternativ
  Milch oder ein pflanzlicher
  Drink
- 1 EL flüssiger Honig +
  1 TL extra
- 1 gute Prise Salz
- 1 TL getrockneter Thymian
- 2 Äpfel
- 2 Karotten
- 4 Stangen Staudensellerie

Zubereitung

- Den Ziegenkäse zusammen mit dem Frischkäse, der Sahne (oder Milch/Pflanzendrink), 1 EL Honig sowie 1 guten Prise Salz in eine große Schüssel geben. Mit dem Handrührgerät 2–3 Minuten cremig aufschlagen, anschließend in eine kleine Schüssel füllen. Den restlichen Honig darübergeben und mit dem getrockneten Thymian bestreuen.

- Die Äpfel waschen und in dünne Spalten schneiden. Die Karotten und Selleriestangen schälen beziehungsweise putzen und waschen und in Stifte schneiden. Alles auf einem großen Teller anrichten. Den Honig-Ziegenkäse-Dip dazu reichen.

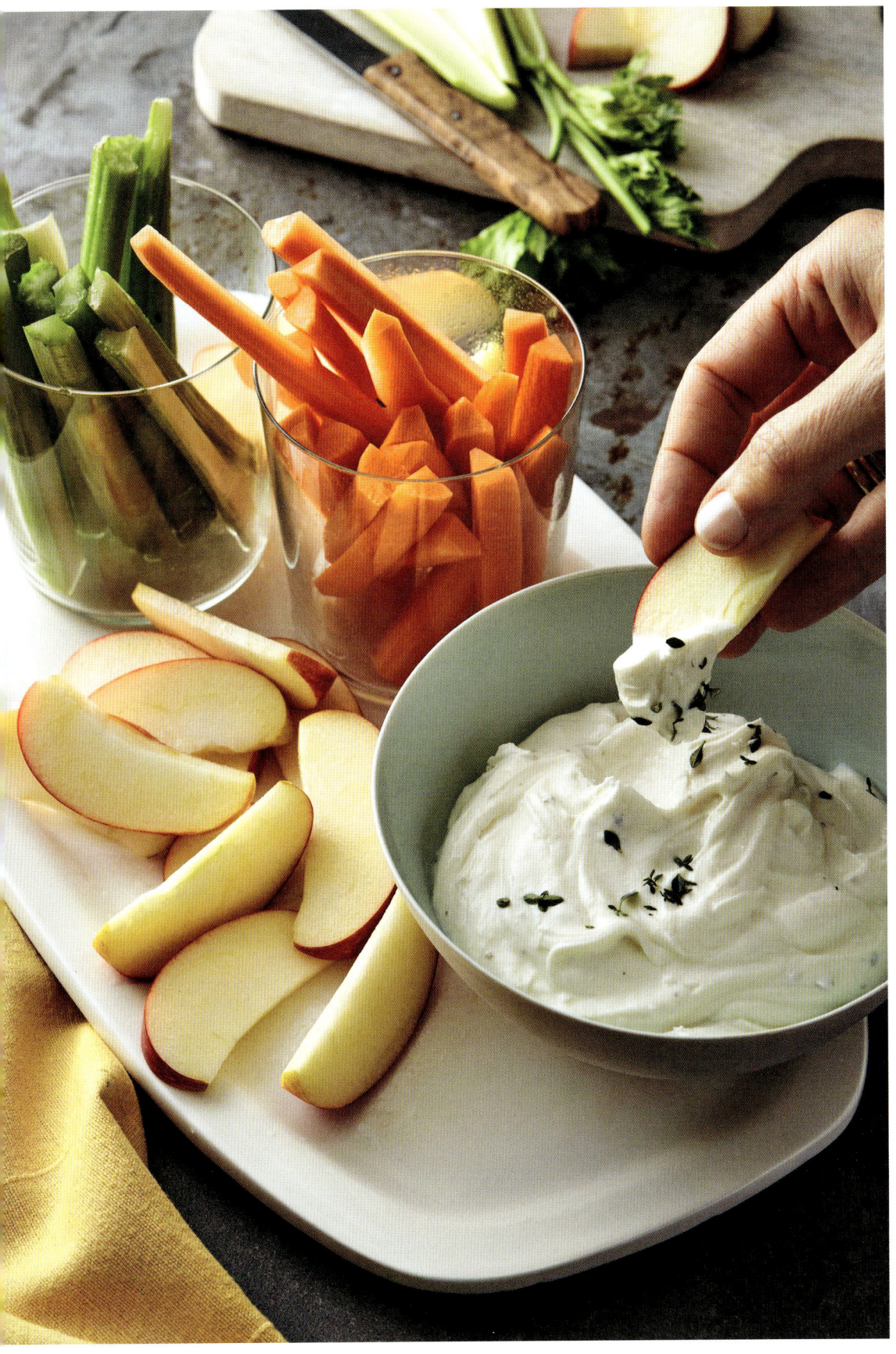

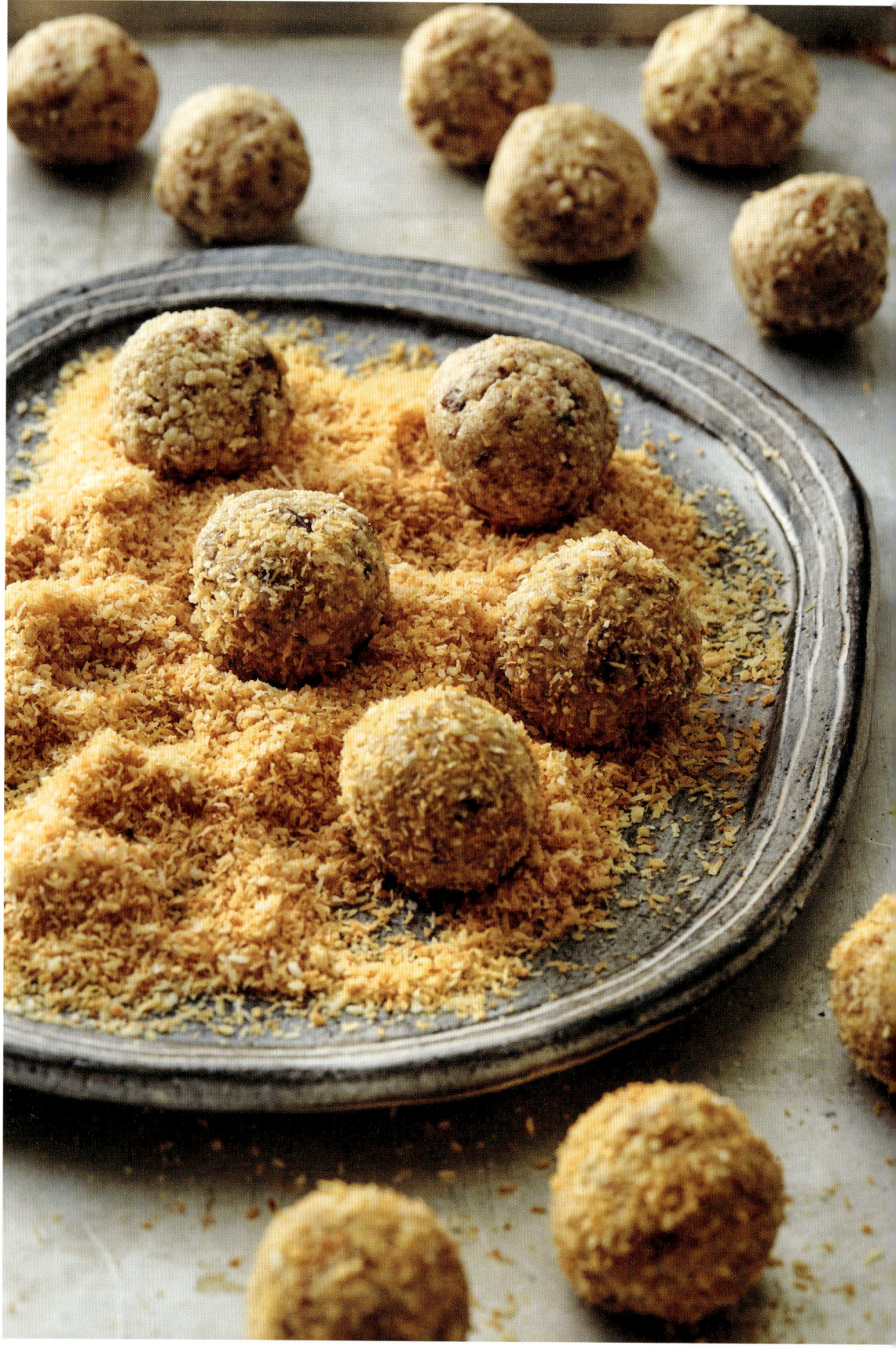

CASHEW-DATTEL-
Energy-Balls

Zutaten
- 150 g Cashewkerne
- 10 große Medjool-Datteln
- 1 EL Cashewmus
- 1 EL Kokosöl, geschmolzen
- 1 Prise Meersalz
- 50 g Kokosraspel

Zubereitung
- Die Cashewkerne in einem Mixer sehr fein hacken. Die Datteln entkernen, in kleine Stücke schneiden und zu den gehackten Cashewkernen geben. Cashewmus, zerlassenes Kokosöl und Salz dazugeben und alles im Mixer zu einer immer noch leicht bröseligen und etwas klebrigen Masse verarbeiten.

- Die Kokosraspel in einer kleinen beschichteten Pfanne ohne Fett nur kurz anrösten. In eine kleine Schüssel geben und abkühlen lassen.

- Aus der Cashew-Dattel-Masse mit den Händen kleine Bällchen formen. Anschließend in den Kokosraspeln wälzen und in eine flache Form legen.

- Die Energy-Balls sind sofort verzehrfertig und halten sich luftdicht verschlossen circa 5 Tage. Kühl und trocken lagern.

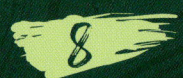

8

AUSGEWÄHLTE
Übungen

Mit diesen Übungen verbessern Sie maßgeblich Ihre Bewegungen und tun Ihrem Körper generell etwas Gutes, vor allem wenn Sie aus beruflichen Gründen sehr viel am Schreibtisch sitzen. Sie benötigen nur wenige Hilfsmittel, etwa ein Miniband oder kleine Bälle. Steigern Sie sich langsam und überanstrengen Sie sich nicht. Es soll immer Spaß machen!

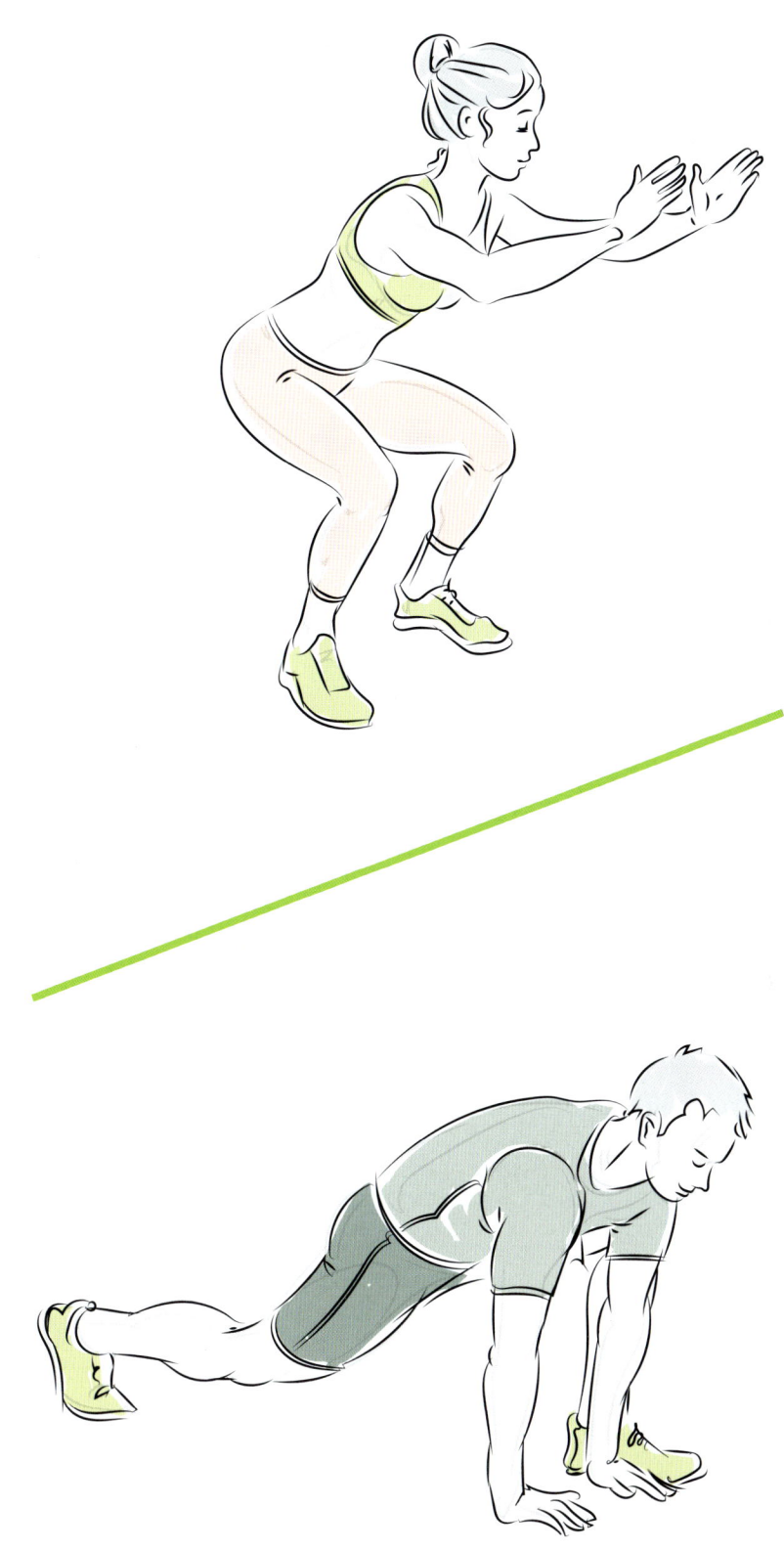

ÜBUNGEN
Mobilität

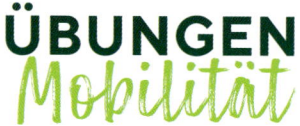

Hüfte kippen

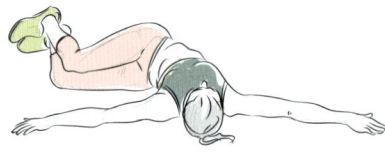 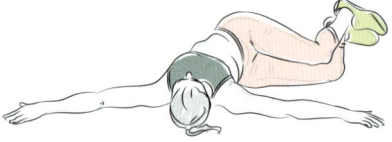

5–8 Wiederholungen pro Seite

Aufklappen

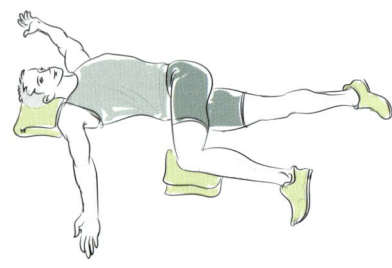 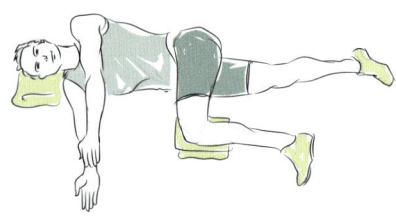

5–8 Wiederholungen pro Seite

Mobilisation der Wirbelsäule

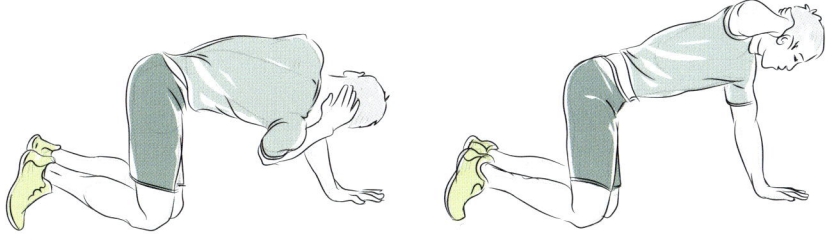

5–8 Wiederholungen pro Seite

Katzenbuckel & Pferderücken

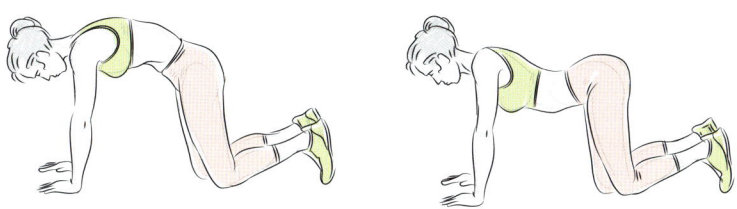

5–8 Wiederholungen

Bergsteiger

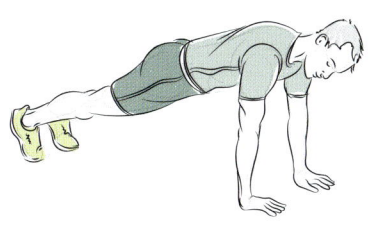
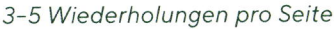
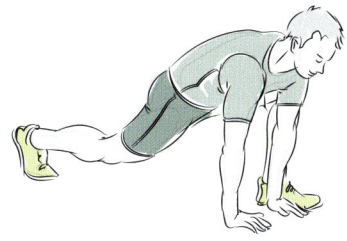

3–5 Wiederholungen pro Seite

Tiefe Kniebeuge

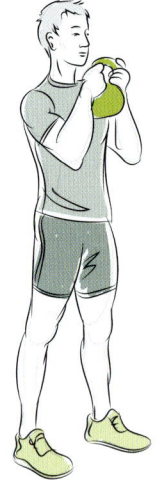
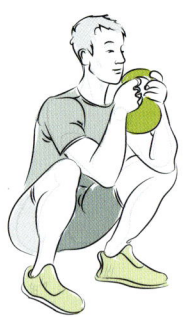

8–10 Wiederholungen

Schultermobilisation

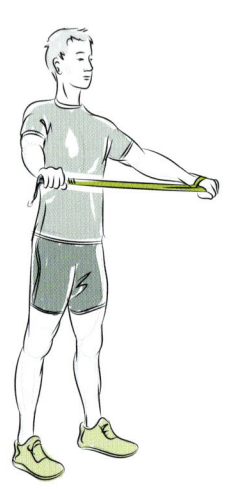
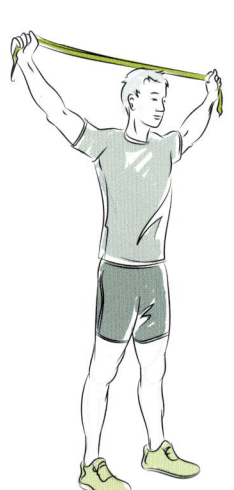
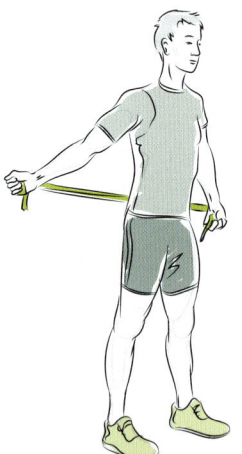
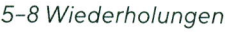

5–8 Wiederholungen

ÜBUNGEN
Koordination

Übungen A – Gleichgewichtstraining

A 1 Balancieren

Balancieren Sie über eine 5 Meter lange Klebebandlinie. Erschwerung: Arme vor der Brust überkreuzen.

2- bis 3-mal 5 Meter

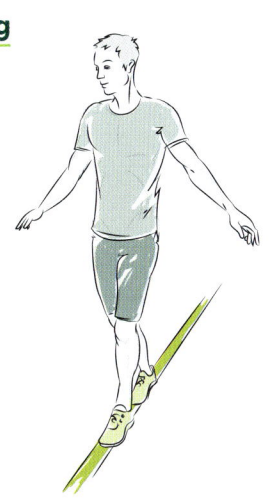

**A 2 Balancieren im Storchengang vorwärts und rück-
wärts**

Balancieren Sie über eine 5 Meter lange Klebebandlinie.
Dabei wird das »Gang-Bein« hochgehoben (90 Grad in
Hüftgelenk + Kniegelenk) und oben kurz gehalten.

Erschwerung: Arme vor der Brust überkreuzen.

2- bis 3-mal 5 Meter

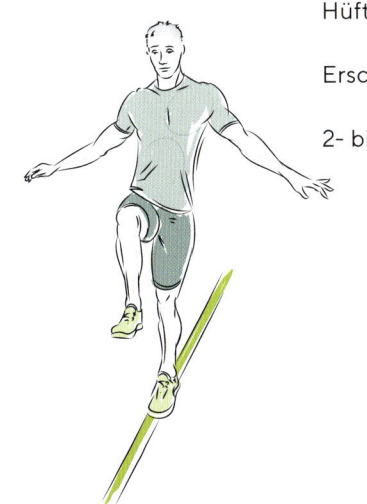

Übungen B – Reaktionsfähigkeit (exemplarische Beispiele)

B 1 Reaktionsspiel »Tippelschritt«

Hier brauchen Sie eine/n Partner*in für die Kommandos. Sie stehen zwischen zwei Hütchen (2 Meter Abstand zwischen den Hütchen) mit den Knien leichtgebeugt. Auf Kommando »Los« machen Sie »Tippelschritte« auf der Stelle. Beim Kommando »Kopf« gehen die Hände schnellstmöglich zum Kopf. Beim Kommando »Hüfte« gehen die Hände an die Hüfte. Die »Tippelschritte« führen Sie bis zum Kommando »Stopp« aus.

2 Wiederholungen à 20 Sekunden

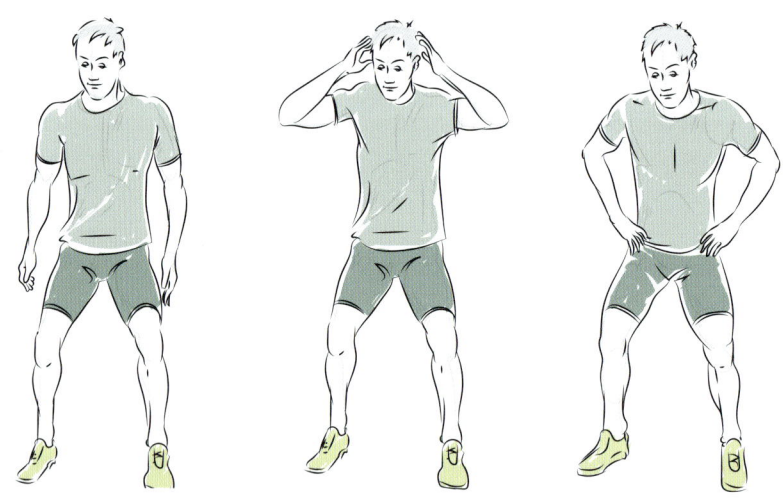

B2 Reaktionsspiel »Tippelschritt 2.0«

Gleicher Ablauf wie bei Übung B1. Bei den Kommandos kommen zwei neue Kommandos »rechts« und »links« hinzu. Sie bewegen sich dabei jeweils so schnell wie möglich nach »rechts« und »links« zum Hütchen, kommen im Tippelschritt wieder zur Mitte.

2–3 Wiederholungen à 20 Sekunden

Übungen C – Orientierungsfähigkeit (exemplarische Beispiele)

C1 »Schnapp dir den Ball«

Sie stehen mit geschlossen Augen an einer Markierung. Ein/e Partner*in steht mit circa 2 Meter Abstand zu Ihnen mit einem Tennisball in der Hand. Auf Kommando »Los« öffnen Sie die Augen, gleichzeitig lässt der/die Partner*in den Ball fallen. Sie sollten den Ball fangen, bevor er ein zweites Mal auftippt. Der/die Partner*in sollte die Position etwas verändern, nachdem Sie die Augen wieder geschlossen haben.

4–5 Wiederholungen

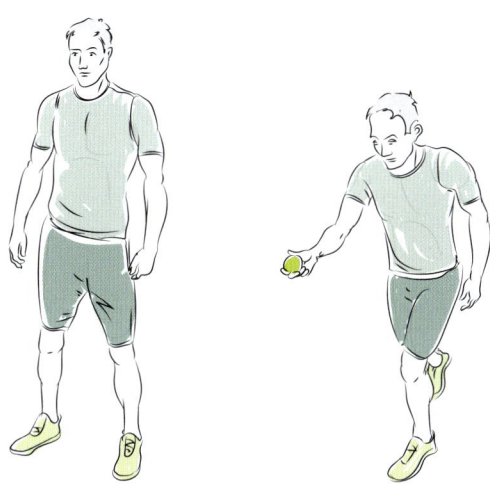

C2 »Schnapp dir den Ball 2.0«

Gleicher Ablauf wie bei C1. Nur diesmal stehen Sie mit dem Rücken zum/zur Partner*in. Auf Kommando »Los« drehen Sie sich um und versuchen dann, den Ball zu fangen. Der/die Partner*in sollte die Position etwas verändern, nachdem Sie die Augen erneut geschlossen haben.

4–5 Wiederholungen

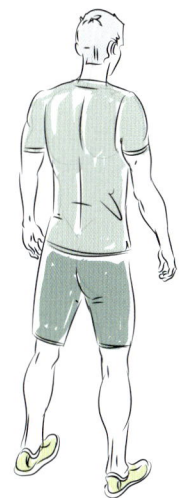

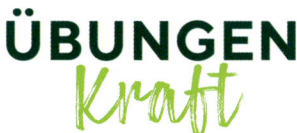

ÜBUNGEN
Kraft

Individuelles Trainingsprogramm

Dieses individuelle Trainingsprogramm beruht auf der Grundlage der Ergebnisse des Fitness-Checks Kraft. Dabei erfolgt die Zuordnung der Trainingslevel für das Zirkeltraining wie folgt:

0 Punkte = Level 1
1 Punkte = Level 2
2 Punkte = Level 3

Im Trainingsprogramm sind alle Übungen (mit verschiedenen Levels) abgebildet. Das Krafttraining wird im Zirkel absolviert. Als Grundlage für das individuelle Trainingsprogramm dient das Ergebnis der Krafttestung.

Ablauf: Warm-up nach M.A.P.S. (Mobilisierung, Aktivierung, Potenzierung, Spezifizierung)

Zirkel à 4 Runden

Krafttraining – Übung A

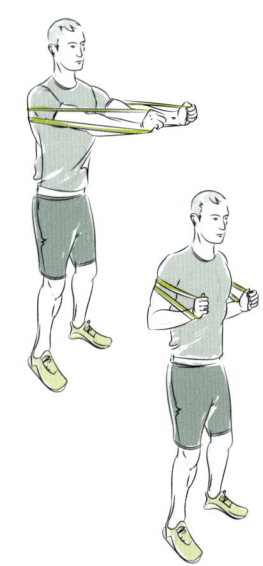

Level 1: Brustpresse mit Band (40 Sekunden, 20 Sekunden Pause)

Trainierte Muskulatur: Brustmuskulatur, Trizeps, Schultermuskeln

Beschreibung: Sie stehen aufrecht mit leicht gebeugten Knien und halten das Resistance Band in beiden Händen, welches auf Brusthöhe um den Körper gelegt ist. Aus dieser Position drücken Sie beide Arme gleichzeitig gegen den Widerstand nach vorne. Dies wird so oft wie möglich dynamisch wiederholt.

Krafttraining – Übung A

Level 2: Kniender Liegestütz (40 Sekunden, 20 Sekunden Pause)

Trainierte Muskulatur: Brustmuskulatur, Trizeps, Schultermuskeln

Beschreibung: Sie sind auf der Matte in einer knienden Liegestützposition (siehe Krafttest Liegestütz). Sie legen Ihren Körper nun kontrolliert (mit gestreckter Hüfte) auf der Gymnastikmatte ab (Bild 1), lösen kurz die Hände vom Boden (Bild 2) und drücken sich wieder nach oben (Bild 3). Dies wird so oft wie möglich dynamisch wiederholt.

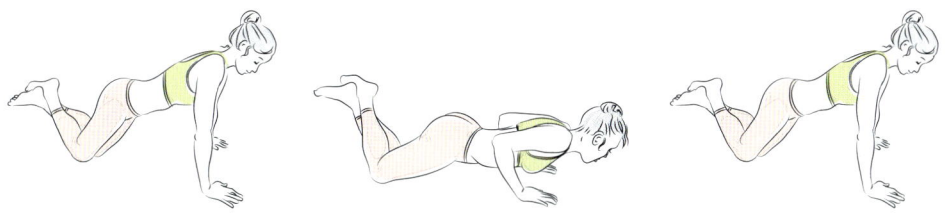

Krafttraining – Übung A

Level 3: Liegestütz (40 Sekunden, 20 Sekunden Pause)

Trainierte Muskulatur: Brustmuskulatur, Trizeps, Schultermuskeln

Beschreibung: Sie sind auf einer Gymnastikmatte in einer Liegestützposition (siehe Krafttest Liegestütz). Sie legen Ihren Körper nun kontrolliert (mit gestreckter Hüfte) auf der Gymnastikmatte ab (Bild 1), lösen kurz die Hände vom Boden (Bild 2) und drücken sich wieder nach oben (Bild 1). Dies wird so oft wie möglich dynamisch wiederholt.

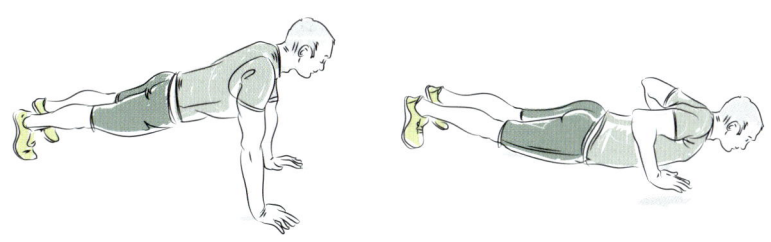

Krafttraining – Übung B: untere Extremitäten

Level 1: Kniebeuge (40 Sekunden, 20 Sekunden Pause)

Trainierte Muskulatur: vorderseitige Oberschenkelmuskulatur, Gesäßmuskel, rückseitige Oberschenkelmuskulatur

Beschreibung: Sie stehen mit den Füßen hüftbreit. Die Beine sind gestreckt, Kopf, Schulter, Hüfte, Knie und Knöchel befinden sich in einer Linie. Aus dieser Position werden die Knie gebeugt, gleichzeitig bewegt sich der Po nach hinten unten und die Arme bewegen sich nach vorne. Sie gehen so weit nach hinten unten, bis sich die Oberschenkel parallel zum Boden befinden. Wiederholen Sie dies dynamisch so oft wie möglich.

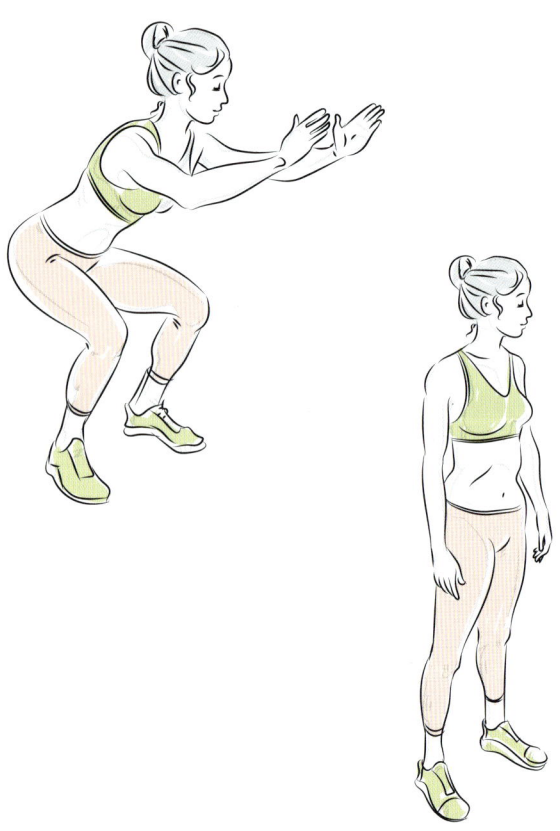

Krafttraining – Übung B

Level 2: Kniebeuge mit Miniband (40 Sekunden, 20 Sekunden Pause)

Trainierte Muskulatur: vorderseitige Oberschenkelmuskulatur, Gesäßmuskel, rückseitige Oberschenkelmuskulatur

Beschreibung: Sie stehen mit den Füßen hüftbreit und haben ein Miniband knapp oberhalb der Knie. Die Beine sind gestreckt, Kopf, Schulter, Hüfte, Knie und Knöchel befinden sich in einer Linie. Aus dieser Position werden die Knie gebeugt, gleichzeitig bewegt sich der Po nach hinten unten und die Arme bewegen sich nach vorne. Sie gehen so weit nach hinten unten, bis sich der Oberschenkel parallel zum Boden befindet. Das Miniband bleibt während der gesamten Bewegung gespannt, damit die Knie nicht nach innen rotieren. Wiederholen Sie die Übung dynamisch so oft wie möglich.

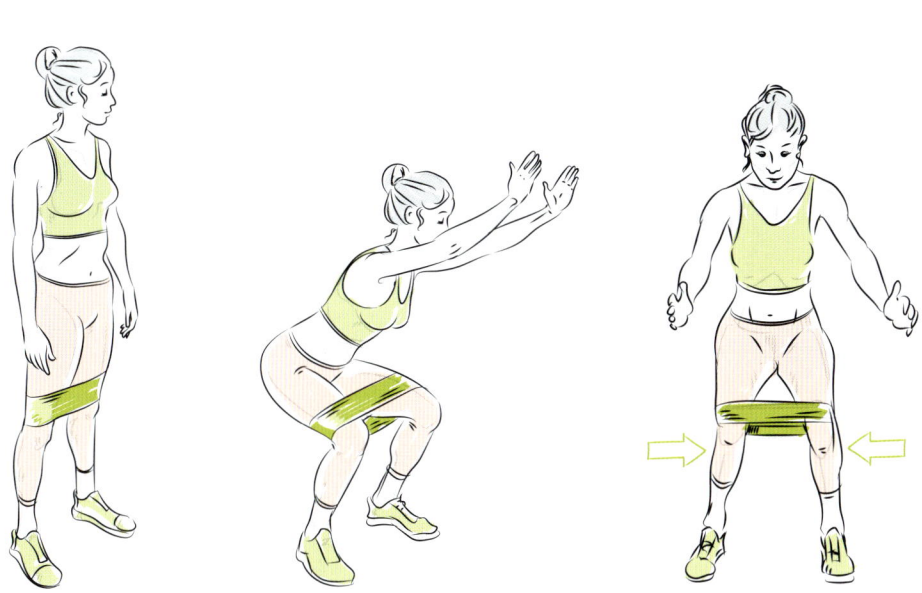

Krafttraining – Übung B

Level 3: Ausfallschritt (40 Sekunden, 20 Sekunden Pause)

Trainierte Muskulatur: vorderseitige Oberschenkelmuskulatur, Gesäßmuskel, rückseitige Oberschenkelmuskulatur

Beschreibung: Sie stehen mit den Füßen hüftbreit. Die Beine sind gestreckt, Kopf, Schulter, Hüfte, Knie und Knöchel befinden sich in einer Linie. Aus dieser Position machen Sie einen Schritt nach vorne, bis sich der Oberschenkel des vorderen Beins parallel zum Boden befindet. Das hintere Bein sollte in der Endposition auch circa 90 Grad im Kniegelenk gebeugt sein. Wiederholen Sie die Übung dynamisch so oft wie möglich.

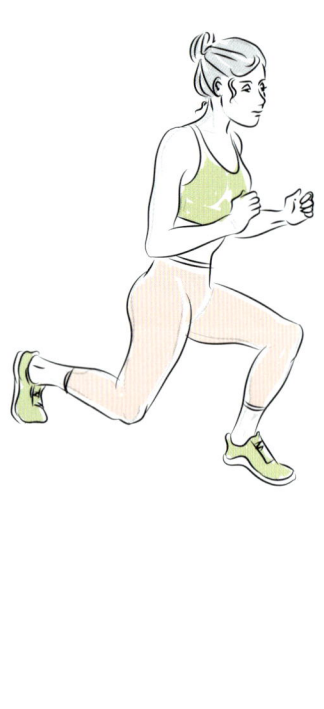
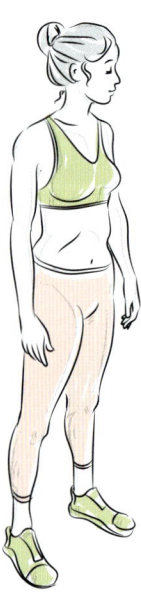

Krafttraining – Übung C: Rumpfmuskulatur – Fokus Bauch

Level 1: Toter Käfer isometrisch (40 Sekunden, 20 Sekunden Pause)

Trainierte Muskulatur: gerader Bauchmuskel, quer verlaufender Bauchmuskel

Beschreibung: Sie sind in Rückenlage auf der Gymnastikmatte. Die Füße befinden sich im 90-Grad-Winkel in Hüft- und Kniegelenk in der Luft, die Hände befinden am Oberschenkel/Knie. Der untere Rücken wird in den Boden gedrückt. In dieser Position drücken Sie nun die Hände gegen die Knie. Diese Position statisch halten.

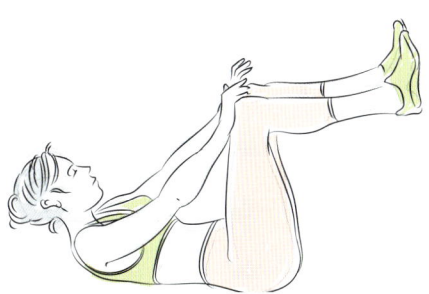

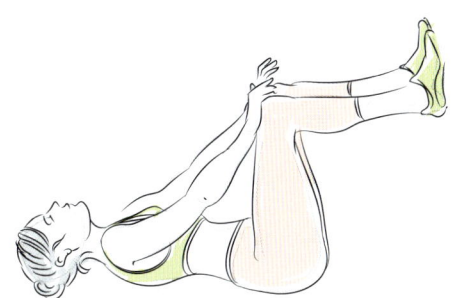

Krafttraining – Übung C

Level 2: Toter Käfer dynamisch (40 Sekunden, 20 Sekunden Pause)

Trainierte Muskulatur: gerader Bauchmuskel, quer verlaufender Bauchmuskel

Beschreibung: Sie sind in Rückenlage auf der Gymnastikmatte. Die Füße sind in Hüft- und Kniegelenk 90 Grad gebeugt in der Luft, die Hände befinden am Oberschenkel/Knie. Der untere Rücken wird in den Boden gedrückt. In dieser Position strecken Sie nun diagonal Arm und Bein zur Matte und kommen dann wieder in die Ausgangsposition zurück. Dabei sollte ein Hohlkreuz vermieden werden. Wiederholen Sie die Bewegung alternierend so oft wie möglich.

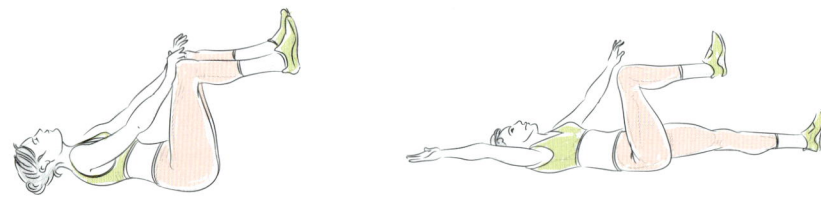

Krafttraining – Übung C

Level 3: Frontstütz marschierend (40 Sekunden, 20 Sekunden Pause)

Trainierte Muskulatur: gerader Bauchmuskel, quer verlaufender Bauchmuskel, innerer schräger Bauchmuskel, äußerer schräger Bauchmuskel, quadratischer Lendenmuskel, Hüftgelenksbeuger, Rückenstrecker

Beschreibung: Sie befinden sich im Unterarmstütz mit den Oberarmen vertikal aufgestützt, Handgelenke in neutraler Stellung, Daumen zeigen nach oben, Beine gestreckt. Kopf, Schulter und Hüfte befinden sich in einer Geraden. In dieser Position heben Sie abwechselnd ein Bein kontrolliert ab. Wiederholen Sie die Bewegung alternierend so oft wie möglich.

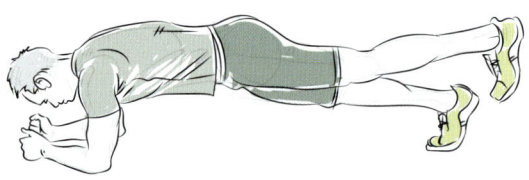

Krafttraining – Übung D: Rumpfmuskulatur – Fokus Rücken

Level 1–3: Vorgebeugtes Rudern mit Resistance Band (40 Sekunden, 20 Sekunden Pause)

Trainierte Muskulatur: großer Rückenmuskel, Oberarmmuskel, Trapezmuskel

Beschreibung: Sie stehen hüftbreit mit den Füßen auf dem Resistance Band und halten die Enden des Bandes in den Händen. Die Knie sind leicht gebeugt, das Hüftgelenk ist im 90-Grad-Winkel gebeugt, Blick nach vorne unten (Halswirbelsäule gerade), Arme gestreckt. Aus dieser Position ziehen Sie das Band zum Körper, bis die Handgelenke neben der Hüfte sind. Wiederholen Sie die Bewegung dynamisch so oft wie möglich. Die Level unterscheiden sich bei dieser Übung durch den Widerstand des Resistance Bands.

Level 1 = leicht | Level 2 = mittel | Level 3 = schwer

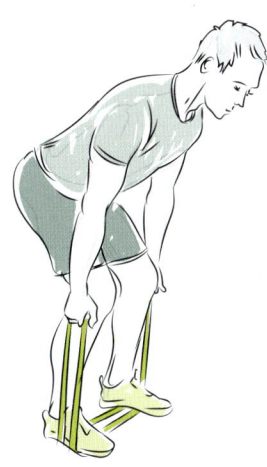
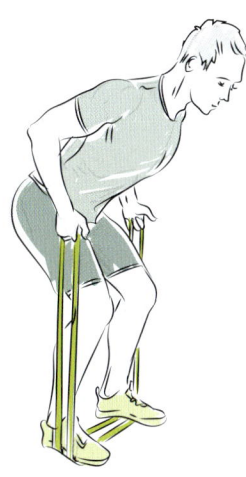

Register

REZEPTE

ÜBUNGEN

Kopiervorlage: Was ist jeden Tag bei mir los?

Bitte tragen Sie mit kurzen Stickworten ein: Wann sind Sie aufgestanden? Wann und was haben Sie gefrühstückt? Welche Familienangelegenheiten waren morgens zu regeln? Wie sind Sie in die Arbeit gekommen? Welche Termine hatten Sie? Wann haben Sie Pausen gemacht oder Mittag gegessen? Wann war Ihr Arbeitstag zu Ende? Was haben Sie nach Feierabend und nach dem Abendessen getan? Wann waren Sie im Bett?

06:00 ....

07:00 ....

08:00 ....

09:00 ....

10:00 ....

11:00 ....

12:00 ....

13:00 ....

14:00 ....

15:00 ....

16:00 ....

17:00 ....

18:00 ....

19:00 ....

20:00 ....

21:00 ....

22:00 ....

Wenn Sie Ihr Zeitprotokoll ansehen, fragen Sie sich ehrlich: Passt das? War mir das heute zu viel? Gibt es Dinge, die ich ändern oder verbessern könnte? Prüfen Sie auch, ob jeder Tag bei Ihnen gleich abläuft, oder ob es bessere oder schlechtere Tage gibt, aus denen sich etwas ableiten lässt. Das Wichtigste sollte sein, dass Sie, trotz gelegentlicher Spitzen, das, was ansteht und was Sie sich vorgenommen haben, gut erledigen können.

Kopiervorlage: Diese Dinge würde ich gerne machen

Machen Sie sich eine Wunschliste von den Dingen, die Sie gerne machen möchten, aber aktuell nicht in ausreichendem zeitlichen Rahmen hinkriegen oder noch gar nicht angegangen sind. Machen Sie sich Gedanken, warum das im Moment nicht klappt. Priorisieren Sie und fangen Sie mit kleinen Zielen an. Dokumentieren Sie Erfolge. Gehen Sie Schritt für Schritt vor und erobern Sie sich zeitliche Fenster für die Tätigkeiten, die Sie gerne machen möchten. Ein Beispiel: Wenn Sie gerne abends noch eine Runde auf dem Rennrad unterwegs sein wollen, überlegen Sie, was das für Konsequenzen für Ihre Arbeit, aber auch für Ihre Familie hat. Und natürlich, was für positive Effekte das für Sie und Ihre Gesundheit hat. Lassen Sie zum Beispiel Sporttermine zur Routine werden, sodass sich diese ganz natürlich in Ihren Wochenplan einfügen.

DAS WÜRDE ICH GERNE MACHEN	DAS HINDERT MICH	WIE KRIEG ICH ES HIN?
....	....	....
....	....	....
....	....	....
....	....	....
....	....	....
....	....	....
....	....	....
....	....	....
....	....	....
....	....	....
....	....	....

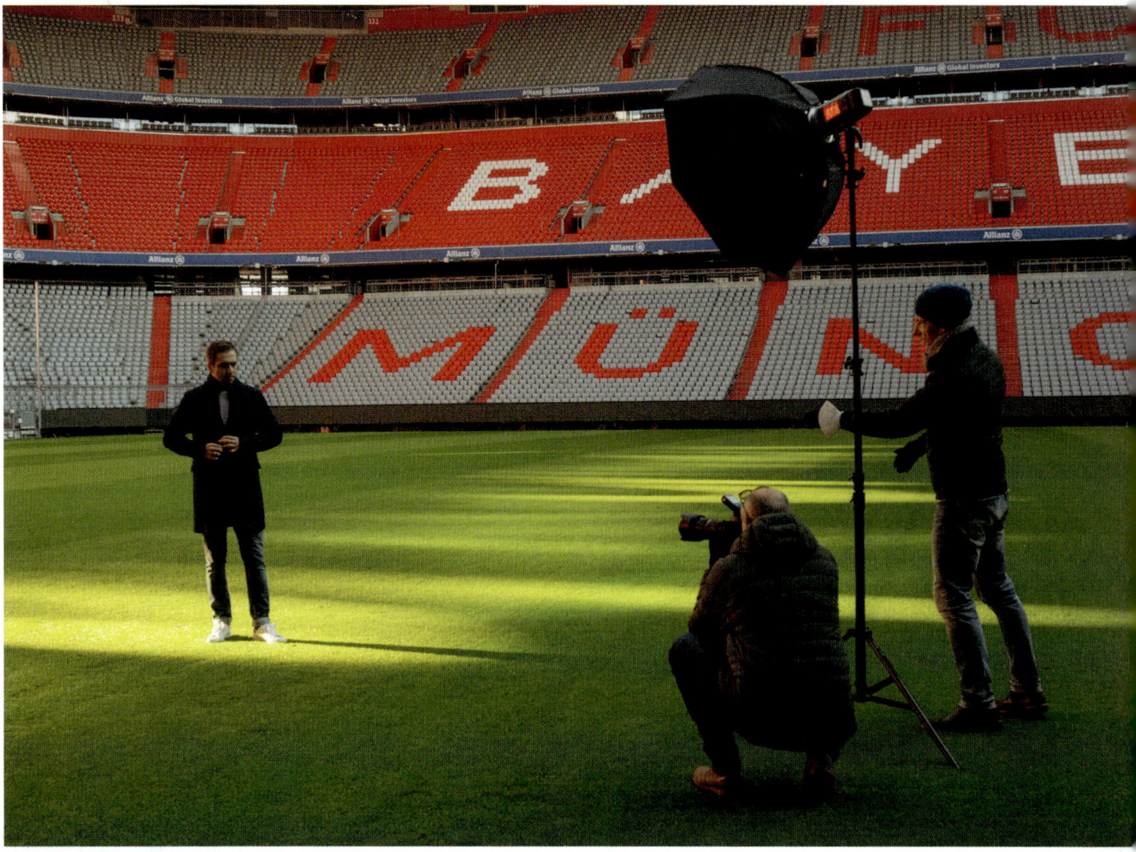

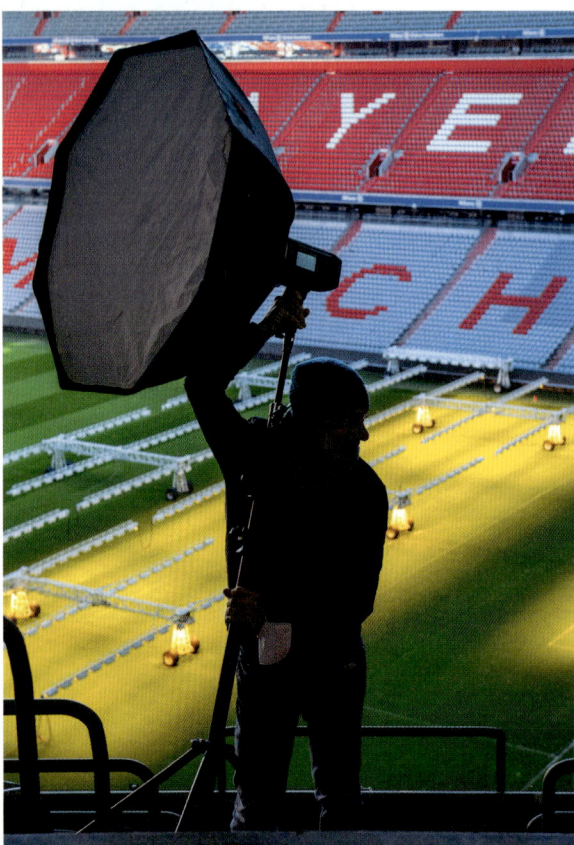
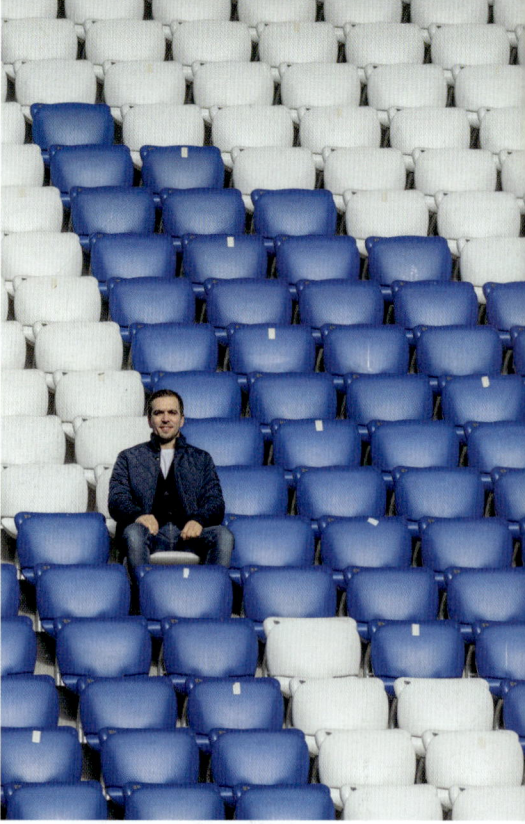

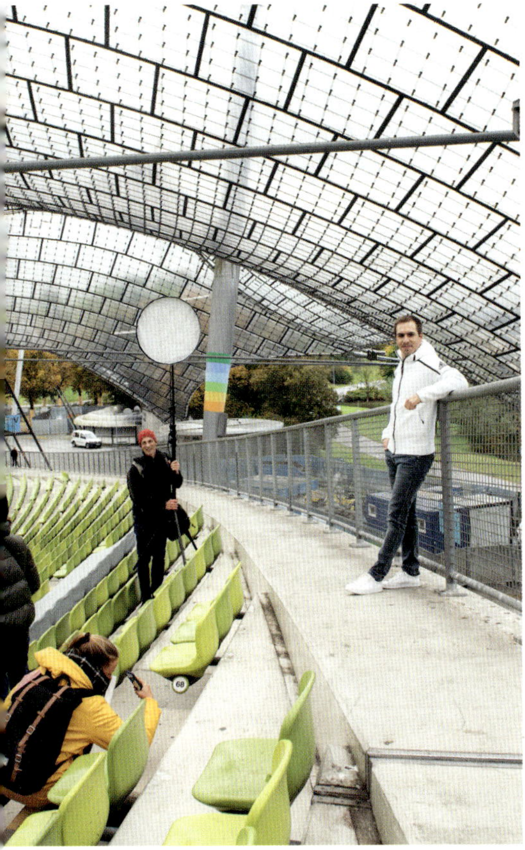

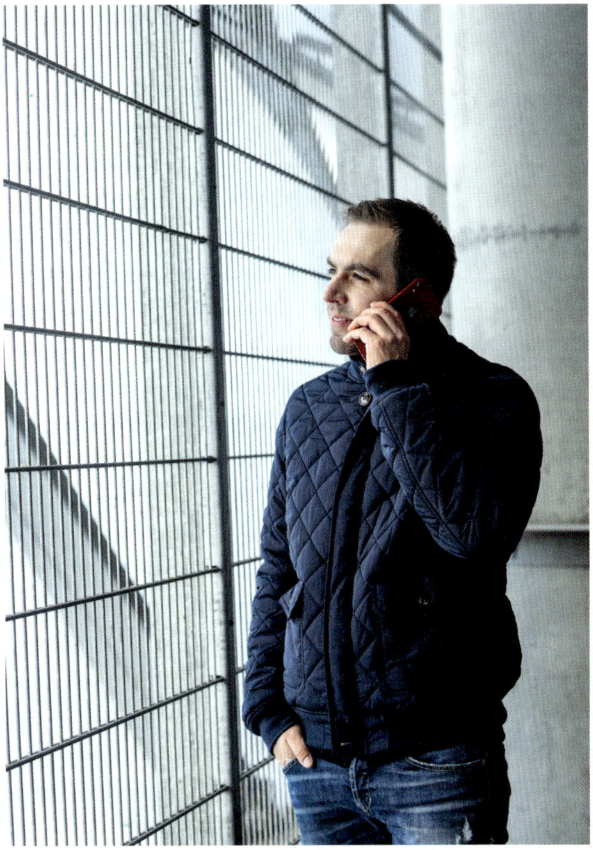

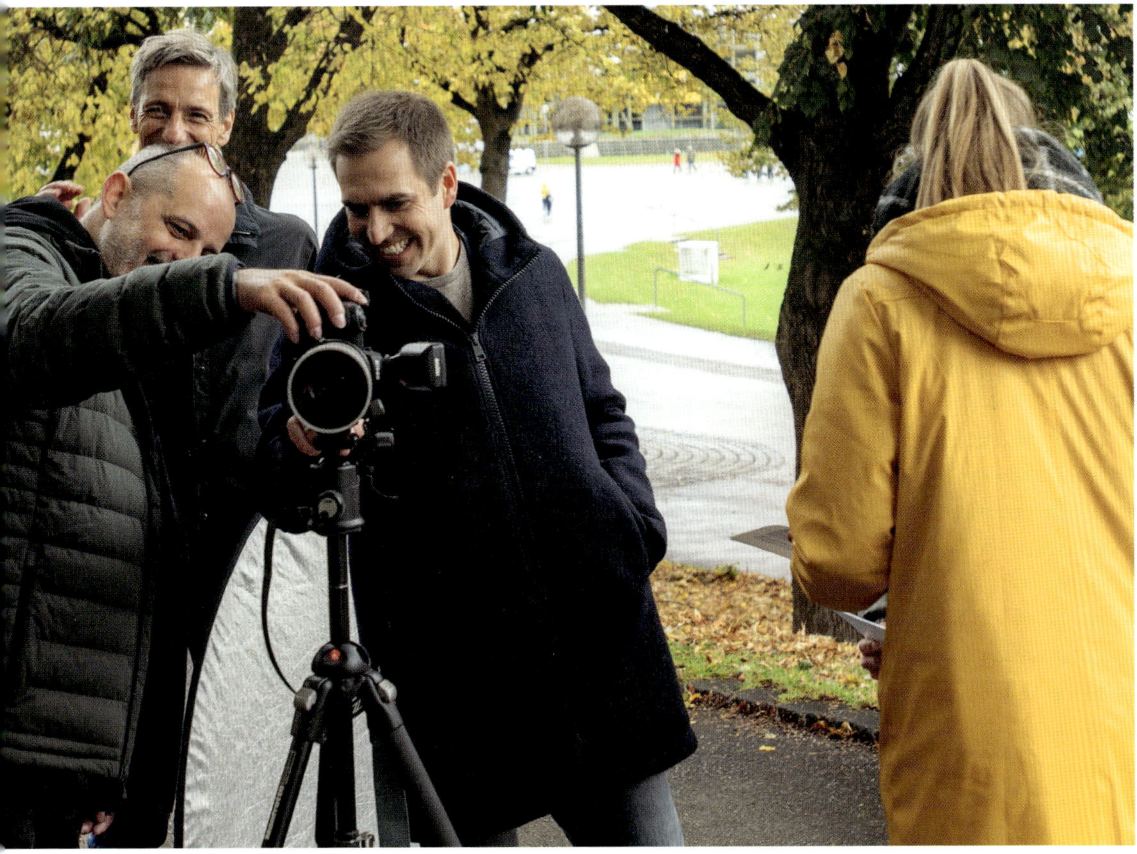

Impressum

© 2022 by Südwest Verlag, einem Unternehmen der Penguin Random House Verlagsgruppe GmbH, 81637 München

Herzlicher Dank an die Interviewpartner*innen und Expert*innen: Stefanie Nann, Prof. Dr. Yurdagül Zopf, Prof. Dr. Renate Oberhoffer-Fritz, Stefanie Blockus, Sonja von Opel, Dr. Manfred Wagner, Wolfgang Sommerfeld, Prof. Dr. Niko Kohls, Anton Schmaus, Martin Grüning, Hans Herrmann

Wir bedanken uns bei Monika Tontsch von der Olympiapark München GmbH und bei Werner F. Götz von der Allianz Arena München Stadion GmbH für die Zusammenarbeit und die Fotografie-Genehmigungen.

Rezeptfotografie und Styling: Thomas Neckermann
Foodstyling: Hege-Marie Köster
Covermotiv: Bert Willer (birdyfoto)
Grafiken und Tabellen: OH, JA! (www.oh-ja.com)
Peoplefotografie und Übungsillustrationen: Christian M. Weiss
Mit Ausnahme von: Adobe Stock: 18 (Dimitrios), 99 (phpetrunina14); Gettyimages: 23 (Boris Streubel), 151 (Alexander Hassenstein/Staff); Martin Grüning/Sonja von Opel: 134; Imago-images: 36/37 (Gribaudi/ImagePhoto), 41 (Sportfoto Rudel), 42 (Matthias Koch), 43 (ActionPictures), 46 (MIS), 54 (Lackovic), 57 (ANP), 60 (Ulmer/Cremer), 63 (Kosecki), 65 (Laci Perenyi); Michael Krug Photography (Anton Schmaus): 150; Niko Kohls: 49; Renate Oberhoffer-Fritz (Herzzentrum München): 114; Philipp Lahm: 22; Philipp Lahm Stiftung: 21, 87, 91; Pixabay: 88 (Dandelion); Shutterstock: 31 (Yuricazac), 32 (Xato), 94 (baranq), 96 (Olesya Kuznetsova), 104 (Insta Photo), 113 (Joacob Lund), 119 (PH888), 163 (Gatien GREGORI); Sixtus GmbH (Stefanie Blockus): 122; Bert Willer (birdyfoto): 6, 24, 27, 75, 101, 111, Umschlag Rückseite; Yurdagül Zopf (Michael Rabenstein/Uni-Klinikum Erlangen): 11ff; Yurdagül Zopf (Franziska Männel/Uni-Klinikum Erlangen): 142

Rezeptentwicklung: Sonja Stötzel, München (www.madamecuisine.de)
Homeoffice-Übungen: Rocco Eichholz (www.kerngesund-training.de)
Projektleitung: Dr. Harald Kämmerer
Projektkoordination: der 21.raum GmbH
Schlussredaktion und Korrektorat: Susanne Schneider
Umschlaggestaltung, Innenlayout, Satz: OH, JA! (www.oh-ja.com)
Bildredaktion: Sabine Kestler
Herstellung: Timo Wenda
Reproduktion: Regg Media GmbH, München
Druck & Bindung: Litotipografia Alcione, Lavis

Printed in Italy

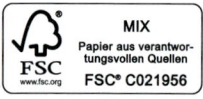

Penguin Random House Verlagsgruppe FSCN001967
ISBN 978-3-517-10104-0

1. Auflage 2022